ARIZ

아리즈(ARIZ)는 트리즈(TRIZ)의 핵심 방법론에 대한 해설서이다. 아리즈는 1956년 초기 버전부터 시작하여 1985년 트리즈의 발명자인 알트슐러(Altshuller)를 중심으로 최종으로 완성된 아리즈는 트리즈의 개별 도구나 방법론들 중에서 가장 중심에 있고, 트리즈 발전의 새로운 전환점을 제시해 주고 있다. 이 책에서는 알트슐러의 최종 버전인 아리즈-85C(이하 아리즈라 칭함)를 중심으로 기술 혁신의 발명문제 해결에 관한 '발명 창조성(Inventive Creativity)'에 대한 기본 개념들을 설명하고, 창조적 사고 훈련 방법론으로써 아리즈의 실질적 활용 방법을 설명하려 한다.

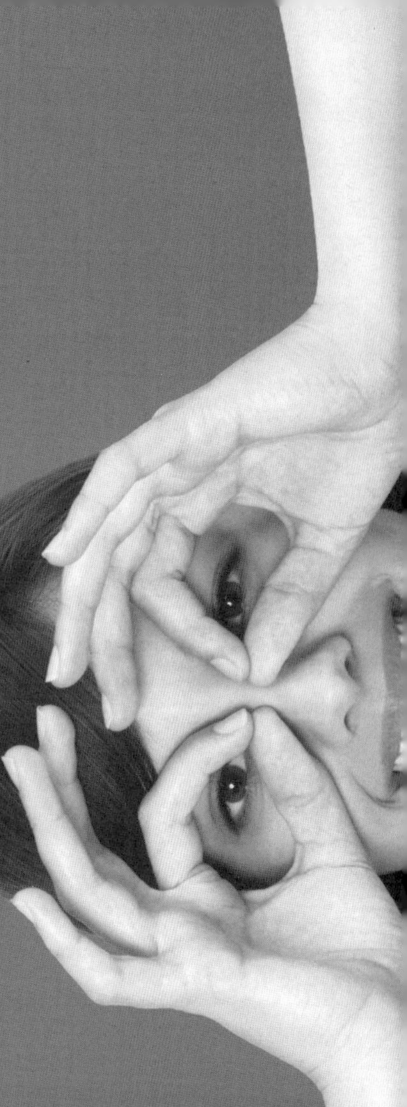

아리즈!

물안경의 렌즈는 Why 있을까?

박선순, 김정선

도서출판 GS인터비전

트리즈(TRIZ) 창안자 알트슐러의 연구 결정체 아리즈(ARIZ)의 세계로

돈키호테 Idea?! 시키면 시키는 대로 해라!

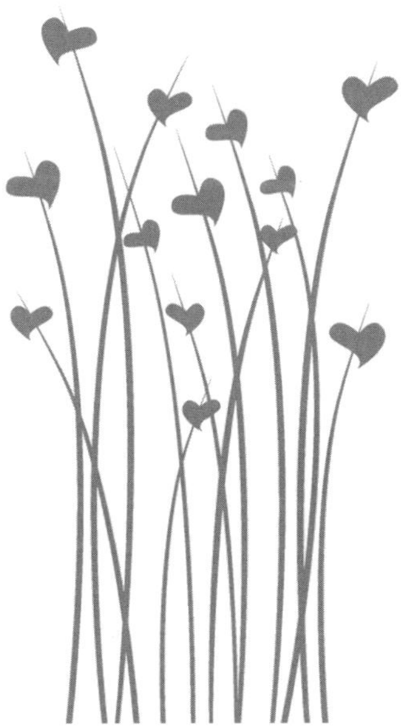

아이디어를 만들어 내는 기술적인 방법에 대한 이야기나 조언은 가까운 일상 주변에서부터 세상 어디에나 널려 있지만, 우리가 아이디어가 무엇이며, 아이디어를 만들어 낼 때 무엇이 필요한지에 대한 이야기를 듣는 것은 쉽지 않다.

아이디어를 만든다는 것은 단순히 직관적인 느낌만이 아니다.
사물의 구조,
사물의 기능,
생각하는 자세,
아이디어에 설레여 뛰는 심장 소리,
그리고,

이 모든 것들이 그리 간단하진 않지만 자연스럽게 연결돼 있다는 것을 엔지니어적인 관점으로 접근해 보고자 한다.

설레임을 담아준 가족
윤희, 지현, 상민에게
그리고,

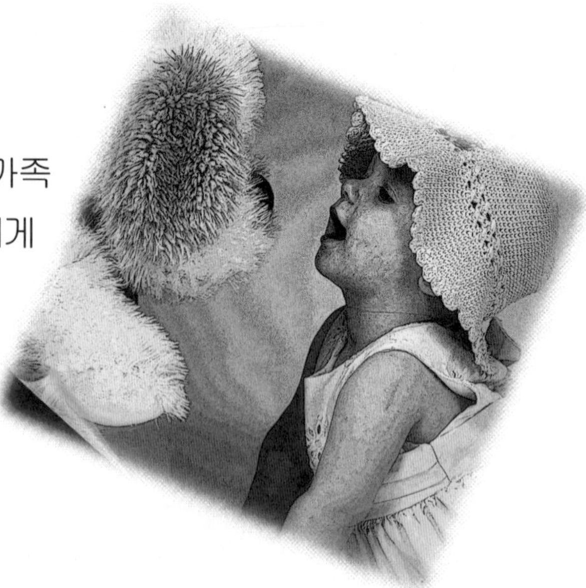

헌신적인 삶으로 TRIZ의 시작을 알려주신 고인 겐리히 사울로비치 알트슐러, TRIZ및 ARIZ의 베이스캠프를 제공해 주신 김정선 박사, 정웅락, 박성균, 오동환, 이경원, 상상의날개단 전투기조종사 김인영 소령, 생명의 의미를 담아준 이학로박사, POSCO TRIZ대학 동료 이종성, 정영한, 주민보 교수님에게 감사드립니다.

책의 형태로 나오게 도와주신 GS인터비전의 송기수 사장님과 목소리가 이쁘신 김명신 편집장님께 감사의 표현과 향후 작업되어지는 책 소개를 담으려고 인터넷이라는 도구를 활용하여 지면의 한계를 공간적/시간적으로 부터 벗어나려는 노력과 소소하게나마 이름 석 자라도 표하고 싶었습니다.

덕분에 아름다워요

Recommendation

ARIZ(Algorithm for Inventive Problem Solving) is a TRIZ tool that helps to solve difficult, non-standard engineering problems in a systematic algorithmic way. Those readers who study and use TRIZ will ultimately come to learning ARIZ, the most comprehensive and powerful, but most sophisticated TRIZ tool.

The book uses an easy to understand and clear example of swimming goggles to introduce the readers to ARIZ philosophy and problem-solving process.

I am sure that you will enjoy the book as well as find it useful for using ARIZ for solving your own technical problems.

Sergei Ikoyendo. Dr-Eng, PhD. TRIZ Master professor
President of the International TRIZ Association

포스코 트리즈대학에서 만난 박선순 교수

그는 시종일관 번뜩이는 아이디어와 재치있는 입담으로 "트리즈를 배우면 누구나 창의적인 사람이 될 수 있다."고 강조하며 열정적으로 강의를 즐긴다. 그의 저서에는 그런 그의 철학이 잘 스며들어 있으며, 모순을 정의하고 해결방법을 찾아가는 과정에서 자연스럽게 나도 창의적인 사람임을 깨닫게 된다. 유쾌한 트리즈의 세계에 빠져보자!

전투기 조종사 김인영

차 례

별책부록

아리즈, 창의적 문제해결 알고리즘이 있다면?

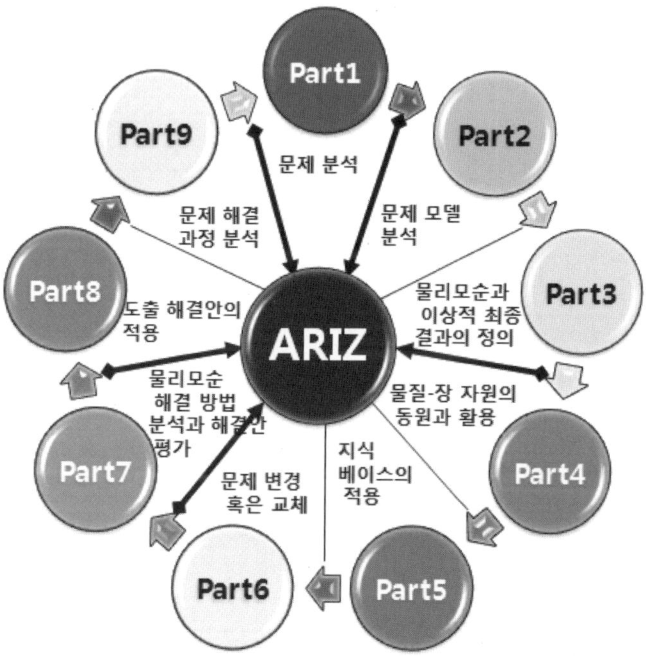

Prologue

생각을 한다는 것 & 생각을 표현한다는 것

창의적으로 문제를 해결한다는 것은 굉장히 쉬운 일이기도 하고 어려운 일이기도 하다. <문제를 해결한다.>라는 것은 글쓰기와 같다는 생각을 한다. 누구나 글을 쓸 수 있지만 잘 쓸 수 있는 사람은 드문 것 같다. 난 글쓰기든 문제해결이든 일단 시작할 땐' 잘 해야겠다'는 생각부터 버리라고 말하고 싶다. 기발한 문제해결을 위해 좋은 아이디어를 만들겠다는 생각이 생각자체를 방해하기 때문이다. 꼭 있어 보이는 해결책이라든가 아이디어를 만들 필요는 없다. 뭔가 대단한 의도가 내포된 아이디어를 만들겠다는 생각도 버려라. 그런 생각은 쓸데없이 비싼 컨설턴트에 의존하게 만들고 복잡한 방법론에 자기 것으로 만들지 못하게 한다.

다시 말하지만, 뭔가 굉장한 문제해결을 해야 할 것 같은 강박관념은 쓰레기통에 갖다 버려라. 만약 지금껏 그 복잡하고 이해 못하는 방법론에 짓눌려 있었다면 그 방법론들은 잠시 치워 두자. 우리에겐 아주 기본적인 방법론과 실천하는 것이 있으면 되는 것이다. 그런 다음에 트리즈 창안자 알트슐러의 연구 결정체 아리즈의 기본에 충실해 보자는 것이다.

난 특허나 발명, 아이디어를 만드는 어떠한 것도 전공하지 않았다. 아이디어 만드는 것을 좋아할 뿐이고, 문제 해결하는 것을 즐거워할 뿐이다. 나름 특허도 많이 있다고들 한다. 아이디어도 많이 만들고 문제해결도 하다보면 뭔지 모르지만 지치기도 한다. 이런 나에게 필요한 것은 그 많던 아이디어와 문제해결과정에 대한 노하우랄까? 이런 것에 대한 정리가 절실히 필요했다. 이것을 충족시켜준 것이 아리즈였다.

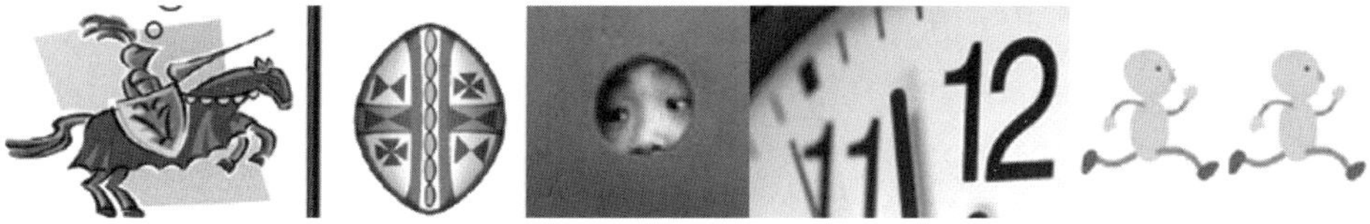

난 일하면서 경험으로 배웠다. 이 책을 통해 대단한 테크닉이나 발명학을 말하려고 하는 게 아니다. 우리는 발명 문제해결관련 좋아하거나 좋아하고픈 사람들이고, 난 여러분에게 더 많이 발명 문제해결을 해본 사람으로서 경험에서 나온 노하우를 아리즈를 통해서 전달해 주고 싶을 뿐이다. 혁신이라는 단어에 빠른 속도로 발전하면서 전문가를 능가하는 실력을 갖춘 현업의 달인들도 넘쳐나는 지금, 이 책에서 다루는 기본적이면서도 현실적인 발명 문제해결 방법론에 콧방귀를 뀌는 사람도 있을 것이다. 그러나 이 책은 아리즈의 기본에 충실하면서 더 쉽게 다가 갈 수 있도록 다듬었다라는 것을 미리 밝혀 둔다.

그냥 발명문제를 해결하려고 하지 마라. 단지 생각만 한다고 아이디어가 만들어지는 것은 아니다. 아리즈 파트9에 권장하고 있듯이 자신만의 생각하는 방법론을 스스로 만들어 나가야 한다. 난 그걸 돕고 싶다.

트리즈(TRIZ)의 이론적 기초는 대량의 특허정보 분석을 통해 발명문제의 공통점을 1946년부터 알트슐러를 중심으로 개발하기 시작하여 1985년까지의 연구로 일단락 완료되었으며 이를 고전 트리즈(Classical TRIZ)라 한다. 트리즈는 1980년대 말~1990년대 초 옛 소련의 붕괴 이후 미국을 비롯한 서방에 알려지기 시작한 창의성 방법론이다. 국내에는 1998년 이후 몇몇 선각자들에 의해 소개되면서부터 고전 트리즈의 방법론들인 기술 시스템 진화 법칙, 기술모순과 발명원리, 물리모순과 분리원리, 물질-장 분석과 표준 해결법, 유익 기능과 이펙트(Effects) 지식 베이스, 아리즈 등을 비롯하여 현대적인 트리즈 이용 방법으로 다수의 소프트웨어 방법론들이 교육과 현장의 문제 해결에 활용되고 있다.

아리즈(ARIZ)는 트리즈(TRIZ)의 핵심 방법론에 대한 해설서이다. 아리즈는 1956년 초기 버전부터 시작하여 1985년 트리즈의 발명자인 알트슐러(Altshuller)의 마지막 버전까지 다수가 존재한다. 알트슐러 이후에도 여러 트리즈 전문가들에 의해 개선된 형태의 아리즈들이 제시되어 검토되고 개별적으로 활용되고 있다. 그 중에서 알트슐러를 중심으로 최종으로 완성된 아리즈는 트리즈의 개별 도구나 방법론들 중에서 가장 중심에 있고, 트리즈 발전의 새로운 전환점을 제시해 주고 있다.

특별히, 그 버전을 아리즈-85C(ARIZ-85C)라고 한다. 이 책에서는 알트슐러의 최종 버전인 아리즈-85C(이하 아리즈라 칭함)를 중심으로 기술 혁신의 발명문제 해결에 관한 '발명 창조성(Inventive Creativity)'에 대한 기본 개념들을 설명하고, 창조적 사고 훈련 방법론으로써 아리즈의 실질적 활용 방법을 설명하려 한다. 발명 창조성(Inventive Creativity)이란, 문제 상황 속에서 모순을 찾아내고 기술 시스템 진화 법칙을 반영하여 혁신적으로 문제를 해결하는 능력을 말한다.

본서는 4막으로 구성되어 있으며,

1막에서는 트리즈와 아리즈의 이해,

2막에서는 아리즈 ,

3막에서는 아리즈 활용 사례

4막에서는 세밀한 문제해결을 위한 부록을 담았다.

1막. 트리즈와 아리즈의 이해는 2장으로 구성되어 있으며,
1장에서는 전반적인 트리즈의 정의와 기본 개념들, 트리즈 발전 역사, 트리즈 문제 모델링의 계층구조, 고전 트리즈 요약 다이어그램, 그리고 트리즈의 문제 해결 흐름에 대하여 설명하였고,

2장에서는 아리즈 개요와 구성, 트리즈의 문제 해결 기본 알고리즘, 아리즈 목차, 아리즈의 문제 해결 흐름 등을 담았다.

2막. 아리즈에서는 아리즈 해설과 이해를 돕기 위해서 전파 망원경의 안테나 피뢰침 개선 사례를 담았다. 아리즈 각 파트별, 스텝별 준비되어진 아리즈카드를 통하여 문제해결 방향을 알려주기 때문에 실용적 활용성을 높일 수 있도록 노력했다.

3막. 아리즈 활용 사례에서는 '열 저장 탱크', '콘크리트 블록 제조 공정 개선', '물안경' 사례를 통하여 아리즈가 체득이 될 수 있도록 했다.

4막. 부록에서는 세밀한 문제해결을 위해 책의 내용 중에서 부연 설명이 필요한 부분들을 담았다.

해뜨는 포항에서

2012년 7월

아이디어 그래퍼

박선순

1 막

TRIZ와 ARIZ의 이해

Chapter 1. 창의적 문제해결 이론, TRIZ

Chapter 2. 트리즈의 핵심 방법론, ARIZ

매일 같은 장소
같은 시간
같은 생각을 하라

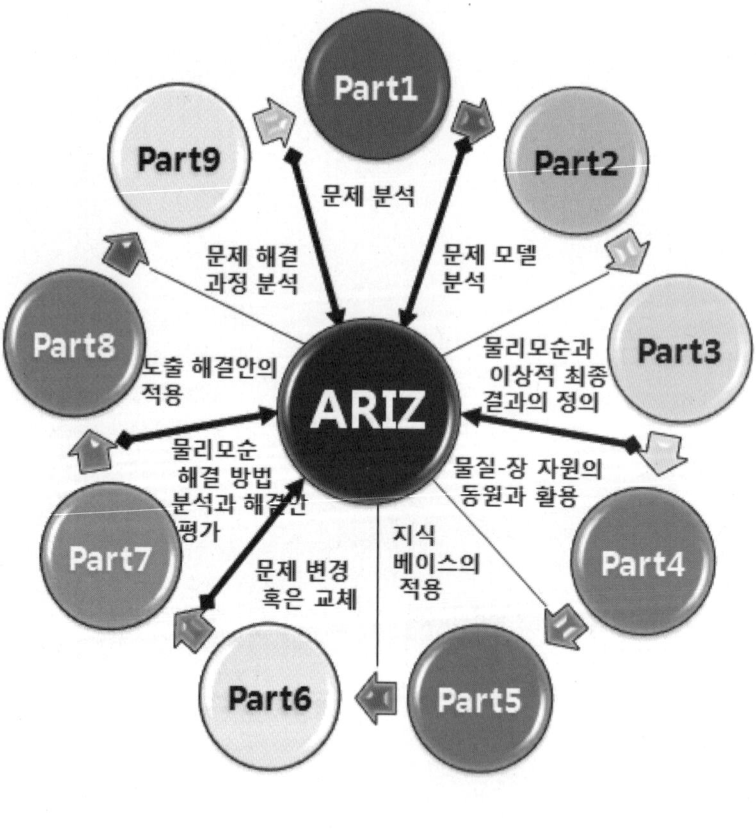

CHAPTER 1

창의적 문제 해결 이론, TRIZ

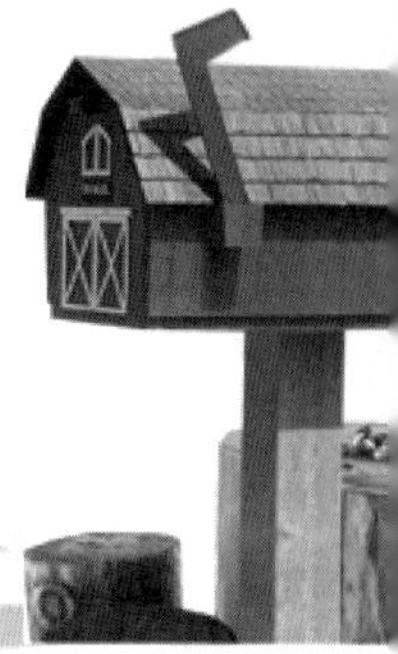

1.1 트리즈의 개념적 정의

트리즈(TRIZ)는 이상적 최종 결과(IFR=Ideal Final Result)를 도출하므로 주어진 불분명한 문제 상황에서 모순을 찾아 극복하게 하는 창의적 문제 해결 방법론이다. 또한, 트리즈를 학습하면서 체계적인 문제 해결 사고 과정을 체험하여 개인의 창의적 문제 해결 사고력을 향상시킬 수 있다. 트리즈는 주어진 문제 상황을 단순화하기 위해 시스템 구성 요소들로부터 도구(tool)와 대상(object)으로 이루어진 문제 모델 시스템을 우선 선정하게 한다. 이것은 선택과 집중의 과정이다. 그리고, 이 모델 시스템 내에서 문제 발생의 원인으로써 핵심 모순(Contradiction, 矛盾)을 정의하게 한다. 트리즈는 이 모순을 해결하는 과정에서 모델 시스템 내외에서 분석된 자원들을 효과적으로 활용하여 혁신적인 해결안인 이상적 최종 결과를 도출하는 것을 도와 주는 트리즈 지식 베이스가 있다. 여기서, 트리즈 지식 베이스들(TRIZ Knowledge-Bases)은 9가지의 기술 시스템 진화 법칙, 11개의 분리원리, 40개의 발명원리, 76개의 표준 해결법, 8,000개 이상의 자연효과(Effect) 데이터베이스 등을 의미한다.

❖ 모순(矛盾)

트리즈의 중요한 핵심 개념 중의 하나는 모순이다. 모순(矛盾)은 반박, 반대되는 말, 두 사실이 서로 배척하여 양립할 수 없는 관계를 말한다. 단어가 의미하듯이

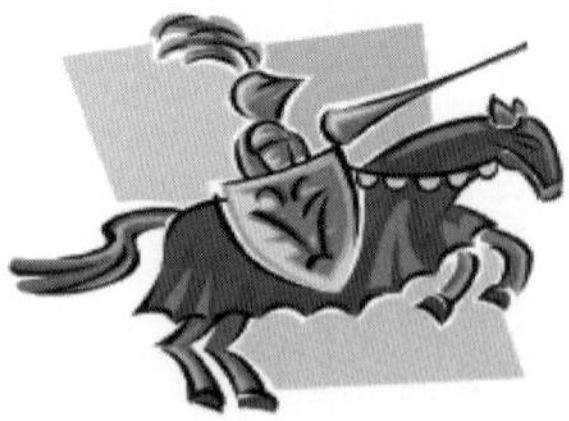

(무엇이나 다 뚫는 창)

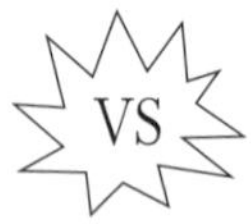

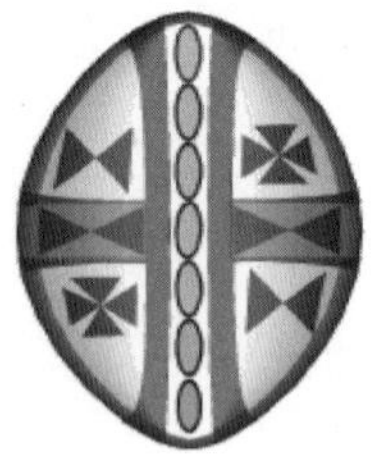

(무엇이나 다 막는 방패)

극단적으로 보면 무엇이나 다 뚫는 창과 무엇이나 다 막는 방패라는 대립 상황을 나타낸다. 알트슐러가 기술 시스템 발전에 관한 연구를 진행하는 과정에서 기술 시스템의 발전에 중요한 기여를 한 혁신적인 발명들의 공통점들을 살펴보니 대부분 문제 상황 속에 숨겨진 모순을 극복하였다는 것이다. 다시 말해서 모순을 찾아내고 극복하는 과정이 바로 시스템을 발전시키게 하는 문제 해결의 과정이라는 사실이다.

따라서 주어진 문제 상황이나 개선해야 할 기술 시스템에서 모순을 찾아내고 적극적으로 해결하고자 하는 것이 트리즈의 개별 기법과 방법론들의 공동 목표이다. 트리즈의 여러 가지 기존 방법들과 새로이 개발되고 있는 방법들 역시 이와 같은 방향을 목표로 하고 있다. 문제 상황에서 얼마나 효율적으로 모순을 찾아내고 주어진 제약 조건에서 얼마나 효과적으로 모순을 해결할 수 있도록 사고 과정을 도와줄 수 있게 하는가가 중요한 개선 과제 중의 하나이다. 트리즈에서 말하는 모순은 관리 모순 (Administration Contradiction), 기술 모순 (Technical Contradiction), 물리 모순 (Physical Contradiction) 3가지로 분류한다.

일상 생활속에 사용하는 면도기로 모순에 대해 생각해 보면, 면도기의 칼날은 수염이 피부와 가까이 잘 자르기 위해서는 날카로워야 하지만, 아주 날카로운 면도날은 종종 피부를 베게도 한다.

목적을 달성하기 위한 방법에 따른 부작용이 수반되는 상황인 "면도를 근접하여

잘 하기 위해서 예리한 칼날을 사용하면, 피부가 종종 베인다."를 기술모순이라고 한다. 기술모순에 대한 전형적인 공학적 해결안(typical engineering solution)은 절충하는 것이다. 피부를 베지 않을 정도로 아주 예리하지 않으나, 무리 없이 근접한 면도를 위해 적당히 예리한 칼날을 공급한다. 반면에, 모순은 두 가지 특징이나 기능들 사이의 타협 논쟁은 아니다. 물리모순은 시스템의 한 부분 (여기서는 면도 칼날)에 상반되는 속성이나 특성이 요구되는 것으로 '면도 칼날은 예리하고 무디어야만 한다.'로 표현을 한다.

문제를 모순으로 진술하는 것은 일상적인 타협사고(ordinary tradeoff thinking)에서 벗어나기 위한 시작점으로 모순사고(contradictory thinking)를 통해 일상적인 테두리를 벗어나는 사고를 하게 된다. 한 번 모순 사고가 습관화 되면, 설계자는 부분적이고 타협적인 해결안을 찾는 것을 구분할 수 있는 능력이 떨어지게 된다. 그 대신에 대다수의 설계자는 항상 높은 수준의 해결안(higher-level solutions)을 찾고자 노력하고, 이런 일이 이루어지게 되면 설계자의 생산성은 상당히 증가 하게 된다. 모순사고에서 중요한 것은 문제가 발생하는 특정 영역("local zone")을 규명하는 것이다. 앞의 면도기로 면도하기 문제에서, 실제로 문제가 일어나고 있는 곳은 어디인가요? 이 예에서 기능은 "자르기" 이고 면도하는 작용은 두 물체들 사이에서 일어난다. 면도 칼날 끝과 수염. 기능은 "면도칼 끝이 수염을 자른다." 이다. 작용은 면도칼의 끝에서 물리적으로 수염에 닿았을 때 일어난다. 이 곳이 문제가 발생하고 있는 특정 영역이다. 수염 자르기 작용이 있는 곳이다. 문제는 간단히 수염 자르기를 개선하는 것이라 한다면, 이것은 문제의 특정 영역을 표현하는 것이다. 문제가 근접하여 효과적인 수염 자르기를 제공하고 피부를 베지 않게 하는 것이라면, 다른 특정 영역을 정의해야만 한다. 각 문제는 각 문제 고유의 특정 영역을 가진다. 문제를 효과적으로 해결하기 위해서는 이 특정 영역을 알아 내는 것이 중요하다.

❖ 이상적 최종 결과(ideal final result=IFR)

트리즈의 또 다른 중요한 핵심 개념 중의 하나는 이상적 최종 결과이다. 이상적 최종 결과는 모순이 완전히 극복된 상황으로 정의 하고 이를 문제 해결의 목표로 추구한다. 이상적인 최종 결과란 '바라는 결과가 스스로 이루어질 때 문제에 대

<표 1> 기술 시스템 진화 법칙

이 법칙들은 진화과정에서 기술 시스템의 요소들 사이 그리고, 기술 시스템 요소들과 환경 사이의 중요하고, 안정적이며, 그리고 반복적인 상호작용을 반영한다.
기술시스템의 형성 및 생존에 관련된 법칙들 1. 시스템 완전성 법칙 2. 시스템 에너지 전도성 법칙 3. 시스템 리듬조화 법칙 **기술 시스템 발전에 관련된 법칙들** 4. 시스템 이상성 증가 법칙 5. 시스템 불균일 발전 법칙 6. 상위 시스템 전이 법칙 7. 미시 세계 전이 법칙 8. 물질-장 상호 작용 포함 증가 법칙 9. 역동성 증가 법칙

한 최고의 이상적인 해답' 이 된다. 이상적 시스템은 공간을 차지하지 않는다. 무게가 없다. 어떤 노동도 요구하지 않는다. 유지비가 들지 않는다. 해로움 없이 유익함을 전달한다. 스스로를 돌본다. 등의 기준을 만족시킨다. 즉, 이상적 시스템의 상태는 시스템은 사라지고 그 기능은 남은 상태를 지향하는 것을 의미한다.

모순을 극복하여 이상적 최종 결과에 도달하는 것을 도와주고 기술 시스템 진화 과정을 지배하는 공통적인 원리들이 존재하는 것을 알트슐러는 기술 특허 자료와 기술 시스템 발전 역사 자료 등에 대한 연구를 통해 확인하였고 이를 '기술 시스템 진화 법칙'이라 칭하였으며 〈표 1〉로 정리하였다.

9가지의 기술 시스템 진화 법칙들은 트리즈의 핵심으로써 최상위의 개념이며 문제 해결 및 아이디어 평가, 미래 시스템 예측, 그리고 방법론 개발의 이론적 기초로 활용되고 있다. 이를 좀 더 구체적인 상황에서 어떻게 문제 해결과 미래 시스템 예측에 창의적으로 활용할 것인가에 대한 연구가 바로 트리즈 연구의 핵심

주제이다. 이러한 연구를 바탕으로 정립한 고전 트리즈의 방법론들은 진화유형과 9개의 기술 시스템 진화 법칙, 기술모순과 40개의 발명원리(표), 물리모순과 11개의 분리원리(부록 2), 물질-장 분석과 76개의 표준 해결법(부록 4), 유익기능과 이펙트 데이터 베이스, 아리즈-85C(85년에 발표한 C 버전이라는 뜻으로, 러시아어로는 АРИЗ-85В이라고 표기함) 등이 있다. 이 방법론들은 현대화된 트리즈 개발의 실질적 근간이며 기술 분야 이외에도 다양한 분야에 활용하기 위한 연구 결과들이 제시되고 있다.

❖ 기능(Function),

트리즈의 핵심 개념 중 가장 기본이 되는 것은 기능이다. 초기 상황에 대한 표현양식으로 두 요소(트리즈에서 도구Tool와 대상Object)의 상호관계를 나타낸다. 기능은 어떤 목적을 달성하기 위해 대상의 변수값을 바꾸려하는 행동이다. 적절한 도구에 의해 대상을 변환하여 제품으로 생산하는 것을 기능의 결과물이라고 한다. 어떤 기능을 수행하고 있는 물체(도구, 대상)는 시스템의 기본구성 요소이다. 기능은 시스템 분석을 위한 표현양식으로 시간(과거,현재,미래), 공간(시스템,상위시스템, 하위시스템), 상호관계(상위,하위 요소들간)에 의해 물질,에너지, 정보의 수준에서 분석되어진다. 변수의 기능적 표현으로 뜨겁다/차갑다, 빠르다/느리다, 던지다/받다, 밀다/당기다, 동작/정지, 강하다/약하다, 부드럽다/딱딱하다, 싸다/비싸다 등이 있으며, 기하학적 표현으로 길다/짧다, 대칭/비대칭, 평행/교차, 얇다/두껍다, 원형/비원형, 뾰족/뭉뚝, 좁다/넓다, 수직/수평 등이 있다.

❖ 자원 (Resource),

트리즈의 핵심 개념 중 해결안과 밀접하게 관련있는 것은 자원이다. 자원은 주어진 문제를 해결하기 위해 사용할 수 있는 모든 것으로 물질, 시간, 에너지 장, 공간, 사람, 정보 등이 있다. 자원활용에 있어서 이상성이 높은 해결안을 얻기 위해서는 이미 존재하고 있는 자원을 제일 먼저 고려해야 하는 것이고, 고려한 자원을 적절한 타이밍에 맞는 곳에 사용하는 것이 유용하게 사용하는 것이다.

트리즈는 이상적인 솔루션을 찾고 자원의 탐색과 그 이용, 모순 해결에 대한 시스템적 접근을 할 수 있도록 도와준다.

❖ 고정관념이란?

어떤 집단의 사람들에 대한 단순하고 지나치게 일반화된 생각들이나, 잘 변하지 않는 확고한 의식이나 관념이다. 트리즈에서는 고정관념을 효과적으로 제거할 수 있도록 이상적 최종 결과라는 방법론과 사고의 경계를 명확히하는 기능분석이라는 방법론이 있다.

1.2 트리즈의 역사

트리즈 발명의 핵심 아이디어는 "창조성의 프로세스는 학습이 가능하다. 창조성의 프로세스는 창조적으로 발명문제를 해결하기 원하는 사람들이 찾아내어 접근할 수 있다. 발명을 위한 알고리즘(Algorithm)은 존재한다(이노베이션 알고리즘)."라는 표현에 잘 나타나 있다. 처음부터 알트슐러가 개발하고자 한 것은 누구나 열정만 있으면 배워서 시행착오(trial and error) 횟수를 혁신적으로 줄임으로써 효율적으로 발명할 수 있는 발명 혁신 알고리즘이었다. 아리즈라는 발명 혁신 알고리즘을 개발하고 발전시키는 과정에서 여러 가지 개념들인 모순, 이상성(Ideality), 다면사고(Multi-screen thinking), 기능 상호 작용 등과 개별적인 방법론들인 기술모순과 40개의 발명원리, 물리모순과 11개의 분리원리, 물질-장('베폴') 분석과 76개의 표준 해결법, 주요 유익기능과 자연효과 데이터 베이스 등이 개발되었고 결국 이들의 총체를 일컬어 트리즈(TRIZ)라 명명하게 되었다.

- 트리즈 (TRIZ : 발명문제 해결 이론의 약칭)

(Теория Решения Изобретательских Задач)

- 아리즈 (ARIZ : 발명문제 해결 알고리즘의 약칭)

(АлгоритМ Решения Изобретательских Задач)

아리즈는 1946년부터 1956년 사이에 고정관념 제거 방법을 포함하는 '발명 창의성'과 시스템 발전에 대한 '변증법적 논리'를 바탕으로 만들어지기 시작했다. 아리즈-56에서는 발명 프로세스를 분석, 운영, 종합의 주요 3단계와 10개의 스텝으로 구성하였다.

ARIZ56

발명 창의성의 심리학에 관하여(ABOUT PSYCHOLOGY OF INVENTIVE CREATIVITY)

일하는 수단을 개선하는 인간의 정신 메커니즘의 연구는 기술 진보의 기초인 기술 창조성의 법칙에 대한 연구와 이해를 위하여 매우 중요하다. (Research of mentality of the person improving means of work is of great importance for studying and understanding of laws of technical creativity-bases of technical progress., by G.S. Altshuller, R.B.Shapiro // Questions of psychology.-1956, № 6.-With 37-49.)

❖ I. 분석 단계(An analytical stage)

1. 문제의 선택 (A choice of a problem).
2. 문제의 기본적인 연계성 정의 (Definition of the basic link of a problem).
3. 해결해야 하는 모순의 표현 (Revealing the deciding contradiction).
4. 모순의 직접적 원인 정의 (Definition of the direct reason of the contradiction).

❖ II. 운영 단계(An operative stage)

1. 모순 해결의 전형적 방법들 조사(원형들) (Research of typical receptions of the decision (prototypes)):
   a) 자연에서 (In the nature),

   스마트 폰으로 찍어 보세요.

   b) 기술 분야에서 (In techniques).

2. 변화에 의해서 해결하는 새로운 방법 조사 (Searches of new receptions of the decision by changes):
   a) 한정된 시스템 내에서 (Within the limits of system),
   b) 환경에서 (In an environment),
   c) 주변 시스템에서 (In adjacent systems).

❖ Ⅲ. 종합 단계(A synthetic stage)

1. 시스템 내에서 기능적 변화의 도입 (Introduction of functionally caused changes in system).
2. 시스템 사용 방법에서의 기능적 변화의 도입(Introduction of functionally caused changes in methods of use of system).
3. .다른 기술적 문제 해결에 원리의 적용성 검토 (Check of applicability of a principle to the decision of other technical problems).
4. 발명에 대한 평가 (An estimation of the made invention).

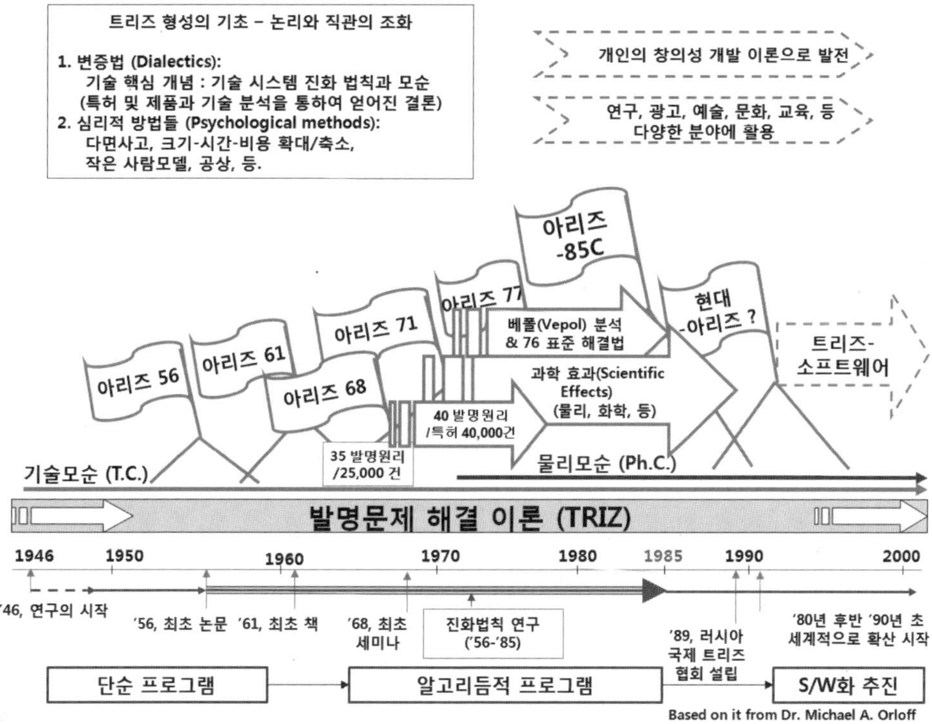

<그림 1> TRIZ 발전역사

이후 10여 차례 이상의 개정과 증보를 통하여 마침내 1985년에 기술 분야의 발명문제 해결 알고리즘의 완결판인 아리즈-85C를 내 놓았고 향후에도 계속적으로 발전시킬 수 있도록 개방하였다.(그림 1)

알트슐러 이후에도 다수의 트리즈 연구가들이 아리즈-85C의 발전을 위하여 다양한 방향에서 노력하고 있고 아리즈-85C의 기본을 근간으로 단점을 보완한 현대화된 알고리즘들이 제안되고 소프트웨어로 개발되어지고 있다.

알고리즘이 발전하는 과정에서 여러 가지 개별적인 발명문제 해결 방법론들이 탄생하게 되었으며 이 방법론들은 알고리즘과 연계하여 활용될 수 있을 뿐만 아니라 독립적으로 활용할 수 있게 개발되었고 현재도 발전하고 있다. 또한, 이들 방법론들을 활용하는 과정에서 축적된 트리즈 지식 베이스들인 40개의 발명원리, 11개의 분리원리, 76개의 표준 해결법, 자연효과 데이터 베이스 등도 트리즈의 중요한 축으로써 개발되고 발전시켰으며 다양한 분야에서 트리즈 전문가들에 의해 널리 활용되고 있다.

1.3 트리즈 문제 모델링의 계층구조

트리즈 세부 방법론들 간의 상호관계는 〈그림2〉와 같은 계층 구조 모델로 설명할 수 있다. 트리즈 방법론들의 궁극의 목표는 주어진 문제 상황에서 모순을 도출하고 이를 극복함으로써 이상적인 최종 결과를 얻고자 하는데 있다. 이 과정에서 찾아낸 개념 해결안(concept solution)은 강력한 솔루션(strong solution)이 된다. 시스템 내외의 자원을 효과적으로 활용할 수 있는 지침인 발명 노하우 트리즈 지식 베이스와 방법론들은 그 추상성 또는 일반화의 정도에 따라 피라미드식 계층 구조를 형성한다.

계층 구조에서 보여 주듯이 트리즈의 개별 방법론들과 지식 베이스들은, 독립적 발명 노하우로서의 역할 뿐만 아니라 전체적으로 유기적인 상호 관계 속에서 그 나름의 역할을 하면서 발전한다. 따라서, 트리즈를 단편적인 방법론들의 종합으로서 단순하게 이해하기보다는 이처럼 방법론들과 지식 베이스들 간의 유기적 연결 구조 속에서 총체적으로 이해하고 활용하는 노력이 필요하다.

한 마디로 트리즈는 IFR이라는 별을 따는 놀이로 비유할 수 있다. 이상적 최종 결과가 가져야 하는 특성들은 기술 시스템 진화 법칙인 〈시스템 완전성 법칙〉, 〈시스템 에너지 전도성 법칙〉, 〈시스템 리듬조화 법칙〉, 〈시스템 이상성 증가 법칙〉, 〈시스템 불균일 발전 법칙〉, 〈상위 시스템 전이 법칙〉, 〈미시 세계 전이 법칙〉, 〈물질-장 상호 작용 포함 증가 법칙〉, 〈역동성 증가 법칙〉에 잘 나타나 있다.

현재의 시스템을 진화 법칙에 따라서 분석한 결과 미흡한 부분이 존재한다면, 기술 시스템 진화 법칙을 활용하여 개선하거나 좀더 혁신적인 미래 시스템으로 발전시킬 수 있다. 경우에 따라서 진화 법칙 자체의 의미가 너무 포괄적이고 추상적이기 때문에 쉽게 현실적 문제에 활용하기 어려울 수도 있다. 이런 경우에는 진화

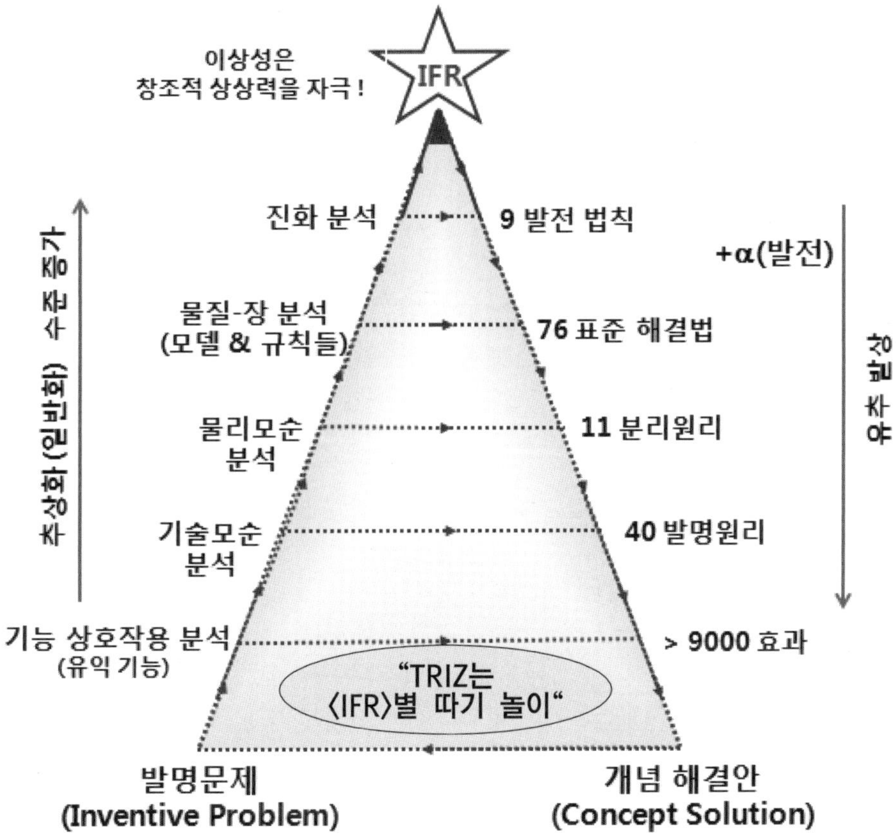

<그림 2> TRIZ 문제 모델링의 계층구조(창의적 사고 피라미드 구조)

법칙들을 문제 상황에 따라 보다 쉽게 활용할 수 있게 구체적 문제 해결 지침으로 표현한 표준 해결법, 발명원리와 분리원리 등을 활용한다.

트리즈를 태권도나 여타의 스포츠에 비유한다면 기본 기술의 연마 과정을 거쳐 숙련도가 높아짐에 따라 자신의 특기와 장점을 잘 활용하게 되며 결국 상대의 기술을 읽으면서 게임을 리드하게 되는 고도의 노하우를 터득하여 프로의 세계에 입문하게 되듯이 트리즈도 교육 훈련이나 문제 해결 단계에 따라서 방법론과 노하우들이 피라미드형 계층 구조를 이루고 있다. 따라서 역설처럼 들릴지 모르지만 경우에 따라서는 이해하기에 어려움이 있겠지만 계층 구조의 최상층에 있는 기술 시스템 진화 법칙을 제대로 이해하려는 집중된 노력이 트리즈에 입문하는 지름길이

될 수도 있다.

시스템 이론(system theory)에 따르면 모든 발전하는 시스템에는 반드시 시스템 발전에 대한 공통적인 지배 법칙들이 존재한다. 이 지배 법칙들을 분명하게 밝혀내고 체계화하여, 시스템 내에서 발생하는 문제 해결에 활용하고 그 시스템의 발전을 예측하는 것에 활용하는 것이 시스템을 연구하는 학문 분야들의 공통점이라 하겠다. 이러한 지배 법칙들을 활용하는 능력을 '시스템 창조성(system creativity)'이라 할 수 있다. 기술 시스템의 진화에 관한 연구를 통해 개발 되었고 발전하고 있는 트리즈는 기술 시스템에 관련된 문제 해결 및 미래 시스템 예측 능력인 '발명 창조성(inventive creativity)'을 극대화 시켜 활용할 수 있게 하는 방법을 연구하는 대표적 '창조성 과학(creativity science)'이라 할 수 있다.

1.4 고전 트리즈 요약 다이어그램

알트슐러를 중심으로 완성된 고전 트리즈를 요약해 보면 〈그림 3〉 과 같이 표현해 볼 수 있다. 트리즈는 한 마디로 목표 지향적 문제 해결 방법론이다. 트리즈는 기술 시스템 진화 법칙을 기초로 하여 기술 혁신 문제를 분석하고 해결하여 시스템의 발전 방향을 예측할 수 있는 방법론들과 지식 베이스로 구성되어 있다. 트리즈 방법론들은 주어진 문제 상황으로부터 모순을 도출하고 이를 해결하는 과정에서 만나는 문제 해결 장벽인 심리적 타성 또는 고정관념과 지식부족을 효과적으로 극복하여 이상적 최종 결과를 얻도록 도와 준다. 트리즈는 문제 해결 과정에서 선정한 문제 모델인 도구와 대상(Tool & Object) 시스템 내외의 자원을 분석하고 효과적으로 활용할 수 있도록 도와 주는 발명 방법론들과 발명 노하우(Know-how)인 트리즈 지식 베이스들로 구성되어 있다.

트리즈는 현실적 문제 상황에서 문제 발생의 가장 핵심적인 주체와 객체 요소들인 도구와 대상으로 문제 발생 영역을 단순화한 문제 모델 시스템을 선정하여 문제를 해결한다. 트리즈에는 문제 상황을 분석하여 문제 모델 시스템을 선정하고, 문제

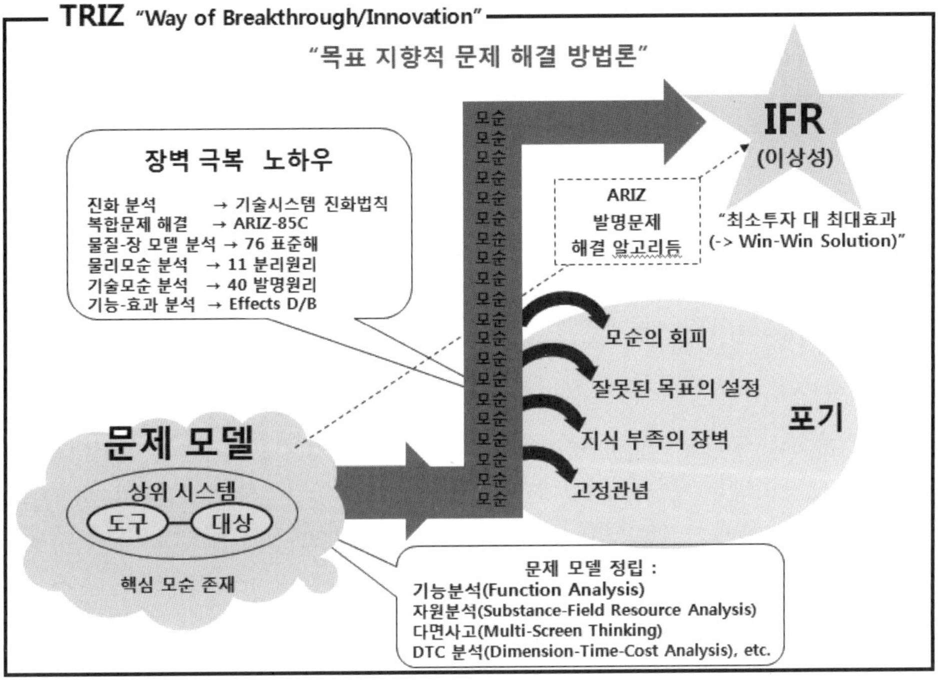

<그림 3> 고전 TRIZ 요약도

를 정의하여 해결 방향을 탐색하기 위한 다양한 방법들인 다면 사고(Multi- Screen Thinking)분석, 기능 분석(Function Analysis), 물질-장 자원 분석(Substance- Field

트리즈를 이용한 문제 해결 과정에서 추구하는 이상적 최종 결과는 기술 시스템 진화 법칙 중의 하나이며 모든 기술 시스템 진화 법칙의 근간인 이상성 증가 법칙의 핵심 개념인 이상성의 극치로써 경영이나 마케팅 분야에서 사용하는 개념인 윈-윈 해결안(win-win solution)에 해당한다. 현실적으로 이상적 최종 결과를 얻는 것이 불가능할 수도 있다. 이상적 최종 결과는 언제인가는 시스템 진화에 따라 시스템이 도달할 궁극의 목표이다. 우리 주변에 얼마든지 과거에는 불가능했던 것들이 기술적 해결안에 의해 현실화된 것들이 얼마든지 있다. 이상적 최종 결과의 추구는 자연스러운 목표 추구 법칙이라 할 수 있다. 불가능에 대한 도전 즉 이상적 최종 결과에 대한 도전은 새로운 시각으로 문제에 접근하도록 유도하여 고정관념 극복을 통해 창의적이고 혁신적으로 문제를 해결하도록 도와 준다.

1.4 고전 트리즈 요약 다이어그램

1.5 트리즈 문제 해결 흐름도

문제를 분석하고 해결하는 과정에서 트리즈 방법론들과 트리즈 지식 베이스들 간의 상호 연계 관계를 〈그림 4〉 와 같이 표현할 수 있다. 기술 시스템 진화 법칙을 이론적 기초로 하여 문제 상황을 분석하고 모델링 하는 방법론인 모순 분석, 물질-장 분석, 그리고 기능 분석(또는 다면 분석), 아리즈-85의 분석 과정 등을 활용하는 선행 분석 단계로부터 문제 분석 과정에서 선택된 각각의 문제 모델에 관련된 문제들을 모델 시스템 내외에 주워진 자원을 활용하여 효과적으로 해결할 수 있도록 도와 주는 발명 노하우인 트리즈 지식 베이스들을 활용하여 문제의 강력한 해결안을 도출하는 단계로 이어진다.

특히 아리즈-85C는 복잡한 문제를 해결하는 과정에서 기술 시스템 진화 법칙과 트리즈의 개별 방법론들 그리고 고정관념 극복 방법들을 종합적으로 활용할 수 있도록 논리적인 체계를 가지고 과학적으로 프로세스화하여 창의적으로 문제를 해결할 수 있도록 만들어진 알고리즘이다.

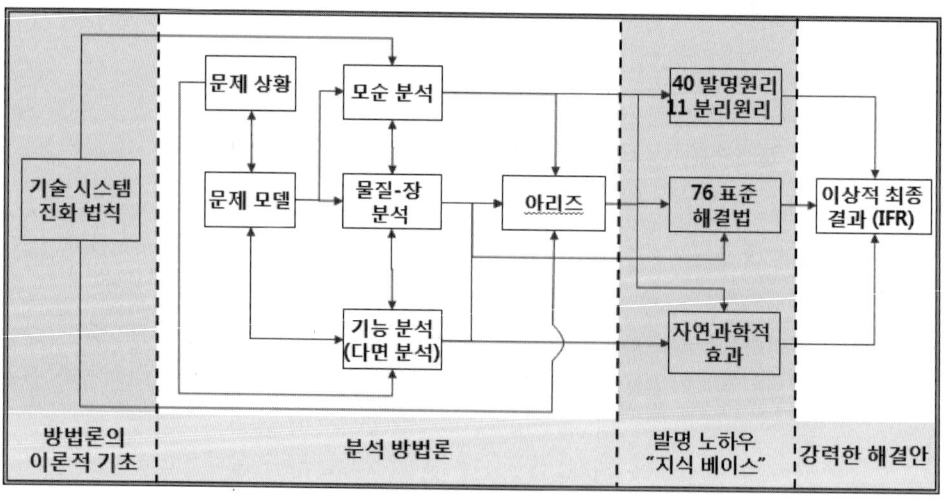

<그림 4> TRIZ 문제해결 흐름도 (선택과 집중의 과정)

CHAP 2 TER

트리즈의 핵심 방법론, ARIZ

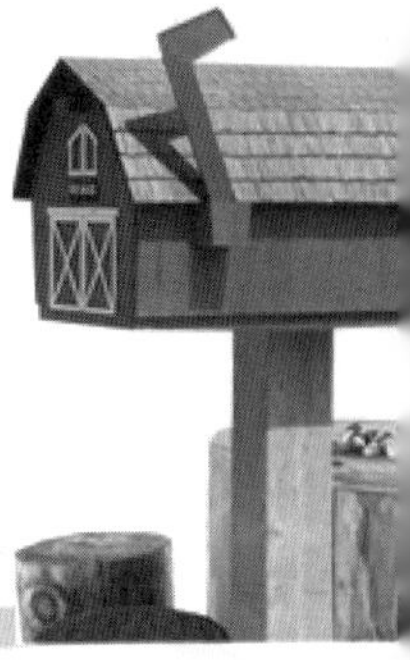

2.1 아리즈 개요

발명 알고리즘인 아리즈는 기술 발전과 기술 혁신 문제 해결 과정에 대하여 변증법적 논리를 활용하고 창조적 문제 해결의 걸림돌인 고정관념과 지식 부족의 한계를 효과적으로 극복할 수 있도록 프로세스화 되어 있는 알고리즘이다. 알고리즘 정립의 전제는 모든 기술 시스템의 진화 발전을 지배하는 객관적인 법칙이 존재한다는 사실이다. 따라서 알트슐러는 기술 시스템 진화 법칙을 기술 시스템의 발명 문제 해결 및 미래 시스템 예측뿐만 아니라 발명문제 해결 알고리즘 자체에도 반영하여 문제를 해결하는 과정에서 자연스럽게 기술 시스템 진화 법칙들이 고려되고 반영될 수 있도록 알고리즘을 발전시켰다. 이 책의 주제인 아리즈-85C는 알트슐러를 중심으로 개발한 알고리즘의 최종 결정판이다.

발명문제 해결 알고리즘인 아리즈는 1956년 초기 버전으로부터 1985년 마지막 버전까지 29년 동안 수백 개의 실제 문제 해결에 활용하는 시험 과정을 통하여 계속되는 개정과 증보(약 11회) 과정을 거쳐 확립되었다. 이들 중에서 아리즈-85C는 알트슐러를 중심으로 트리즈 공동 연구자들의 노력으로 완성된 복잡한 기술 혁신 발명문제 해결을 위한 트리즈의 핵심적이고 종합적인 방법론이다.

아리즈는 트리즈의 기본적 방법론들인 모순 방법론, 물질-장 분석과 표준 해결법, 기능 분석과 자연효과(Effects) 방법론 등과 더불어 다면 사고, 최소 및 최대 변경 문제, 이상적 최종 결과, 자원 분석, 재치 있는 작은 피조물 모의시험, 문제 표현 용어의 일반화, 스텝-백(step-back) 등의 추가적인 개념과 기법들을 도입하여 문제 분석과 해결 과정에서 체계적으로 활용하게 만들어진 알고리즘이다. 아리즈는 개별 방법론들의 활용으로 해결하기 어려운 복잡한 문제인 비표준 문제를 분석하여 단순한 문제인 표준 문제로 재공식화 하여 해결하도록 논리적 체계를 갖춘 발명문제 해결 알고리즘이다. 여기서 표준 문제는 개별 방법론들을 통해 해결될 수 있는 문제로 트리즈 훈련을 받은 사람들에게 통용되는 개념이다.

아리즈는 기술 시스템에 관련된 혁신 과제로부터 최소 변경 문제(Mini-problem = minimum problem)를 과제로 정의하여 최우선으로 해결하도록 시도한다. 최소 변경 문제 해결은 최소한의 자원을 활용하여 문제를 해결하도록 도구와 대상으로 이루어진 문제 모델 시스템에서 발생하는 기술모순을 정의하고 이 기술모순 발생의 원인이고 또한 문제의 핵심인 물리모순을 도출하여 해결하도록 문제를 재공식화(reformulating)하는 일련의 과정으로 구성되어있다. 문제 해결자(problem solver)는 이러한 과정을 통해 도출된 해결안 모델인 이상적 최종 결과-2(IFR-2)로부터 문제 해결 방향의 새로운 실마리를 얻어 특허 분석을 통해 완성된 트리즈 지식 베이스들인 자연효과(effects 혹은 pointer to effects), 11개의 분리원리, 40개의 발명원리, 76개의 표준 해결법, 9개의 진화 법칙 등과 문제 해결자의 지식과 경험, 더불어서 인터넷 지식을 활용하여 유추 발상(analogical thinking)을 통해 현실적인 강력한 개념 해결안을 도출하게 된다. 아리즈의 일련의 문제 해결 과정은 문제 분석과 해결 과정의 논리를 완성하기 위해 끊임없이 반복(Iteration)하여 수정과 변경을 할 수 있게 구조화 되어 있다. 이 과정에서 문제가 해결되지 않을 경우에는 문제를 최종적으로는 예측 문제로 변경하여 해결할 수 있게 되어 있다. 예측 문제로 해결할 경우에는 시스템 내외의 자원을 극대화하여 활용하는 것이 허용되며 이 문제를 최대 변경 문제(maxi-problem=maximum problem) 또는 예측 문제(forecasting problem)라 한다.

문제 해결자는 아리즈를 이용하여 문제를 해결하는 과정에서 특수 용어를 일반적인 용어로 전환하고 모순 상황의 극대화와 물리모순에 의해 정의한 이상적 최종 결과 추구를 통하여 자연스럽게 고정관념을 극복할 수 있게 되며 중-고등학생 정도의 일반적인 물리 또는 과학 지식만으로도 문제를 해결할 수 있는 창의적인 문제 해결 사고 능력을 함양하게 된다. 그리고 다면 사고(Multi-screen thinking)와 기능 분석(Function analysis)을 이용하여 모순 요소 쌍인 도구와 대상을 선정하고, 기술모순 정의, 자원 분석에 따른 심화된 물리모순 정의 과정을 통하여 해결해야 할 초기의 기술적 문제를 물리적 또는 과학적 지식 활용 문제로 변경하여 해결할 수 있게 된다.

문제 해결자는 아리즈를 활용하는 과정에서 자연스럽게 이상적 최종 결과 추구와 자원의 최소 활용 등을 통해 이상성 증가 법칙을 따르게 되고 마이크로 레벨 물리모순을 정의하고 재치 있는 작은 피조물 모델링 방법, 자원의 활용에서 하위 구조 분석 및 활용 등을 통해 미시 세계로의 전이 법칙(law of micro-level transition)을 활용하게 되며 자원 분석과 문제 재구성 과정에서 상위 시스템 전이 법칙을 활용하여 문제를 새롭게 상위 시스템 수준에서 해결하는 기회를 만들게 된다. 그리고 표준 해결법을 활용하는 과정과 해결안에 대한 평가 과정에서 제어 변수 고려를 통해 시스템 완전성의 법칙을 문제 해결과 고려에 활용하게 된다. 아리즈 프로세스에서 진화 법칙의 활용은 알트슐러가 알고리즘을 연구하고 완성하는 과정에서 의도적으로 반영한 것이며 우리는 아리즈를 활용하는 반복 과정에서 자연스럽게 기술 진화 방향에서 문제를 창의적으로 해결할 수 있는 능력을 배양하게 된다.

언뜻 아리즈는 복잡하고 경직되어 있는 것 처럼 보이나 실제로 아리즈는 융통성과 다양성에 대하여 열려 있는 방법론이다. 동일한 문제라도 문제를 해결하는 사람과 문제 해결 방법에 따라 다양한 접근 과정으로 해결될 수 있다. 아리즈는 발명가 또는 문제 해결자로 하여금 주어진 문제에 대한 가장 강력한 해결안(Strong solution)으로 인도해주는 과정으로 구성 되어 있다. 알고리즘은 단지 발명가가 잘못된 스텝을 수행하지 않도록 해줄 뿐이다. 대련 방법에 대한 설명만 읽은 다음에 바로 태권도 경기에 참가할 수는 없는 것이다. 따라서 훈련용 문제를 통한 실용 기술의 연마가 필수이다.

2.2 트리즈의 문제 해결 기본 알고리즘

아리즈는 트리즈의 문제 해결 기본 알고리즘인 〈그림 5〉를 구체화하여 전개한 발명문제 해결을 위한 창의적 사고 훈련 방법론이다. 트리즈의 문제 해결 기본 알고리즘은 과학이나 기타 연구 분야에서 일반적으로 사용하고 있는 잘 알려진 것으로 연구 대상의 분석이나 문제 해결에 활용하는 전형적인 모델링 프로세스이다.

예를 들면, 우리나라 전체 인구를 대상으로 트리즈에 대한 선호도를 조사할 경우에 통계학에서는 전체 인구를 대상으로 조사하는 것이 불가능함으로 전체 인구의 일부를 여러 가지 조건에 의해 조사 대상 집단으로 샘플링 또는 모델링하고 이 샘플링 집단으로부터 트리즈 선호도에 대한 설문서를 작성하게 하고 그것으로부터 얻은 데이터들을 통계학 법칙에 준해서 분석하여 통계 오차 범위 내에서 트리즈에 대한 전체 인구의 선호도를 유추 해석하여 결론을 도출한다.

알트슐러는 창의적 문제 해결 과정에서도 이와 유사한 알고리즘이 존재한다고 전제하고 이를 구체화하기 위한 연구를 하였다. 물론 과학 분야에서 활용하는 방법은 논리의 정합성이 분명하지만 아리즈와 같이 창의성이 요구되는 기술 혁신 문

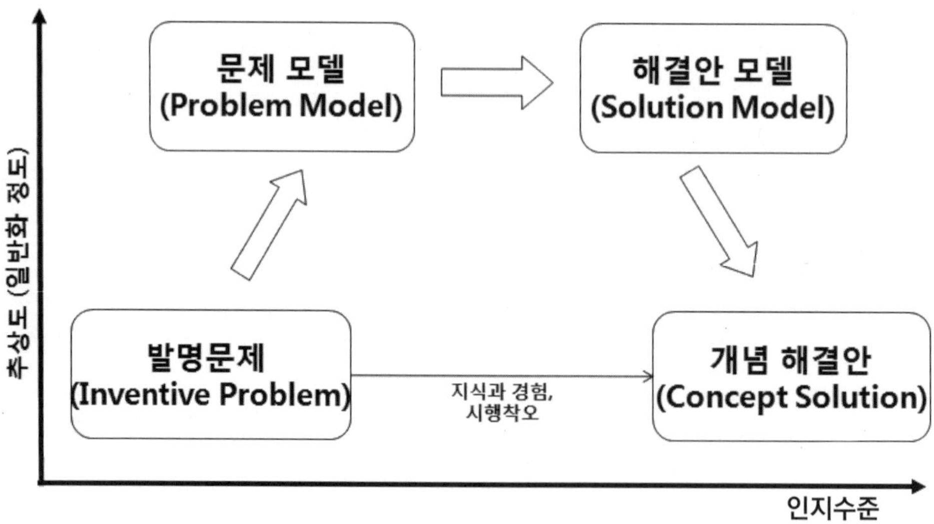

<그림 5> TRIZ의 문제해결 기본 알고리즘

제 해결에 활용하는 알고리즘의 경우는 문제 해결 과정과 최종 산출물인 해결안에 다양성이 존재하기 때문에 알고리즘의 논리적 기초로 변증법을 채용한 것이 다른 일반 과학의 논리와 비교할 때의 차이점이다. 여기서 변증법은 시스템은 정-반-합(正-反-合)의 연속적인 상호 작용의 과정을 통해 진화 발전한다는 것을 전제로 한 논리학의 한 분야이다.

2.3 아리즈의 구조

아리즈는 문제를 분석하여 재공식화 하는 과정에서 해결해야 할 핵심 과제인 IFR을 선택 정의 하는 사고 과정으로 수렴적 사고를 채용하고 문제를 발생하고 있는 시스템 영역을 단순화하여 선택한 문제 모델 시스템 내의 물리모순을 해결하는 과정에서는 기존 혁신 발명가늘과 문세 해결자의 지식과 지혜를 동원하여 집중적으로 해결할 수 있도록 다양한 접근이 가능하게 하는 발산적 사고를 하도록 구성되어 있다.

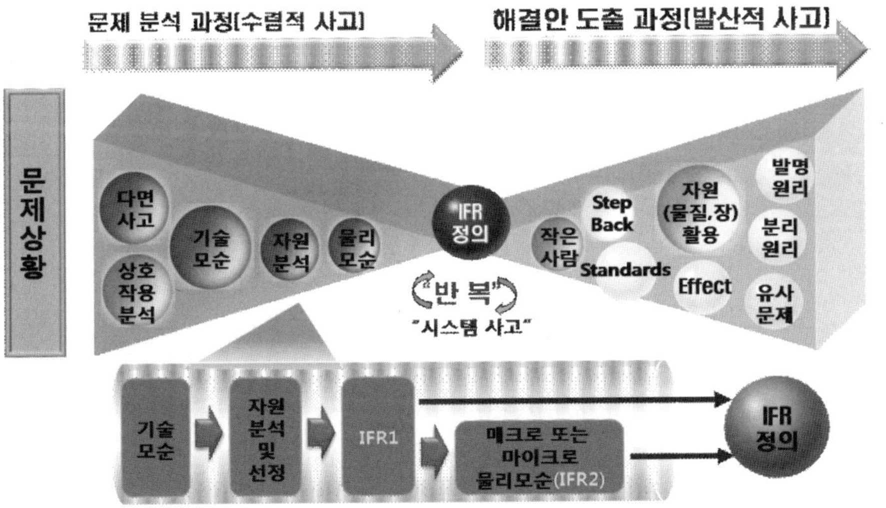

<그림 6> 아리즈-85C의 사고 과정

아리즈는 수렴적 사고와 발산적 사고를 순차적으로 하는 정적인 방법론이 아이라 마치 태극 무늬의 역동성과 같이 수렴적 사고와 발산적 사고가 서로 역동적 조화를 통하여 상생의 해결안인 이상적 최종 결과(IFR)를 도출하도록 도와주는 구조로 되어 있다(그림 6).

아리즈(아리즈-85C)는 〈표2〉와 같이 크게 9개의 파트와 40개의 스텝으로 구성되어 있다. 그 외에도 아리즈는 44개의 주석(Comments), 11개의 규칙(Rules), 2개의 표(Tables), 9개의 기술모순 도식 모델 및 사례, 11개의 물리모순 해결 원리 및 사례를 포함한다.

<표 1> 아리즈-85C 구성표

9파트(Part)	40스텝(Step)	44주석	11규칙
1. 문제 분석	1.1. 최소 변경 문제 공식화 1.2. 모순 요소들 정의 1.3. 기술모순의 도식 모델 묘사 1.4. 심화 분석을 위한 도식 모델 선정 1.5. 모순 심화 1.6. 문제 모델 요약 1.7. 1차 표준 해결법 적용 검토(심화된 기술모순 상황)	1,2,3,4 5,6,7 8,9,10,11 12,13 15,16 17	1,2 3
2. 문제 모델 분석	2.1. 작용 영역(OZ) 정의 2.2. 작용 시간(OT) 정의 2.3. 물질-장 자원들(SFRs) 정의	18 19 20,21,22	
3. 물리모순과 이상적 최종 결과의 정의	3.1. IFR-1의 정의(심화된 기술모순) 3.2. IFR-1의 심화(이상적 최종 결과 해결 자원 선정) 3.3. 매크로 레벨 물리모순 정의 3.4. 마이크로 레벨 물리모순 정의 3.5. IFR-2의 공식화(물리모순, solution model) 3.6. 2차 표준 해결법 적용 검토(물리모순)	23 24 25,26 27,28,29	

4. 물질-장 자원의 동원과 활용 (규칙 4) (규칙 5) (규칙 6) (규칙 7)	4.1. 재치 있는 작은 피조물("도깨비")모의 시험 4.2. IFR로부터 한 발짝 물러나기 4.3. 물질 자원들을 결합시켜 활용하기 4.4. 빈 공간 활용하기 4.5. 유도자원 활용하기 4.6. 전기장 활용하기 4.7. 장과 그 장에 민감한 물질 활용하기	31,32 33,34 35 36,37 38 39	8,9,10
5. 지식베이스의 적용	5.1. 표준 해결법 적용 (3차) 5.2. 유사 문제 적용 5.3. 물리모순 해결에 분리원리 적용 5.4. 물리모순 해결에 물리적 효과 및 현상 적용	40 41 42	11
6. 문제 변경 혹은 교체	6.1. 기술적 해결안으로 전환 6.2. 여러 문제들이 결합된 문제인지 확인 6.3. 문제 변경 6.4. 최소 변경 문제 재공식화(상위 시스템 전이 법칙)		
7. 물리모순 해결 방법 분석/해결안 평가	7.1. 개념 해결안 점검 7.2. 개념 해결안 예비 평가 7.3. 특허 베이스를 검색하여 개념 해결안의 우선권 점검 7.4. 얻어진 개념 해결안을 실행할 때 발생할 수 있는 하위 문제 추정	43	
8. 도출 해결안의 적용	8.1. 상위 시스템의 변화에 대한 평가 8.2. 도출 해결안의 새로운 적용 탐색 8.3. 다른 문제에 개념 해결안 적용	 44	
9. 문제 해결 과정 분석	9.1. 이론적 문제 해결 과정과 실제 문제 해결 과정 비교 9.2. 도출된 개념 해와 트리즈 지식 비교		

44 주석 (44 Comments)

주석 1 : 최소 변경 문제 (mini-problem)

주석 2 : 요소 (Components)

주석 3 : 기술모순.

주석 4 : 일반적인 언어

주석 5 : 대상의 선정(Product/Object)

주석 6 : 도구의 선정(Tool)

주석 7 : 도구, 대상이 2개일 경우

주석 8 : 기술모순의 도식

주석 9 : 여러 개로 연결된 모델

주석10 : 공간 그리고 시간 속의 모순

주석11 : 논리 점검을 위한 반복 (스텝1.1~1.3)

주석12 : 타협하지 않는 모순 선택

주석13 : 측정문제는 전체 시스템의 주기능까지 선택

주석14 : 전체에서 선택된 일부 구성 요소

주석15 : 논리 점검을 위한 반복 (스텝1.1~1.6)

주석16 : X-요소의 도입

주석17 : 표준 문제의 특성 확인

주석18 : 작동 영역 (Operating Zone)

주석19 : 작동 시간 (Operating Time)

주석20 : 시스템 내외부의 물질-장 자원들

주석21 : 대상의 변경

주석22 : 가용 자원들

주석23 : 다른 유형의 모순들

주석24 : 물질-장 자원의 활용 순서

주석25 : 작용 영역의 물리모순

주석26 : 물리모순

주석27 : 입자들의 정의

주석28 : 입자들이란?

주석29 : 마이크로 레벨의 물리모순의 시도

주석30 : 입자들도 하나의 자원

주석31 : Smart Little People의 모의 시험

주석32 : 고정관념 탈피로 상상력 증대하기

주석33 : 새로운 물질 없이 새로운 물질 만들기

주석34 : 자원의 Mono-Bi-Poly

주석35 : 가장 저렴한 자원 이용하기, 빈 공간

주석36 : 자원의 상태 변화

주석37 : 물질의 다층의 계층적 시스템

주석38 : 전하 또는 전류

주석39 : 상호관계 물질 찾기

주석40 : 새로운 물질 도입

주석41 : 유사한 물리모순 찾기

주석42 : Scientific Effects 활용하기

주석43 : '스스로' 조절하는 물질

주석44 : 일반적 이론화

11 규칙 (11 Rules)

✧ 규칙1 :

문제 상황의 기술에 의해 만약 Tool이 2개의 상태가 될 수 있다면 둘 다 나타낸다.

✧ 규칙2 :

문제 상황이 상호 작용하는 요소들의 비슷한 여러 요소 쌍(Pair)들을 포함한다면, 1개의 요소로 모순 쌍을 명시해도 충분하다.

✧ 규칙 3 :

대부분의 문제들은

- 많은 구성 요소 대 적은 구성 요소
- 강한 구성 요소 대 약한 구성 요소의 형태로 모순이 표현된다.

✧ 규칙 4 :

어느 한 상태에 있는 입자 또는 자원들은 단 하나의 기능만을 수행해야 한다.

✧ 규칙 5 :

새롭게 추가된 입자 B는 두 그룹으로 나누어질 수 있다.

✧ 규칙 6 :

시스템에 입자 A만 있는 경우에도 이 입자들을 두 그룹으로 나눌 수 있다.

한 그룹은 기존과 같은 상태를 유지하게 하고 , 다른 입자들은 문제에 따라 주요 변수를 바꿀 수 있다.

✧ 규칙 7 :

나뉘었거나 추가된 입자들은 기능을 수행한 후에 서로 같은 상태로 되거나 처음에 존재했던 입자들의 상태로 되돌아가야 한다.

✧ 규칙 8 :

문제를 해결하기 위해 물질 입자 예를 들면 이온이 필요하나, 문제 조건에 의해 직접 얻을 수 없을 때는 상위 구조의 물질 즉, 분자를 분해하여 얻을 수 있다.

✧ 규칙 9 :

문제를 해결하기 위해 물질 입자(예를 들면, 분자)가 필요하나, 문제 조건에 의해 직접 얻을 수 없거나 규칙 8을 사용해도 얻을 수 없을 때는 하위 구조의 물질 즉, 이온을 결합하여 얻을 수 있다.

✧ 규칙 10 :

규칙 8을 적용하는 가장 간단한 방법은 근접한 상위 구조의 전체나 여분(예를 들면 음이온)을 분해하는 것이다. 규칙 9를 적용하는 가장 간단한 방법은 근접한 불완전한 하부 구조를 완전하게 하는 것이다.

✧ 규칙 11 :

개념 해결안은 IFR과 동일하거나 근접하게 만들어져야 한다.

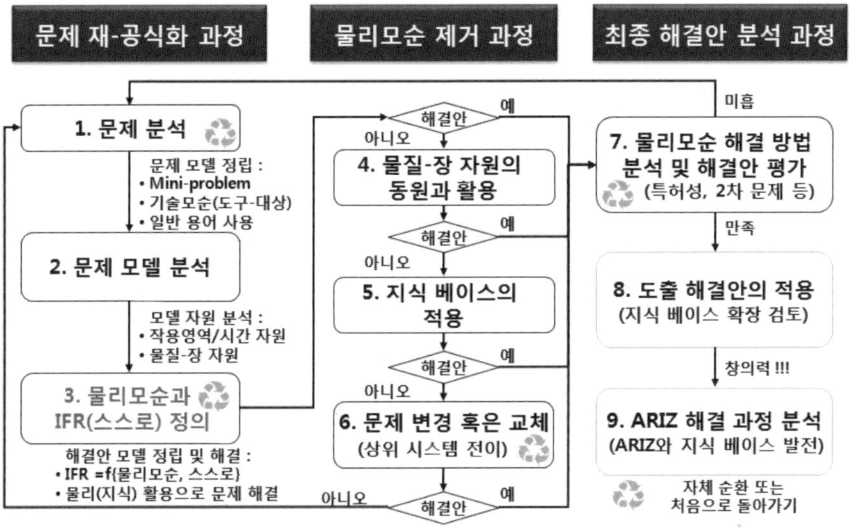

<그림 7> ARIZ-85C의 문제해결 흐름도

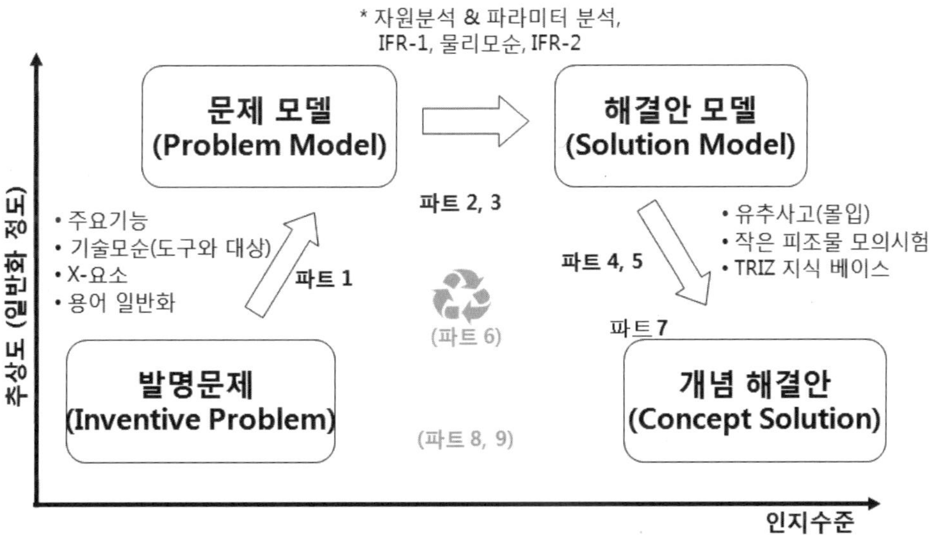

<그림 8> TRIZ 문제해결 기본 알고리즘과 ARIZ-85C 7개 파트의 관계도

2.4 아리즈의 문제 해결 흐름도

아리즈는 복잡한 문제의 해결에 적용하는 알고리즘으로 아리즈를 적용하는 과정은 한 스텝 한 스텝을 기계적으로 전개하는 것이 아니라 충분한 검토를 통하여 문제를 분석하고 해결하는 과정의 논리적 오류를 수정하며 진행하게 구성되어 있다.

항상 염두에 두어야 할 것은 아리즈를 포함해서 트리즈의 모든 방법론들은 문제에 대한 정답을 제공해 주는 도구들이 아니라 문제를 해결하는 사람이 체계적이고 창의적으로 문제를 해결할 수 있도록 사고 과정을 도와주는 도구들이라는 사실이다. 트리즈는 결코 매직 솔루션 툴(Magic solution tool)이 아니라는 것이다.

따라서 트리즈적 또는 아리즈적 사고 과정에 숙달하게 하여 창의적으로 문제를 해결할 수 있는 능력을 키우기 위해서는 많은 공부와 연습이 필요하다.

아리즈 전개에서 중요한 것은 주어진 스텝들을 기계적인 연속 과정으로 수행하는 것이 아니라 계속되는 반복 과정을 통하여 논리적 오류를 수정하여야 하며 이런 과정에서 발상되는 아이디어들에 대한 기록을 놓치지 않아야 한다는 점이다 〈그림 7〉. 아리즈가 실질적으로 창조적 문제 해결 과정으로써 활용되기 위해서는 수작업을 통하여 진행하는 것이 바람직하며 '백문불여일견(百聞不如一見)'이라는 말과 같이 가능하다면 문제와 관련된 그림 등을 그리면서 진행하면 시각화 사고(Visual thinking)에 의해 더욱 효과적인 창의적 문제 해결 과정이 될 것이다.

아리즈-85C의 전체 과정을 〈전파 망원경 안테나 피뢰침 개선〉 사례를 중심으로 여러 가지 보조적인 예들과 함께 설명하겠다. 각 스텝 진행 시 필요한 기본적인 내용들은 규칙과 주석들에 의해서 보완 설명했다.

2 막

아리즈(ARIZ), 알기보다 이해하기

Chapter. 3 아리즈를 위한 예비 분석

PART 1. 문제 분석
PART 2. 문제 모델 분석
PART 3. 물리모순과 이상적 최종 결과의 정의
PART 4. 물질-장 자원의 동원과 활용
PART 5. 트리즈 지식 베이스의 적용
PART 6. 문제 변경 혹은 교체
PART 7. 물리모순 해결 방법 분석/해결안 평가
PART 8. 도출 해결안의 적용
PART 9. 문제 해결 과정 분석

있으면 있는
그대로
생각하라

CHAP 3 TER

ARIZ를 위한 예비 분석

아리즈를 위한 예비 분석

아리즈는 전개 과정 설명을 위하여 실제 발명문제로서 〈전파 망원경 안테나 피뢰침 개선〉 사례를 가지고 설명하고 있다. 아리즈는 문제 상황 분석에 대하여 구체적인 과정 없이 바로 파트1의 스텝1.1이 시작되나 실질적인 문제 해결 과정에서는 아리즈를 진행하기에 앞서서 문제 발생 영역 범위를 어느 정도 한정하여 모순 상황을 파악하고 시작하여야 한다. 여러 가지 방법들 중에서 다면 사고 분석과 현대 트리즈의 대표적 방법론인 기능 분석이 이 과정에서 유용한 방법들로 알려져 있고, 여기에서도 이 방법들을 이용하여 교육 사례에 대한 예비 분석을 진행하였다.

사례; 전파·망원경·안테나·피뢰침 개선

우주관측 또는 방송, 군사시설에 사용되는 전파망원경과 각종 안테나 장비들은 낙뢰로부터 보호되기 위하여 피뢰침이 주변에 설치되어 있다. 그런데 특정 지역은 유달리 낙뢰사고가 많아 전파 망원경 안테나를 악천후 중에 번개로부터 보호하기 위하여 시스템 관리 기술자들은 일반적으로 잘 알려져 있는 기술적 해결안인 〈뾰족한 봉 형태의 금속 피뢰침〉을 도입하여 해결하고자 하였다. 처음에 피뢰침의 수를 1~2개 설치했으나 안테나를 잘 보호하지 못하는 문제가 발생하였다. 자연스럽게 기술자들은 안테나 주변에 설치한 피뢰침의 수를 더 추가 하였고 많은 수의 피뢰침이 설치되었다.

이렇게 하여 안테나를 번개로부터 보호하는 문제를 해결했다고 안심했으나 전파 망원경 전파 관측자들로부터 또 다른 불평을 듣게 되었다. 피뢰침이 많아지다 보니 피뢰침에 의한 전파간섭이 심해져서 전파망원경이나 각종 안테나 장비들에 간섭신호가 많아져 제 역할을 수행하기 어려운 문제가 발생했던 것이다. 전파 망원경 주변에 설치된 피뢰침은 번개를 잘 흡수하기 위해 도체로 만들다 보니 전파까지도 잘 흡수했던 것이다. 이 때문에 전파망원경이 잡아내는 전파의 양도 적어지다 보니, 수신 감도가 떨어지게 되었다.

전파수신을 방해 하지 않는 피뢰침을 개발 하라

어떻게 이 문제를 해결할 것인가에 대한 상황을 기술적으로 요약 정리한 것이 〈그림 9〉 이다. 이러지도 저러지도 못하는 이러한 발명문제 상황에 부닥치게 되면 대부분의 사람들은 약간의 전파 손실을 감수하는 범위에서 적정 피뢰침 수로 최적화 하여 문제를 해결하고자 할 것이다. 이러한 일반적인 기술적 접근은 어느 정도는 문제가 해결된 듯싶으나 근본적으로는 해결되지 않은 것이다. 익숙한 기술로 의한 심리적 관성의 벽에 가로 막힌 것으로 트리즈 방법론은 이러한 상황에서 적극적으로 모순을 찾고 모순을 심화하여 해결하도록 강조하고 있다.

시스템 다면 사고 분석 1 (System Multi-Screen Thinking 1)

상위 시스템 및 환경 요소	전파, 번개, 공기, 뇌운
기술 시스템(기능)	(전파수신) 전파 망원경 안테나 피뢰침 시스템
하위 시스템	안테나, 전파 망원경, 피뢰침

- **문제 상황 :** 전파 망원경 안테나를 번개로 부터 보호하기 위해 피뢰침을 도입했더니 전파간섭이 발생한다.
- **기술 시스템 요소들:**
  - 전파 망원경,
  - 안테나,
  - 피뢰침,
- **환경 요소들:**
  - 전파, 번개(또는 낙뢰), 뇌운, 공기, 등

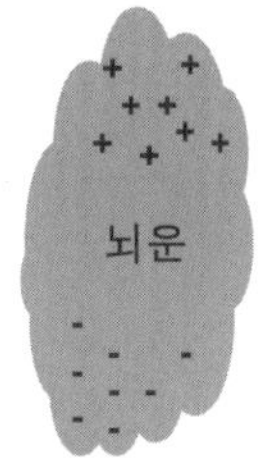

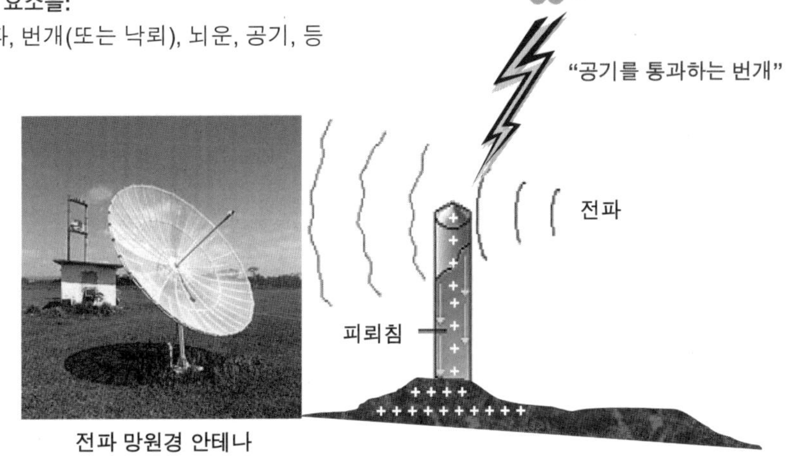

<그림 9> 전파 망원경 안테나 사례의 문제 상황

이러한 발명문제 상황을 예비 분석하기 위하여 초기 상황에 대한 〈시스템 다면 사고 분석 1〉 을 수행하여 요소들의 개략적인 계층 구조를 파악한다. 여기서 파악된 내용을 바탕으로 기능 분석을 수행하고 문제 발생 영역을 중심으로 시스템 요소들 사이의 상호 작용 분석을 실시하여 핵심적인 문제 발생 요소들을 파악한다. 이 과정에서 얻은 결과를 이용하여 아리즈 파트 1의 진행을 설명한다.

이 과정은 〈그림 8〉에 나타낸 것과 같이, TRIZ의 문제해결 기본 알고리즘의 첫 번째 단계 시작 전에 수행하는 발명 문제 상황을 파악하는 예비분석 단계에 해당한다.

예비 분석의 일환으로 수행하는 기능 분석은 주어-동사-목적어(SAO)의 관계로 구성 요소들 사이의 상호 작용(유익, 유해, 과도, 불충분)과 방향을 정확히 표현하여야 올바른 문제를 도출하는데 도움을 준다. 예를 들면, '공기가 번개를 전달한

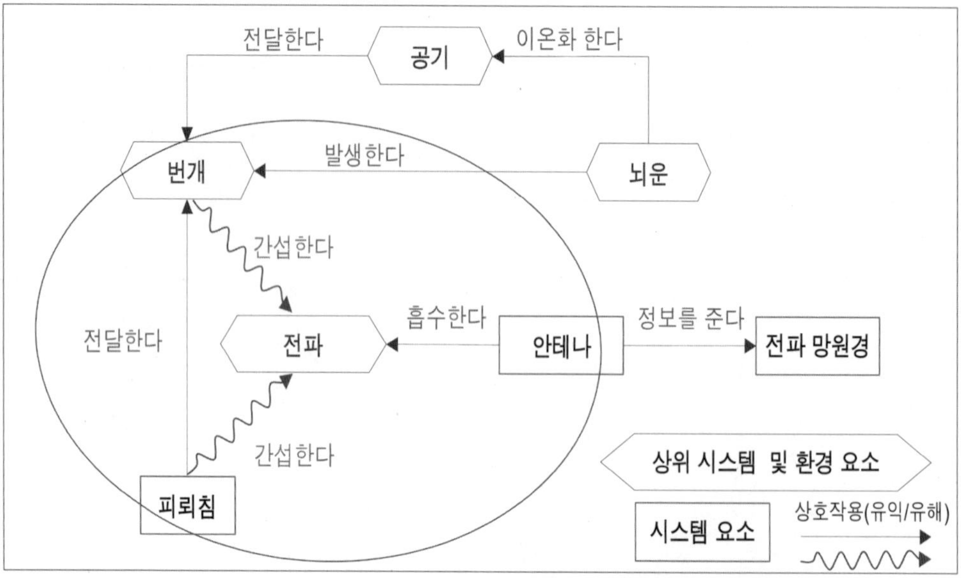

<그림 10> 전파 망원경 안테나 피뢰침 개선을 위한 기능분석도

다.', '뇌운이 번개를 발생시킨다.'. '번개가 전파를 간섭한다.' 등이 기능에 대한 서술적 표현이다. 이것은 〈그림 10〉 과 같이 상자모양과 화살표로써 요소와 요소들 사이의 상호작용으로 도식화할 수 있다.

1.2 일반적인 기능 분석의 순서

(1) 환경 요소를 포함하여 시스템 내외에서 요소들을 파악하고 이들 사이의 상호 작용(혹은 기능)에 대하여 다이어그램을 객관적으로 그린다.

(2) 상호 작용 분석을 통하여 문제 발생 영역의 시스템 요소들을 선정 한다(동그라미 영역): 번개, 전파, 피뢰침, 안테나

〈그림 10〉은 〈전파 망원경 안테나 피뢰침 개선〉 사례에 대한 기능 분석도 이

다. 문제 상황에 대한 기능 분석을 통하여 문제 발생에 관련된 주요 요소들의 파악과 이 요소들 사이의 상호 작용 분석을 통해 모순 문제를 도출하게 된다. 이 분석을 바탕으로 아리즈 파트 1의 스텝 1.1을 진행한다

기능 분석도는 시스템 요소인 장(Field) 요소, 물질(Substance), 그리고 물질-장(Substance-field) 요소와 상호 작용관계로 구성하면 된다.

- 장 요소 – 전파
- 물질 요소 – 피뢰침, 안테나, 전파 망원경, 공기, 구름
- 물질-장 요소 – 번개 (전류와 전기장 혹은 전자기장)
- 작용 (Action)

기능 분석도 작성 시 권장사항

- 기능 분석의 요소들의 수는 문제 발생 영역 중심으로 10개 정도 선택한다. 최대 15개를 넘지 않는 것이 효과적이다.
- 기능 분석도를 그리기 전에 다면 사고 분석을 통하여 개략적으로 문제 관련 요소들의 영역을 확인한다.
- Interaction matrix를 통해 아이디어 전후의 변화를 체크한다.

ARIZ

Part 1 문제의 분석

초기 조건을
명확히 알면 ...

초기 불분명한 발명문제 상황을
명확하게 만들고, 간단한 문제모델로
변환하고 표준해를 적용하기 위함

ANALYZING THE PROBLEM

Part 1

스텝

- 1.1. 최소 변경 문제 공식화
- 1.2. 모순 요소들 정의
- 1.3. 기술모순의 도식 모델 묘사
- 1.4. 심화 분석을 위한 도식 모델 선정
- 1.5. 모순 심화
- 1.6. 문제 모델 요약
- 1.7. 1차 표준 해결법 적용 검토
  (심화된 기술모순 상황)

주석 1~17

규칙 1~3

PART 1. 문제의 분석

파트 1의 주요 목적은 불분명한 초기 발명문제 상황을 명백하게 정의된 문제 모델(Problem Model)로 전환하는 것이다. 여기서는 서로 얽혀 있는 복잡하고 불분명한 문제 상황에서 단순화된 문제 모델(Problem Model)을 도출한다. 파트1은 총 7개의 스텝과 3개의 규칙, 17개의 주석으로 구성되어 있다.

아리즈에 의한 문제 해결 1차 목표는 기술 시스템이 처해 있는 문제 상황의 원인에 해당하는 모순을 찾아 정의하고 주어진 기술 시스템 내외에서 모순 발생의 주체와 객체인 핵심 요소들로 문제 모델 시스템인 도구와 대상을 선정하고 이 모델 시스템 내외의 자원을 최소 변경하여 모순을 극복하여 이상적 최종 결과를 성취하는 데 있다. 이 목표는 바로 기술 시스템 진화 법칙 중의 하나인 이상성 증가 법칙을 알고리즘에 반영한 결과이다. 문제 해결자는 자연스럽게 문제 해결 과정에서 트리즈의 진화 법칙 중에 가장 핵심적이라 할 수 있는 이상성 증가 법칙을 반영하여 문제를 해결하게 되는 것이다. 이 이상성 증가 법칙에 따른 문제 해결 목표를 가진 문제를 최소 변경 문제(Mini-problem)라 하며 3가지 내용을 모델링된 형태로 표현한다.

- 문제 상황에 주어진 전체 기술 시스템의 주요 유익 기능(main useful function)과 이 기능 수행(function performance)에 참여하면서 문제를 발생시키고 있는 4~5개 정도의 구성 요소(element)들에 대한 목록을 작성한다. 여기서 전체 기술 시스템은 문제 발생 영역의 요소들, 이 요소들과 상호 작용하고 있는 주변 시스템 요소들, 그리고 이 시스템의 기능에 영향을 주는 환경 요소들을 포함한다.
- 기술모순 쌍인 기술모순-1, 기술모순-2를 기술한다. 기술모순은 기술적 개선 조치 사항의 변화에 따라 서로 상반되는 모순 상태를 가진다. 예를 들면 비행기 날개의 면적을 넓게 하면, 이륙은 쉬워지나 비행 중에는 저항이 증가하게 된다. 반면에 비행기의 날개를 좁게 하면, 비행 중 저항은 작

아지나 이륙이 용이하지 않게 된다. 이 중에서 하나는 기술모순-1, 다른 하나를 기술모순-2라 한다.

- 문제 해결의 방향을 제시한다. 여기서 제시하는 방향은 윈-윈 해결(win-win solution) 방향이다. 앞에서 예로 든 기술모순 쌍에서는 이륙도 용이하게 하고 저항도 적게 하는 방법을 찾는 것이 문제 해결의 목표가 된다.

파트 1은 문제의 분석과 해결 과정의 첫 단추이므로 여기에서 가장 많은 시간 투자가 필요하다. 문제 상황의 핵심 문제를 발생시키는 이면에 숨어 있는 그래서 이 모순을 찾아 해결하면 문제가 근본적으로 해결되는 핵심 기술모순을 찾아야만 한다. 여기서 기술모순이라는 것은 기술 시스템 내에서 한 부분의 기능 또는 특성 개선에 따라서 다른 부분의 부정적 기능 또는 악화 특성의 발생을 나타낸다. 예를 들면, 기술 시스템의 어떤 요소에서 발생하는 열을 냉각하고자 팬(fan)을 도입하면, 냉각이라는 유익 기능 또는 효과를 얻는 반면에 이에 따른 유해 기능 또는 효과로써 무게와 부피의 증가, 비용의 증가, 에너지의 소비, 그리고 소음 발생 등의 일련의 부작용이 발생하게 된다. 이런 상황에 대한 트리즈적 문제 정의가 바로 기술모순이다. 시소 그림은 이러한 기술모순 상황을 잘 나타내준다. 기술모순은 개선 조건에 따라서 요소 A 부분이 올라갈 수 있고 반대로 요소 B가 올라갈 수도 있다. 따라서 기술모순은 항상 쌍으로 존재한다.

파트 1의 문제 모델 도출 과정에서 기술 시스템을 상위 시스템과 하위 시스템 간의 유기적인 상호 작용 구조로 파악하는 다면 사고(Multi-screen thinking) 분석을 활용하고 이와 동시에 앞 예비 분석에서 제시한 것과 같은 기능 분석(function analysis)의 결과를 바탕으로 시스템의 계층 구조 내에서 기술모순 발생의 주체와 객체인 도구와 대상을 선정하는 것이 가장 중요하다.

아리즈의 이전 버전은 이 파트에서 모순 매트릭스(Matrix) 활용을 고려하여 1차적으로 문제를 해결하도록 하였다. 그러나 모순 매트릭스(Contradiction matrix)의 40개의 발명원리는 나중에 고려하게 되는 물리모순 해결을 위한 물리 또는 자연과학 지식의 활용이나 11개의 분리원리와 76개의 표준 해결법에 대부분이 반영되어 있으며, 보다 근본적으로 문제를 해결할 수 있다. 모순 매트릭스는 개선에 따라 좋아지는 특성과 나빠지는 특성으로 만든 [39가지 일반화 특성 × 39가지 일반화 특

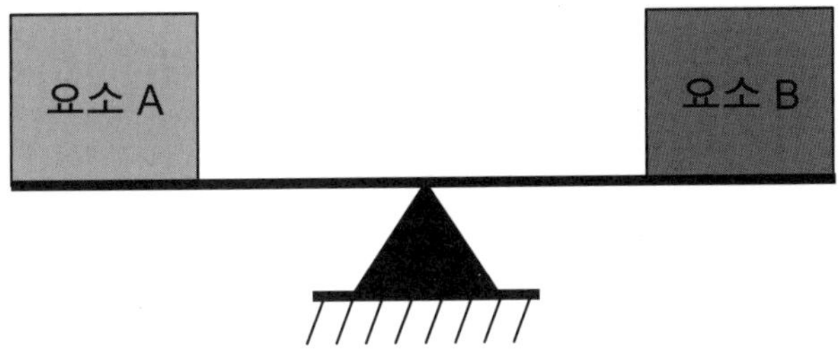

기술 모순 상황을 나타내는 그림

성]으로 만들어진 매트릭스이다.

이를 이용하면, 교차점에 형성된 일반화한 기술모순 해결을 위해 활용하는 최대 4개의 발명 원리를 쉽게 찾을 수 있다. 모순 매트릭스는 1521개(전체 셀의 수) - 39개(대갓선 셀, 물리모순에 해당) -233개(빈셀)로 이루어졌으며, 빈셀 233개는 발명의 패턴이 40가지 발명원리에 골고루 나타나므로 전부 참고하면 된다.

이 파트에서 모순 매트릭스를 활용하여 해결되는 문제는 복잡한 비표준 문제(Complex non-standard problem)이기보다는 트리즈의 개별 방법론 활용으로 해결될 수 있는 단순한 표준 문제(Simple standard problem)범주에 속하므로 아리즈를 쓰지 않고 모순 방법론인 개별 기술모순과 물리모순 방법론 활용으로 해결하는 것이 더 효율적이다.

최소 변경 문제(Minimum problem or mini-problem)의 정의를 기술할 때는 비기술 분야 사람이나 심지어 중학생 정도의 학생이 보아도 이해할 수 있는 일반화된 언어로 표현하는 것이 바람직하다. 특히, 시스템 요소나 기술적 조치에 관련된 전문 용어의 사용은 용어가 가지고 있는 고정된 의미나 이미지에 의해 문제 해결자의 상상력을 제한하게 되므로 용어를 일반적인 언어로 풀어서 기술해야 한다. 예를 들면, 〈피뢰침〉이라는 시스템 요소 명칭은 〈뾰족한 금속봉〉이라는 기존에 알고 있는 고정된 이미지를 정확히 전달 해 준다. 문제 해결자는 이 용어를 사용하는 동안은 그 용어 정의의 범주를 벗어나서 문제 해결을 위한 아이디어를 발상하기가 어려워지는 경우가 많다. 따라서 피뢰침이라는 전문용어 대신 기능적 표현에 가까운 〈번개를 전달하는 어떤 것〉이나 매뉴얼에 제시된 것과 같이 〈전도봉〉 정도로 바꾸어 사용하는 것이 언어에 의한 고정관념을 타파하는 방법이다.

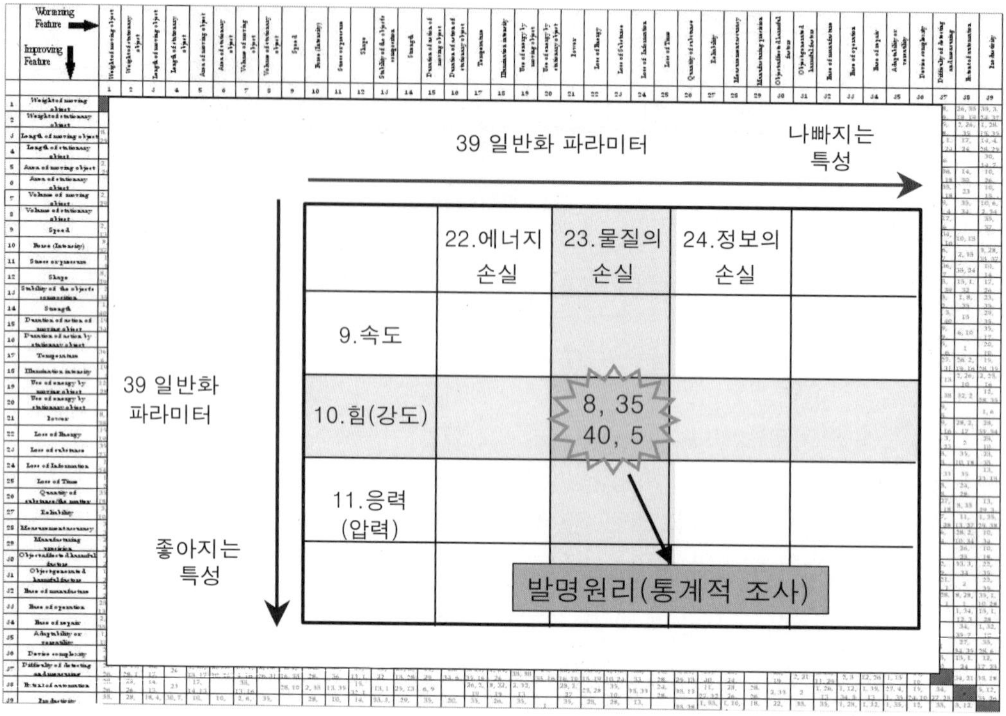

<그림11> 모순 매트릭스

또한, 최소 변경 문제를 정의하는 과정에서 가능하다면 문제 상황과 관계있고 문제를 해결하기 위하여 그 한계가 극복되어야 하는 과학적 자연효과(Effects)와 원리, 그리고 자연과학 법칙들에 관련된 지식을 찾아 이해하고 별도로 정리하는 것이 유용하다.

예를 들어 피뢰침 개선 사례의 경우는 번개 또는 낙뢰(Lightening) 현상에 대한 이해와 피뢰침의 작동 원리 등이 될 것이다. 번개 현상은 악천후 중에 전하로 대전 된 구름인 뇌운과 지층 사이의 절연파괴(絶緣破壞)에 의해 일어나는 전기적 방전(Electric discharge) 현상이다. 악천후 중에 뇌운과 지표 사이에 극대화된 전위차로 인해 공기층에 절연 파괴가 일어나 순간적으로 약 100A~500A 정도의 전류 흐름이 발생하게 된다. 그리고 전류가 통과하는 과정에서 생긴 방전인 번개와 고온에 의한 공기 팽창으로 인해 천둥이 발생하게 된다. 피뢰침은 일반적으로 금속성의 전도성 물질로 만들어 설치하게 되며 끝 부분을 뾰족하게 만드는 것은 이 부분에 전하가 집중되게 하여 주변보다 유도 전위차를 극대화함으로써 번개를 쉽게 유인하기 때문이다.

파트 1에서 기술모순을 대칭 모순 쌍으로 정의하는 것은 문제 해결 방향의 선택과 선택된 방향으로의 모순 극대화 또는 심화를 위한 것이다. 마치 자연이 + 전하와 - 전하의 조화에 의해 이루어져 있듯이 기술모순 또한 문제 상황에서 + 방향의 모순과 - 방향의 모순이 동시에 존재한다. 어느 쪽을 선택하든 결국 발생된 문제를 해결하는 결과를 주지만 아리즈에서는 문제 해결 과정의 효율과 이상성 증가 법칙에 의해 전체 기술 시스템의 주요 유익 기능(Main useful function)을 기준으로 유익 기능이 유지되는 방향을 우선 선정하여 문제를 해결하도록 권장한다. 이렇게 선택하여 문제를 해결하더라도 결국 반대 방향에서 달성해야 할 유익한 기능 또한 성취되는 방향에서 문제를 해결한다. 즉, 윈-윈 해결안(Win-win solution)을 추구하게 되는 것이다. 이것은 동양 사상의 음과 양의 조화 즉, 상생의 도(道)의 개념과 유사하며, 아리즈 또는 트리즈를 활용하는 과정에서의 항상 기억해야 하는 문제 해결의 궁극적 목표이다.

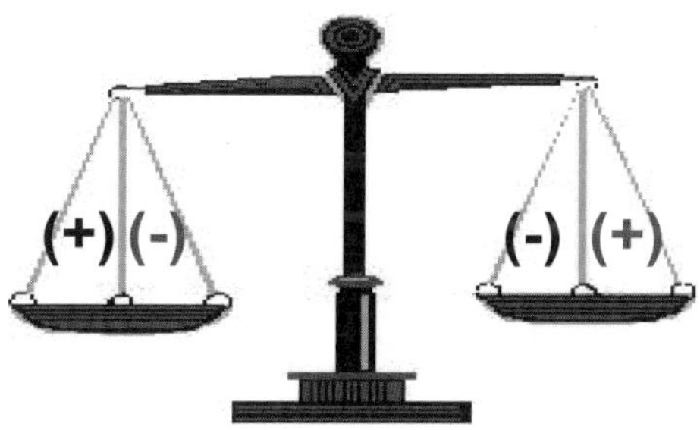

문제 모델의 모순 요소 쌍인 도구와 대상은 초기에는 기술모순 쌍으로부터 선정하기 때문에 모순 요소들의 개수는 최대 3개인 도구 2개와 대상 1개의 경우, 도구 1개와 대상 2개의 경우가 가능하다. 만약에 도구 2개와 대상 2개의 경우가 발생하는 상황은 도구 1개와 대상 1개의 쌍으로 만들든가 혹은 앞에서 주어진 형태로 전환하여 최소 변경 문제를 진행하여야 한다.

최소 변경 문제의 분석 과정에서 기술모순 쌍은 모순 도식 모델 그림으로 그리고 주요 기능을 기준으로 우선 해결 할 모순 도식 모델을 선정하게 된다. 선정된 모순은 극한 상황으로 몰고 가는 심화 스텝을 거친다. 심화 스텝은 선택된 하나의 모순 정의 내에 상충 하는 두 작용 또는 기능 중에 한 쪽 작용을 무시할 수 있는 상황으로 극대화 하는 것이다. 결국, 이렇게 극대화된 상황에서는 한 가지 문제만 해결되면 되는 것이다. 두 가지 상충하는 작용 중의 하나를 어떻게 부작용 없이 달성할 것인가가 해결해야 할 문제가 된다. 경우에 따라서 모순 심화 과정은 최소 변경 문제를 표현하는 스텝1.1에서 기술모순 쌍을 기술할 때 이미 반영하여 표현할 수도 있다. 따라서 이런 경우에는 심화 과정 스텝은 생략이 가능하다. 예를 들면 〈많은 수의 피뢰침을 사용하면〉, 〈적은 수의 피뢰침을 사용하면〉은 〈아주 많은 수의 피뢰침을 사용하면〉, 〈피뢰침을 사용하지 않으면〉 하는 식으로 표현하는 것이다.

스텝1.6에서는 스텝1.5까지 진행해 온 과정을 정리하여 최종 문제 모델을 정의하게 되는데 이것이 트리즈의 문제 해결 기본 알고리즘의 1단계인 문제 모델 정의 단계에 해당한다. 심화된 상황에서는 문제 모델의 모순 요소 쌍의 개수는 단순화되어 최대 1대1로 물질 - 장 모델(substance-field model)의 언어로 전환할 수 있다.

- S1(대상)
- S1(대상) : S2(도구)
- S1(대상) : F(장)

S : substance
F : Field

따라서 이 스텝에서 물질-장 분석과 76개의 표준 해결법을 활용하여 문제를 해결할 수 있는 기회가 주어진다. 만약에 이 스텝에서 문제가 해결되어 파트 7을 진행하고, 해결안을 고려한 결과 이상적 해결안(Ideal solution)을 얻었다면 아리즈 진행을 더 이상 하지 않아도 된다. 그러나 연습 과정에서는 다음 단계들을 계속 진행 한다.

마지막으로 스텝1.6에서 심화된 기술모순을 해결할 일명 〈매직의 X〉라는 X-요소(x-element)를 도입하게 되는데 현재는 뭔지 모르지만 최소 변경으로 심화된 모순을 해결해야 할 목표를 달성 시켜줄 문제 모델 시스템 내외의 임의 자원이나 이것의 상태 변화를 암시해 주며 또한 다음 스텝들과의 논리적 연결고리를 제공해 준다.

스텝 1.1 최소 변경 문제 모델링

최소한으로 시스템을 변경하여 문제 해결 방안을 찾기 위한 것으로 최소 변경 문제 조항들을 특수 용어를 사용하지 않으며, 고등학교 물리/화학 지식을 이해 할 정도의 수준으로 기술한다. 다음과 같은 양식을 이용하여 모델링 한다.

- 〈주요 기능〉을 위한 〈시스템 명칭〉 기술 시스템은 〈문제 발생 영역의 시스템 주요 요소들〉으로 구성되어 있다.
- **기술모순-1:**

  기술적 개선 조치에 따라서 좋아지는 것과 나빠지는 상충 상황을 표현한다.
  만약 〈요소 A〉에 어떤 조치를 취하면, 〈요소 B〉는 좋아지나 〈요소 C〉는 나빠진다.
  또는, 만약 〈요소 B〉의 변수를 개선하면, 〈요소 C〉의 변수가 나빠진다.
  기술모순-2: 기술모순-1과 반대 상충 상황 표현한다.
  만약 〈요소 A〉에 반대 조치를 취하면, 〈요소 C〉는 좋아지나 〈요소 B〉는 나빠진다.
  또는 만약 〈요소 C〉의 변수를 개선하면, 〈요소 B〉의 변수가 나빠진다.
  시스템 내의 최소 변경으로 '원하는 결과인 〈요소 B〉와 〈요소 C〉가 좋아지는 상황을' 달성한다.

- 주석 1. 최소 변경 문제(mini-problem)
- 주석 2. 요소(Components)
- 주석 3. 기술모순(Technical Contradiction)
- 주석 4. 일반적인 언어 사용하기

기술모순의 예를 들어 보면,

"어떻게 육안으로 투명한 액체의 미립자를 관찰할 수 있을까?"

미립자는 아주 작아 주변으로 빛을 통과시킨다. 이 경우에는 기술모순을 대상인 미립자의 상태에 따라 다음과 같이 표현한다.

◆ **기술모순-1:**

만약 입자가 작으면, 액체는 광학적으로 투명하다(+).
그러나 육안으로 입자를 관찰하는 것이 불가능하다(-).

◆ **기술모순-2:**

만약 입자가 크면, 육안으로 관찰이 가능하다(+).
그러나 액체는 광학적으로 투명하지 않다(-).

여기서 문제 정의는 기술모순-2의 검토를 배제하도록 정의된 것처럼 보인다. 왜냐하면, 대상을 문제 해결을 위해 바꾸는 것은 금지되어 있기 때문이다. 사실 이 문제의 경우 기술모순-1만을 우선으로 고려해야 하지만, 기술모순-2도 대상에 대해 추가 요구 사항을 제공해 준다. 즉, 작은 입자는 작아야만 하지만 또한 입자는 커져야만 한다는 물리모순이 그것이다.

❖ 사례 - 전파 망원경 안테나 피뢰침 개선

- 〈전파 수신〉을 위한 〈전파 망원경 안테나〉 기술 시스템은
〈전파 망원경 안테나, 전파, 번개, 피뢰침〉으로 구성되어 있다.

◆ **기술모순-1:**

만약 〈피뢰침 A〉 수가 많으면, 피뢰침은 안테나를 〈번개 B〉로 부터 안전하게 보호할 수 있지만(+) 〈전파 C〉를 흡수한다(-).

◆ **기술모순-2:**

만약 〈피뢰침 A〉 수가 적으면, 피뢰침은 〈전파 C〉를 거의 흡수하지 않지만(+) 안테나는 〈번개 B〉로 부터 잘 보호 받지 못한다(-).

시스템 내의 최소 변경으로 〈전파 C〉 흡수 없이(+) 〈번개 B〉로 부터 안테나를 보호(+)해야 한다.

- **용어 일반화:**

〈피뢰침〉이라는 전문 용어 대신에 일반적인 용어인 〈전도봉, 전도성 막대〉를 사용하는 것이 좋다. 피뢰침 혹은 금속막대라는 말은 이미 심리적 관성을 가지게 된다. 물건의 기능에 중점을 두어 전기가 흐를 수 있는 전도성을 가진 막대라는 전도성 막대라는 표현이 좋다.

스텝 1.2 모순 요소 정의

스텝 1.1의 기술 모순을 야기 시키고 있는 주체와 객체들인 모순 요소들을 대상과 도구로 정의하고 서술한다. 도구와 대상의 개수는 0:1, 1:1, 2:1, 1:2의 대응관계가 존재한다. 2:2의 관계는 존재하지 않는다. 2:2는 2개의 1:1로 변경하거나 0:1, 1:1, 2:1, 그리고 1:2 상황으로 변경한다.

- **대상(Object)** : 문제의 조건에 따라 특성이 변화하는 요소로 문제 해결을 위해 변경이 어려운 요소이다.
- **도구(Tool)** : 대상과 직접적인 상호작용에 의해서 대상의 특성을 변화시키는 요소로 문제 해결을 위해 변경이 가능한 요소

✧ 규칙 1. 도구가 2가지 상태일 경우

✧ 규칙 2. 비슷한 여러 요소일 경우

- 주석 5. 대상(Product/Object)의 선정

- 주석 6. 도구(Tool)의 선정
- 주석 7. 모순 요소 쌍 중 한 요소는 2개가 될 수 있다.

❖ 사례 - 전파 망원경 안테나 피뢰침 개선

- **대상(Object):** 〈번개 B〉와 〈전파 C〉
- **도구(Tool):** 〈전도봉 A〉 - 많은 경우와 적은 경우 두 가지 상태

스텝 1.3 기술모순의 도식 모델 묘사

기술모순-1과 기술모순-2를 도구와 대상을 이용하고, 또한 〈부록 1. 기술모순 9가지 도식 모델과 사례〉을 참조하여 도식 모델로 만든다.

- **기술모순 1:**
- **기술모순 2:**

- 주석 8. 기술모순의 도식 〈부록1〉
- 주석 9. 여러 개로 연결된 모델
- 주석 10. 공각 그리고 시간 속의 모순
- 주석 11. 논리 점검을 위한 반복 (스텝 1.1~1.3)

부록1. 기술모순 9가지 도식모델과 사례

1.1~1.3 과정 논리 점검

❖ 사례, 전파 망원경 안테나 피뢰침 개선

◆ 기술모순 1: 많은 수의 전도봉

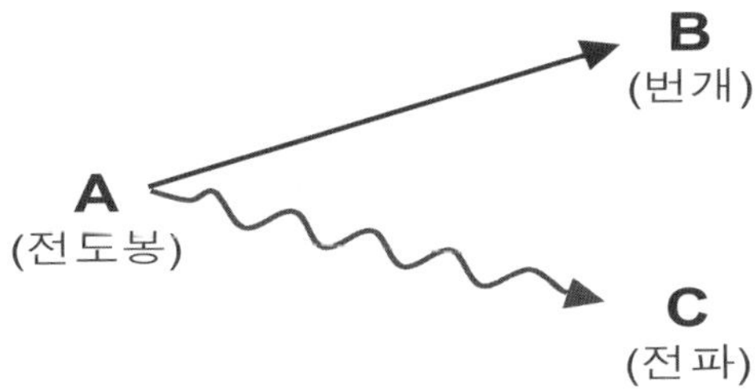

◆ 기술모순 2: 적은 수의 전도봉

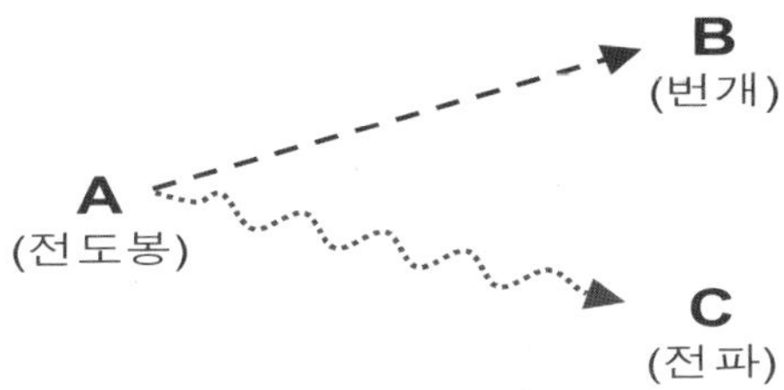

스텝 1.4 심화 분석을 위한 도식 모델 선정

두 개의 도식 모델 중에서 주요 제조 공정(Main manufacturing process)을 잘 수행하는 것을 선정해야 한다. 즉, 스텝 1.1의 최소 변경 문제에서 표현한 주요 기능(Main function)을 잘 수행할 수 있는 모순을 선정한다. 이것은 주요 유익 기능 유지와 유해 기능 제거 방향으로 발전한다는 이상성 증가 법칙에 근거한 제안이나 실제 문제에 응용하는 과정에서는 문제 상황에 주어진 제약이나 전략에 근거하여 반대의 선택을 할 수도 있다.

◆ **주요 기능 고려 :**

[ ]라는 기술시스템의 기본 기능은 [ ]이다.

따라서 [ ]에 가장 적합한 [TC1 or TC2]을 선정한다.

◆ **선택 : 기술모순 1 또는 기술모순 2**

- 주석 12. 타협하지 않는 모순 한 개 선택
- 주석 13. 측정 문제는 전체 시스템의 주기능까지 선택한다.

❖ 사례 - 전파 망원경 안테나 피뢰침 개선:

- 주요 기능 검토 :

  전파 망원경 안테나 보호 문제에서 전체 시스템의 주요 기능은 전파의 수신이다. 따라서, 전파의 수신에 가장 적절한 기술모순-2를 선정한다. 이 경우 전도봉은 전파를 거의 흡수하지 않는다.

- 선택 : 기술모순-2

  만약 〈전도봉 A〉 수가 적으면, 전도봉이 〈전파 C〉를 거의 흡수하지 않지만(+), 안테나는 〈번개 B〉로 부터 잘 보호 받지 못한다(-).

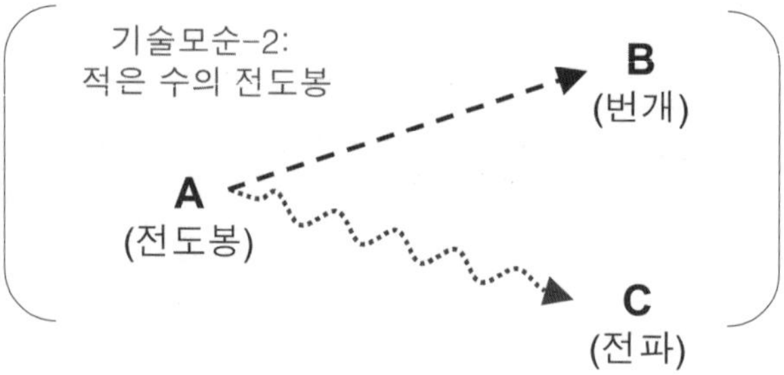

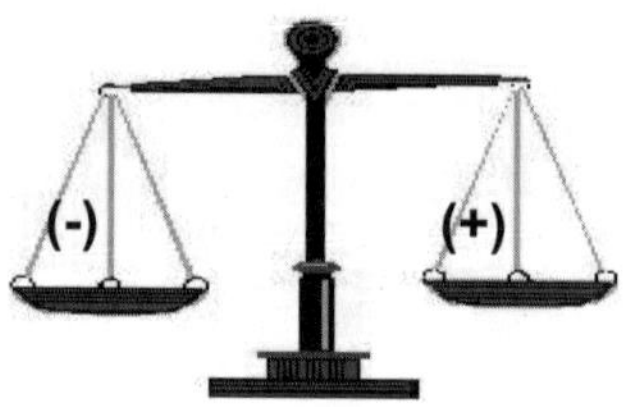

스텝 1.5 모순 심화

구성 요소의 상태나 작용을 극단적인 상황이나 작용으로 표현하여 모순을 심화한다.

◆ **심화된 기술모순-N:**

[ ]라는 상황 대신에 [ ]는 상황을 고려한다.

여기서, 구성 요소가 적어야 한다면 전현 없는 것으로, 구성요소가 많아야 한다면 무한개가 있다라는 것으로 심화한다. STC 연산자를 활용하면 편하다.

✧ 규칙 3. 대부분의 문제가 포함하고 있는 모순 유형

❖ 사례 - 전파 망원경 안테나 피뢰침 개선

기술모순-2에서 적은 개수의 전도봉 대신에 전도봉이 하나도 없는 상태를 생각해 보자. 즉, 여기서는 심화된 모순 상태의 주요 유익 기능인 전파 간섭 없음만을 수행하는 가상의 〈없는 전도봉〉이 도구가 된다.

따라서 지금까지의 안테나 보호 문제가 심화과정을 거친 후에는 어떻게 가상의 〈없는 전도봉〉으로 번개를 흡수할 것인가? 하는 새로운 문제로 변환한다.

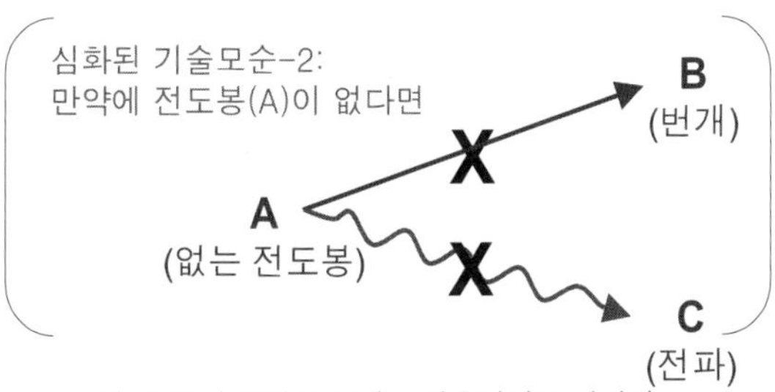

참조) 도식 모델을 그대로 사용하여도 되지만
심화된 모순 상황을 잘 나타내기 위하여 바꾸었다.

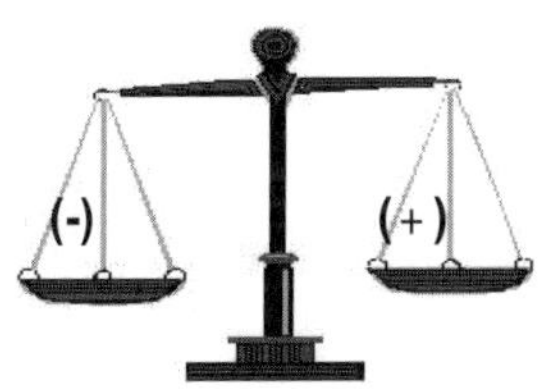

◆ **심화된 기술모순-2:**

[적은 수의 전도봉]라는 상황 대신에 [전도봉이 전혀 없다]는 상황을 고려한다.

만약에, 〈전도봉 A〉이 없다면, 〈전파 C〉 흡수는 없지만(+) 안테나는 〈번개 A〉로 부터 전혀 보호받지 못한다(-).

스텝 1.6 문제 모델 요약

문제 모델(Problem model)을 모델링하기 위해 지금까지 진행해온 몇 가지 사항을 명확히 표현한다.

- ✧ 심화된 모순 요소 쌍
- ✧ 모순의 심화 정의
- ✧ 문제 해결을 위해 도입된 X-요소가 무엇을 해야만 하는가?

- 주석 14. 전체에서 선택된 일부 구성 요소
- 주석 15. 논리 점검을 위한 반복 (스텝 1.1.~1.6)
- 주석 16. X-요소

문제 해결을 위해 도입된 X-요소의 의미는 '모르는 어떠한 것'이다. 따라서 X-요소는 시스템 상에서 무엇을 살리고, 무엇을 제거해야 하는 등의 문제의 필요한 상황을 만족시키는 '무엇'이다.

X-요소가 반드시 시스템의 새로운 재료나 부품을 의미하는 것은 아니다. X-요소는 시스템의 일부 혹은 환경의 온도변화나 상변화가 될 수도 있다. 반드시 물질일 필요는 없다.

❖ 사례 - 전파 망원경 안테나 피뢰침 개선

- 심화된 모순 요소 쌍: 〈없는 전도봉 S2〉과 〈번개 S1〉
- 모순의 심화 정의: 〈없는 전도봉〉은 안테나의 전파 수신을 방해하지 않으며, 〈번개〉로 부터 안테나를 보호하지도 못한다.
- 문제 해결을 위해 도입된 X-요소가 무엇을 해야만 하는가?: 안테나의 전파 수신을 방해하지 않는 전도봉이 하나도 없는 것과 같은 상태를 유지하면서 번개로부터 안테나를 보호할 어떤 X-요소가 있다.

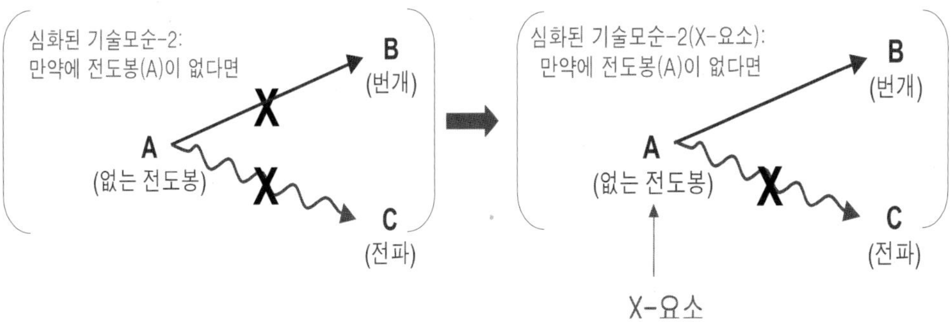

➤ 스텝 1.7 1차 표준 해결법 적용 검토

파트1에서 문제의 분석과 모델의 생성은 본질적으로 문제파악을 선명하게 해주며, 일반적이지 않은 문제에서의 표준적인 모습을 설명하게 된다. 여기서 처음의 문제 서술 상태보다 좀더 효과적으로 표준적인 것을 사용할 수 있게 되는 것이다.

표준화된 것을 문제 모델을 사용하여 76 표준 해결법을 활용할 수 있는지 점검해 보라. 만일 풀리지 않는다면 아리즈의 파트 2로 가라. 만일 문제가 풀린다면 곧바로 아리즈의 파트 7로 가라. 이렇게 문제가 풀리더라도 파트 2를 통한 분석을 계속 진행하는 것을 권장한다.

- 주석 17. 표준 문제의 특성 확인

❖ 사례 - 전파 망원경 안테나 피뢰침 개선

- 초기 상황은 그림에서 보여 지듯이 여러 가지 상황이 혼합돼 있는 비표준 상황이나 파트 1의 스텝 1.6까지 진행하는 과정에서 초기의 불분명한 문제 상황이 명료하게 재 모델링(Reformulation) 되었으므로 표준 해결법 1.1.4를 고려하여 해결안을 도출해 볼 수 있게 되었다. 이 스텝에서는 표준 해결법 선정과정까지만 설명하고 구체적인 해결안은 이후 과정에서 도출할 것이다.

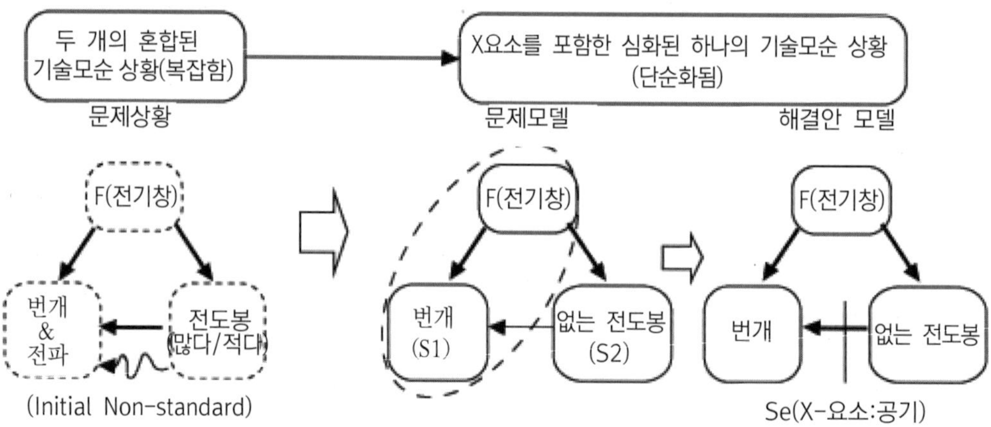

(표준 해결법 1.1.4)

파트 1 요약

초기의 피뢰침이 많아야 하고 적어야 하는 기술모순 상황으로부터 다음과 같은 과정을 거쳐 문제 모델을 모델링하였다:

- 기술모순 쌍을 도출하고,
- 모순 발생의 핵심 요소로 도구와 대상을 선정하였으며
- 모순의 도식 모델을 선정하고 모순 쌍을 도식 모델로 시각화하여
- 우선적으로 해결해야 할 모순을 달성해야 할 유익 기능이 유지되는 방향에서 우선 선정하였으며
- 선정된 모순을 극대화하여 타협하지 않고 문제를 해결하도록 방향을 정의하였다.

파트 1에서 일련의 반복 과정(Iteration process)을 거쳐 재정립된 문제는 전도봉 없는 것과 같은 상태의 유익 기능인 전파를 방해하지 않고 번개를 흡수할 수 있는 X-요소의 도입이 필요하다 이다. 다시 말해 전도봉이 하던 유익한 기능은 유지하되 전도봉이 가지고 있는 유해한 작용이 발생하지 않는 해결안을 찾아야 한다는 것이고 이렇게 하여주는 X-요소는 환경 자원 포함하여 시스템 내외에 있는 자원의 변화나 자원의 특성 변화에 해당한다. 따라서 다음 파트 2에서는 X-요소를 대치할 예비 자원을 분석하게 된다.

파트 1의 문제 모델에서 핵심은 심화된 도구인 〈없는 전도봉〉과 〈번개〉 모순 요소 쌍이며 이것에서 발생하는 모순이 해결되어야 할 과제이다. 시스템 다면 사고 분석 2에 따른 시스템 계층 구조는 초기에 분석한 시스템 다면 사고 분석 1과는 달리 최종 선택된 도구와 대상인 〈없는 전도봉〉과 〈번개〉가 문제 모델 시스템을 이루며 나머지 구성 요소들은 이 모델 시스템을 중심으로 상위 시스템과 전체 시스템이 작동하고 있는 주변 환경 요소들로 재구성된다.

파트 1에서 단순화된 문제 모델을 선정하였으므로 1차로 76개의 표준 해결법을 활용하여 문제를 해결해 볼 수 있는 기회가 주어졌다. 스텝 1.7에서 표준 해결법 활용을 고려하고 심화된 기술모순을 해결할 수 있는지 여부를 고려해 보았다.

◆ 상위시스템 및 환경 요소 : 전파, 번개, 공기, 뇌운
◆ 기술 시스템(전파수신) : 전파 망원경 안테나 시스템
◆ 하위 시스템 : 안테나, 전파망원경, 피뢰침

시스템 다면 사고 분석 1

⇨

◆ 상위시스템 및 환경 요소 : 안테나, 전파, 전파 망원경, 공기
◆ 문제모델 시스템(번개흡수) : "없는 전도봉)-번개" 시스템
◆ 하위 시스템 : 번개, (전도봉이 차지했던 공간)

시스템 다면 사고 분석 2

이 스텝에서 문제를 해결할 수 있다면 이어지는 스텝들을 진행할 필요는 없으나 아리즈적 사고 훈련과 문제를 보다 근본적으로 해결하기 위하여 최소한 파트 5와 해결안 평가 과정인 파트 7까지 진행하는 것이 바람직하다.

파트 1과정은 트리즈의 문제 해결 기본 알고리즘의 단계 2 문제 모델 정의 단계이며 이후 이어지는 파트2와 3은 이 문제 모델을 중심으로 해결안 모델(Solution model)을 만들어 가는 3단계 과정이다. 〈그림 8〉 TRIZ 문제해결 기본 알고리즘과 ARIZ-85C 7개 파트의 관계도를 참조하기 바란다.

ARIZ

Part
2 문제 모델의 분석

사용할 수 있는
자원을
명확히 안다면 ...

시간, 공간, 물질, **Field**, 사람, 정보
등의 문제해결을 위해 가용할 자원을
고려하기 위함.

2

**ANALYZING
THE PROBLEM MODEL**

Part 2

스텝

2.1. 작동 영역(OZ) 정의

2.2. 작동 시간(OT) 정의

2.3. 물질-장 자원들(SFRs) 정의

주석 **18~22**

PART 2. 문제 모델 분석

파트 2는 문제 모델 시스템의 해결 과제로 선정한 심화된 기술모순을 해결하기 위해 도입된 X-요소를 대치하기 위한 가용 자원(Available resource)을 분석하는 부분으로 3개의 스텝과 5개의 주석으로 구성되어 있다.

파트 2는 파트 1의 스텝 1.6에서 정리한 문제 모델(Problem model)에 대응하는 해결안 모델(Solution Model)을 얻기 위한 예비 스텝으로서 심화된 기술모순이 발생하는 공간 및 시간 자원의 분석과 X-요소를 대치하여 심화된 모순을 해결할 물질-장 자원(Substance-field resource)들을 문제 모델 시스템 내외에서 분석한다. 실질적으로 파트 1에서 도출한 심화된 모순을 해결하는데 도움이 될 만한 자원을 중심으로 예비적으로 분석한다. 물질-장 자원 분석을 이 스텝에서 완벽하게 하기 위하여 시간을 많이 투자하는 것은 비효율적이다. 이후 스텝을 진행하면서 보완할 생각으로 우선 심화된 도구와 대상 그리고 환경 요소를 중심으로 기본적인 자원만을 앞에서 정리한 〈시스템 다면 사고 분석 2〉를 참조하여 분석한다. 이것은 통상적으로 엔지니어들이 수행하는 파라미터 분석 (Parameter analysis) 과정을 포함한다.

스텝2.1과 2.2에서는 모순 발생 전후 시간과 모순 발생 공간 자원을 시각적으로 분석한다. 여기서 분석한 시간과 공간을 작용 시간(Operational time)과 작용 영역(Operational zone)이라 칭하는데 이 시간과 공간에서 모순이 발생되고 문제의 해결을 위해 활용되는 기본 자원이다. 작용 시간과 영역은 파트 3의 전개와 파트 5에서 물리모순 해결의 기본 원리인 시간과 공간 분리를 활용하기 위한 예비 자원이다.

최소 변경 문제를 우선적으로 해결하는 과정에서 자원의 활용은 우선 도구가 가지고 있는 자원을 활용하도록 하며 도구가 없거나 도구의 자원으로 해결이 어려운 상황에서는 쉽게 활용할 수 있는 환경 요소의 자원을 활용한다. 여기까지도 문제가 해결되지 않는다면 문제 모델 시스템의 상위 시스템 요소 중에 쉽고 저렴하

◆ **상위시스템 및 환경 요소** ; 안테나, 전파, 전파망원경, 공기
◆ **문제 모델 시스템(번개 흡수)** ; "(없는 전도봉) – 번개" 시스템
◆ **하위 시스템** ; 번개,(전도봉이 차지했던 공간

시스템 다면 사고 분석 2

게 활용할 수 있는 자원을 활용하고 최종적으로는 허용 가능한 범위 내에서 대상을 일부 변경하여 문제를 해결하는 데 활용한다. 일반적으로 대상은 변경 불가능한 요소이지만 종종 대상의 일부를 환경 요소와 결합하여 문제 해결에 활용하는 경우가 있다. 자원 분석의 효율성은 우선 도구 중심으로 분석하여 접근하고 문제가 해결되지 않을 경우 점차 범위를 확장해 가는 것에 의해 성취될 수 있다.

이 초기에 주어진 전파 망원경 안테나 시스템이 아니고 〈시스템 다면 사고 분석 2〉에 나타낸 것과 같이 번개를 흡수해야 하는 문제 모델 시스템인 〈없는 전도봉-번개〉로 이루어진 시스템이다. 이러한 변화에 따라서 기존에 하위 시스템 요소였던 안테나, 전파, 전파 망원경이 상위 시스템 요소로 변화한다.

스텝 2.1 작동 영역(OZ) 정의

작동 영역(OZ=Operational Zone)을 분석하여 표현한다. 작동 영역은 명칭과 그림으로 나타낸다.

작동영역을 설정하기 어렵다면 작동영역을 문제모델에서 언급된 모순이 발생하는 곳으로 설정하면 된다. 작동영역은 반드시 모순이 발생하는 곳이어야 하기 때문이다. 작동영역을 정의 할 때 유익한 효과가 일어나는 구역과 유해한 효과가 일어나는 구역 모두 다 정의해 놓은 다음 교집합이 되는 부분이다. 만약 OZ가 없다면(유해한 효과와 유익한 효과가 공간적으로 다른 곳에 일어난다면) 이는 '공간의 분리' 법칙에 따라 문제를 풀 수 있게 된다. 또한, OZ가 거시적으로 존재하더라도 미시적 관점에서 분리가 가능한지 알아본다.

- 주석 18. Operating Zone

❖ 사례 - 전파 망원경 안테나 피뢰침 개선

- 문제 변화

  어떻게 하면, X-요소가 전파를 방해하지 않는 전도봉 없는 상태를 유지하면서 번개를 흡수할 것인가?

- 안테나 보호문제의 경우 작용 영역은 기존의 전도봉이 차지했던 공간이다. 즉, 가상적으로 〈빈 막대기〉 또는 〈빈 기둥〉으로 정의되는 공간이며, 심화된 모순에서 번개도 흡수하지 못하고 전파 방해도 일어나지 않는 공간으로 정의한다.

- 작동 영역(OZ) : 〈빈 기둥 또는 공기 기둥〉

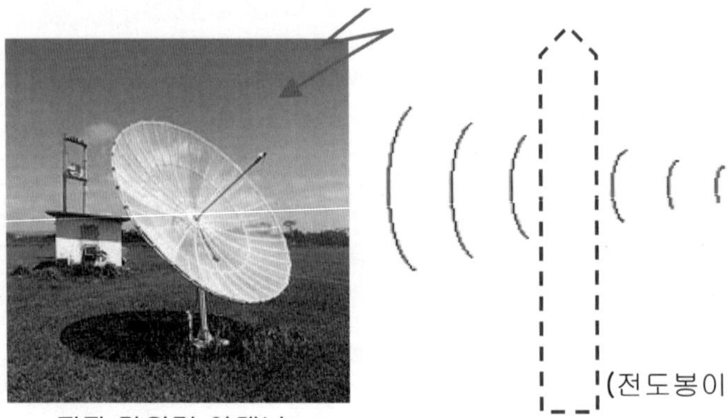

(전도봉이 차지 했던 **"빈 기둥"**)

전파 망원경 안테나

스텝 2.2 작동 시간(OT) 정의

작동 시간(OT=Operational time)을 분석하여 표현한다. 작동 시간은 시간의 명칭과 화살표 그림으로 표시한다.

작동시간은 문제해결에 유용하게 이용될 수 있는 자원이다. 모순이 일어나는 시간 T1 과 모순이 일어나기 전의 시간 T2 로 구분할 것을 권장한다. 특히 문제가 순간적으로 일어나는 경우 모순은 T2 에서 제거되거나 방지 될 수 있다..

- 주석 19. Operating Time

❖ 사례 - 전파 망원경 안테나 피뢰침 개선

안테나 보호 문세의 경우 직용 시간 T1은 악천후 중이다. T1은 번개가 치는 T1'과 다음 번개가 치기 전까지의 시간인 T1''으로 나뉜다. 악천후 전인 T2는 고려하지 않는다. 이 사례의 경우 심화된 모순 상황에서 T2 시간에는 모순이 제거된다.

- 작동 시간(OT) : 악천후 중 = 번개 칠 때(T1')+ 번개 치는 사이(T1")

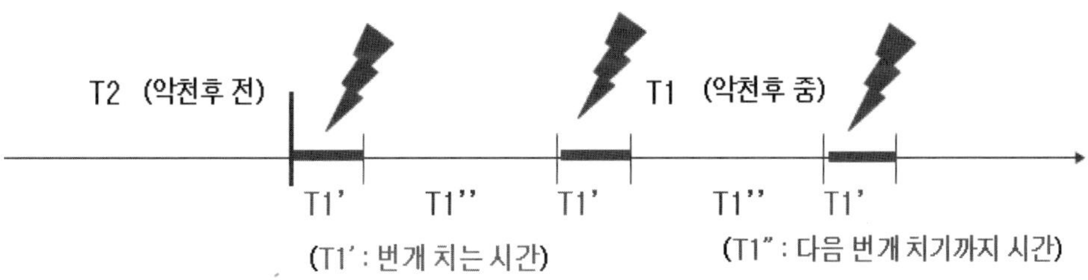

스텝 2.3 물질-장 자원들(SFRs) 정의

문제의 조건, 환경에 명시된 사용 가능한 물질과 장들을 아리즈에서는 특별히 물질장-자원(Substance-Field Resource, SFR) 이라고 부른다. 분석하고 있는 시스템인 도구와 대상, 환경, 그리고 상위 시스템의 물질-장 자원(Substance-field resource)들을 정의하고 목록(List)을 작성하라. 자원 분석 시에는 해결할 심화된 모순인 문제를 염두에 두고 우선 심화된 도구와 환경 중심으로 간단히 작성하고 다음 스텝들을 진행하면서 계속 보완한다.

- 주석 20. 시스템 내외부의 물질-장 자원들
- 주석 21. 대상(Object)의 변경
- 주석 22. 가용 자원들

❖ 사례 - 전파 망원경 안테나 피뢰침 개선)

안테나 보호 문제에 있어서 〈없는 전도봉〉이 고려되고 있다. 그러므로 환경의 물질들과 장들만이 물질-장 자원에 해당한다. 이 경우에 물질-장 자원은 공기이다.

- 자원 분석은 간단할 경우에는 상기와 같이 서술적으로 표현하나 복잡할 경우에는 다음 참조 사례와 같이 주석 20의 내용과 자원 분류 개념에 근거하여 만든 시스템 다면 사고 물질-장 자원 분석표를 이용하는 것이 보다 유용하다.
- 파 망원경 안테나 피뢰침 개선 사례 : (문제 변화: 어떻게 X-요소가 전파를 방해하지 않는 전도봉 없는 상태를 유지하면서 번개를 흡수할 것인가?)

모순이 발생하고 있는 작용 영역 내/외에 문제 해결에 필요한 자원을 분석하는 것으로 모든 칸을 의무적으로 채울 필요는 없다. 자원 분석을 위해서는 해결하고자 하는 시스템에 대한 상세한 그림(기능도, 상세도, 사진 등)이 필요하다.

<표 3> 다면사고를 자원 분석에 활용한 물질-장 자원(SFRs) 분석표

<table>
<tr><td colspan="5">물질-장 자원(SFRs) 분석 표 (다면 사고 분석)</td></tr>
<tr><td colspan="2">범주</td><td>물질 자원</td><td>장 자원</td><td>파생 자원</td></tr>
<tr><td rowspan="2">1. 시스템 내부자원</td><td>a) 도구("없는 전도봉")의 SFRs :</td><td>빈 기둥</td><td>-</td><td rowspan="6">전기장 + 공기 ⇒ 방전 (Discharge)</td></tr>
<tr><td>b) 대상(번개)의 SFRs :</td><td>전하, 전하의 흐름(전류)</td><td>전자기장 (섬광), 전기장, 소리장</td></tr>
<tr><td rowspan="2">2. 확보 가능한 외부자원</td><td>a) 문제조건에 따라 특정하게 주어진 환경의 SFRs</td><td>습기</td><td>전기장 (구름과 지표 사이 전위차)</td></tr>
<tr><td>b) 거의 모든 환경에서 공통적인 SFRs</td><td>공기, 흙</td><td>중력장, 지구 자기장</td></tr>
<tr><td rowspan="2">3. 슈퍼 시스템의 SFRs</td><td>a) 슈퍼 시스템의 불필요한 부산물</td><td>-</td><td>-</td></tr>
<tr><td>b) 비용이 무시될 정도로 저렴한 슈퍼 시스템 자원</td><td>-</td><td>-</td></tr>
</table>

파트 2. 요약

파트 2에서 어떻게 X-요소가 전파를 방해하지 않는 전도봉 없는 상태를 유지하면서 번개를 흡수할 것인가라는 심화된 모순 문제에서 X-요소를 대치할 물질-장 자원들을 분석하였다. 문제 모델링 하는 과정에서 〈없는 전도봉〉을 가상으로 설정한 것은 전도봉의 유익한 기능은 유지해야 하기 때문이다. 따라서 엄밀한 의미에서 도구 즉, 번개를 흡수하기 위한 기술 시스템이 없는 상황이 된 것이다.

최소 변경 문제는 우선 도구에 관련된 자원을 활용하도록 권장하나 이 문제에서는 도구가 없으므로 도구를 대신하여 번개를 흡수할 요소로 도구 주변 환경에서 손쉽게 이용할 수 있는 자원 중에서 선택하였다. 주어진 문제 상황에서는 효과적으로 활용할 자원이 환경의 요소 중에 공기가 번개를 흡수하는 데 활용될 가능성이 큰 유일한 자원으로서 선택하였다.

때로는 물질-장 자원 분석을 좀 더 상세하게 수행하는 과정에서 해결안을 도출할 기회를 얻을 수도 있다. 참조로 주어진 시스템 다면 사고 물질-장 자원 분석표를 작성하는 과정에서 전기장과 공기를 결합하여 방전(Discharge)이라는 파생 자원(Derived resource)을 도출하여 문제 해결에 활용할 수도 있다.

파트 2에서 분석된 예비 자원들은 이어지는 파트 3에서 심화된 기술모순을 더욱 극한으로 심화시키는 물리모순으로 변환하기 위하여 활용하게 되고 파트 4에서는 보다 적극적인 활용 방법을 동원하여 문제 해결에 이용된다. 아래 표는 현 시점에서의 시스템 다면 사고 분석 3 결과이다. 다른 요소들은 제외하고 문제가 해결될 때까지 오직 공기와 번개에만 집중하게 된다.

◆ **상위시스템 및 환경 요소** ; 공기
◆ **문제 모델 시스템(번개 흡수)** ; "(없는 전도봉) - 번개" 시스템
◆ **하위 시스템** ; "빈 공간", 번개(전기장, 전류)

시스템 다면 사고 분석 3

ARIZ

Part 3 물리모순과 이상적 최종 결과의 정의

해결책의 방향을 알고 있다면 ...

IFR의 정의를 통한 문제해결의 방향도출 및 IFR의 장애요인에 대한 기본적 갈등인 물리 모순을 도출하기 위함

DEFINING PHYSICAL CONTRDICTION AND IDEAL FINAL RESULT

Part 3

스텝

3.1. IFR-1의 정의(심화된 기술모순)
3.2. IFR-1의 심화
3.3. 매크로 레벨 물리모순 정의
3.4. 마이크로 레벨 물리모순 정의
3.5. IFR-2의 공식화
3.6. 2차 표준 해결법 적용 검토 (물리모순)

주석 23~29

주의 2

PART 3. 물리모순과 이상적 최종 결과의 정의

파트3은 파트1의 1.6스텝에서 정리한 문제 모델과 파트2의 자원 분석 결과를 바탕으로 물리모순(Ph. C.= Physical contradiction)을 정의하여 이상적 최종 결과-2(IFR-2)인 해결안 모델(Solution model)을 도출하는 과정으로 6개의 스텝과 7개의 주석(23~29), 2개의 주의로 구성되어 있다.

물리모순이란 아래 시소 그림처럼 기술모순과는 유기적 의존 관계에 있으며 문제 모델 시스템 내외에서 선정한 작용 영역이나 문제를 해결하기 위해 사용할 수 있는 자원이 가져야 하는 특성 또는 제어 변수(Control parameter) 값의 상충 관계를 나타낸다. 제어 변수의 상충 관계는 물리적이고 포괄적으로 자연 과학적 자연효과(Effects)와 분리원리(Separation principle) 또는 변환원리(Transformation principle)를 활용하여 해결하게 된다. 과학적 원리와 분리원리를 이용한 문제 해결은 원리를 활용한 해결이기 때문에 보다 근본적이고 혁신적인 강력한 해결안이 된다.

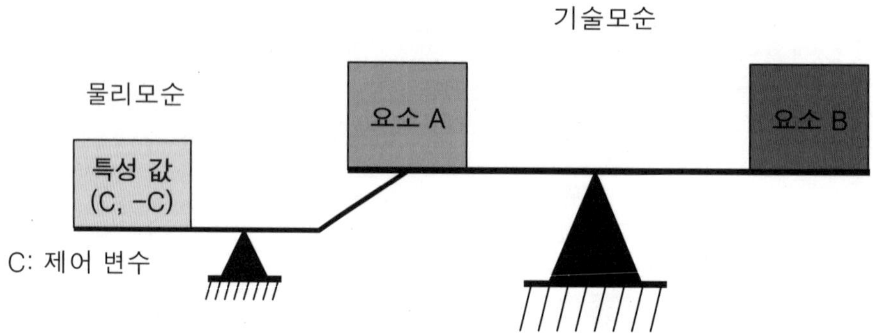

파트 3에서는 분석된 자원과 연관된 제어 변수를 찾아내 이상적 해결안(Ideal solution) 달성을 방해하는 물리모순을 정의 한다. 이 물리모순 이용하여 정의한 해결안 모델인 이상적 최종 결과-2를 구체화하는 과정에서 부분적 해결안(Partial solution)을 얻는 아이디어 발상 과정을 반복함으로써 더욱 심화된 상태의 모순인 물리모순에 대한 예비 해결안(Preliminary solution)들을 도출하게 된다.

여기서, 이상적 최종 결과-2는 물리모순에 의해 정의한 문제 모델의 이상적 해결 목표이며, 대부분의 경우 표현된 이상적 최종 결과-2는 불가능한 것을 달성하고자 하는 것과 같은 느낌을 준다. 예를 들면 〈페인트 없이 스스로 페인팅 한다.〉 라든가 〈스스로 깨끗해지는 유리〉라는 식이다. 따라서 문제 해결자가 불가능해 보이는 이상적 최종 결과-2를 해결하고자 도전하는 가운데 자연스럽게 고정관념이 타파되며 창의적이고 강력한 해결안을 도출할 기회를 얻는다. 이 과정에서 얻어진 강력한 해결안은 기술 시스템들이 발전하는 이상성 증가 방향에서 혁신을 가져온다.

이렇게 이상적 최종 결과-2를 얻고자 노력하는 과정에서 도출된 예비 해결안들을 취합하여 최종 개념 해결안(Final concept solution)을 얻는다. 이 과정은 마치 스무고개를 통하여 정답을 찾아가는 것과도 유사하다. 경우에 따라서는 반복되는 과정 없이 한 번의 과정에서 얻은 예비 해결안 자체가 최종 개념 해결안이 되기도 한다.

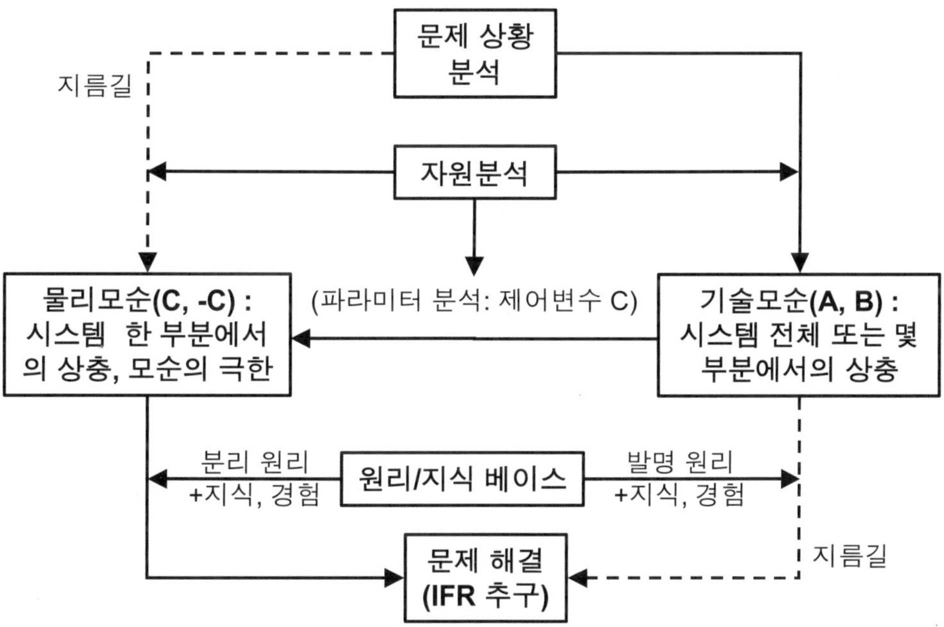

<그림 13 모순 해결 흐름도>

스텝 2.3에서 분석된 자원들을 이용한 파트 3의 해결안 발상 반복 과정은 아리즈의 숙련에 따라서 점차로 순차적인 분석 과정(Linear analysis)이 아닌 다면 사고(Multi-screen thinking)에 의한 평행적 분석 과정(Parallel analysis)이 된다. 이렇게 됨으로써 개인의 혁신적 문제 해결 능력인 〈발명 창의성 Inventive creativity〉이 증가하게 된다.

여기서 잠깐 트리즈의 개별 방법론인 모순 방법론의 문제 해결 흐름을 요약해 보면 〈그림 13〉과 같다. 문제 상황 분석 과정에서 쉽게 물리모순이 찾아지는 경우에는 바로 물리모순 해결 과정을 거치고 또한 기술모순이 명확한 상황의 경우도 기술모순 해결 과정을 거쳐 문제를 해결할 수 있다. 그러나 이 두 가지 중 어느

From IWB manual

사례 : 금속 부품의 니켈 도금

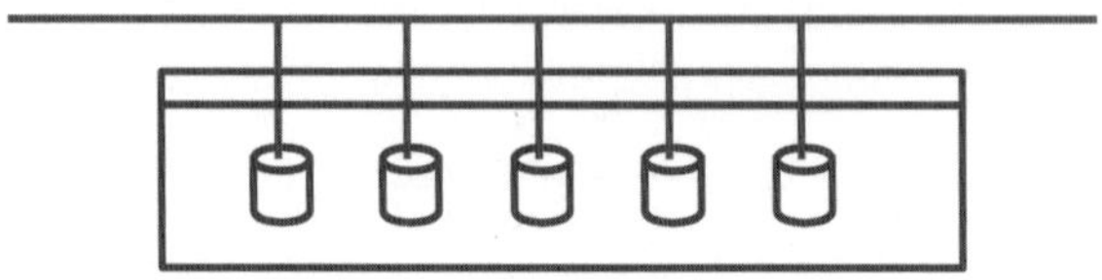

도금 조 전체 가열

1. 기술모순 : 도금 조의 도금액의 가열은 생산성(A)을 증가하지만 물질 소비가 증가한다(B).
2. 제어변수 (자원 분석) : 온도 (C)
3. 물리모순 : 온도는 생산성 증가를 위해서는 높아야 하고, 물질 소비를 줄이기 위해서는 낮아야 한다.
4. 분리 원리 적용 검토 :

- 시간 분리 : When ?
- **공간 분리 : Where ? ->** 실지로 온도가 높아야 하는 부분은 도금이 일어 나고 있는 금소 부품의 표면이므로 금속 부품만 가열할 수 있도록 도금 조의 액체와 분리하여 가열하도록 공간 분리 개념을 적용하여 해결 한다.
- 부분과 전체 분리 : Which ?
- 조건 분리 : What ?

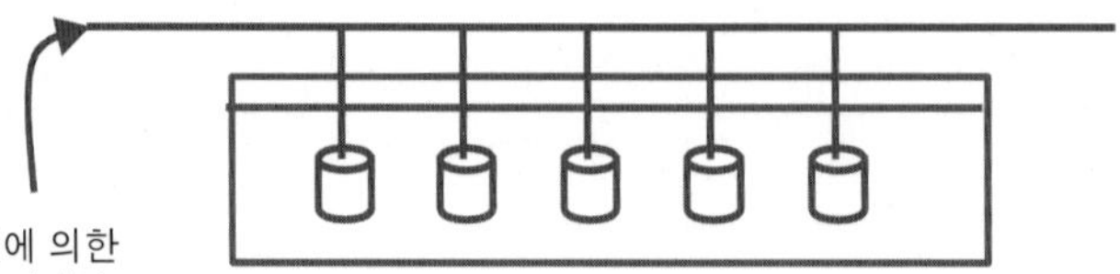

2차 문제 검토 : 어떻게 구체적으로 구현할 것인가 ? 는 또 다른 좋은 엔지니어링 문제가 된다.

<그림 14> 물리모순과 기술 모순의 인과관계 사례

한 쪽의 접근이 모호한 상황에서는 아리즈에서 제시하는 순차적 분석 과정을 거쳐 기술모순을 정의하고 이로부터 물리모순을 정의하여 문제를 해결하여야 한다. 이 세 가지 방향을 문제 상황에 따라서 활용하는 것은 문제 해결자의 선택이다. 실질적으로 이 선택에 대한 상세한 가이드는 없으며, 선택 능력은 개인의 지식과 경험, 트리즈 훈련 정도에 의존한다.

〈그림 14〉 는 모순 해결의 세 번째 과정을 순차적으로 접근하여 문제를 해결한 사례를 요약한 것이다.

〈그림 15〉 은 이상적 최종 결과의 개념 이해를 돕고사 S-곡신과 이상성 공식을 대비하여 그려 놓은 것이다. 이상성 증가는 기술 시스템이 끊임없이 보다 효율적이고, 효과적이며, 그리고 제어성이 증가되는 방향으로 진화한다는 것을 의미하며, 결국 시스템은 그 극단에서 이상적 최종 결과가 구현된 이상 시스템에 도달한다. 때로는 이상적 최종 결과가 불가능해 보이는데 이 불가능에 대한 끊임없는 도전 과정에서 고정관념이 극복되고 발명 혁신 즉, 〈발명 창조성〉을 이룰 수 있게 된다.

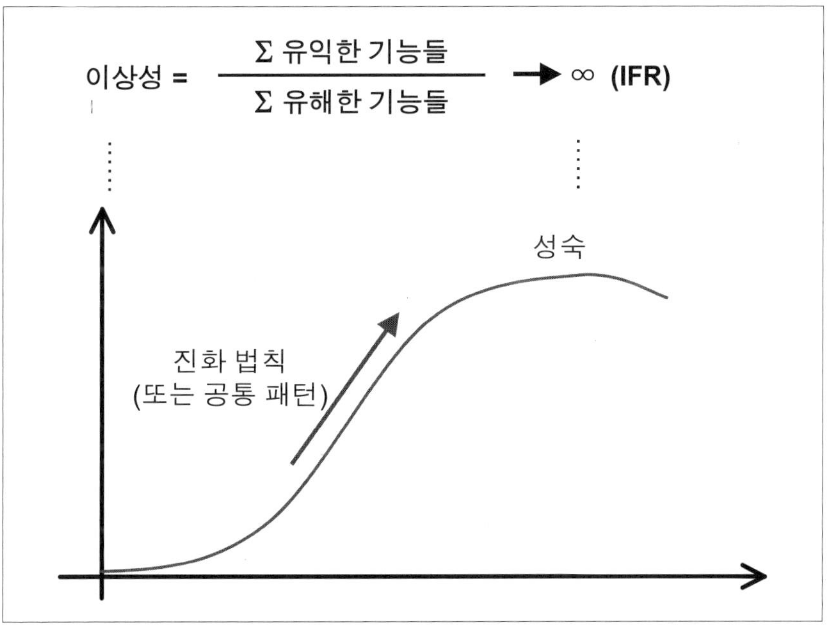

<그림 15> 기술 시스템의 진화와 이상성 -> 이상적 최종 결과 (IFR)

$$\text{이상성} = \frac{\Sigma\ \text{유익한 기능들}}{\Sigma\ \text{유해한 기능들}} \rightarrow \infty\ (\text{IFR})$$

무엇보다도 중요한 것은 파트 3의 결과로 이상적 최종 결과의 이미지가 모델링 되어야만 한다는 것이다. 이상적 최종 결과에 도달하는 것을 막고 있는 물리모순도 확인되어야만 한다. 이상적 해결안이 항상 달성할 수 있는 것은 아니지만 이상적 최종 결과는 가장 강력한 해결안으로 가는 방향을 보여준다. 따라서 아리즈는 일반적으로 일컬어지는 〈목표 지향적 문제 해결〉 방법론이라 할 수 있으며 이것은 아리즈를 포함하는 트리즈에 대하여도 동일하게 활용할 수 있는 정의이다.

이상적 최종 결과 모델링은 아래 이상성 증가 법칙에서 제시하는 이상성 공식의 극한 상황을 문제 상황에 활용하여 구체적인 문장 형태로 표현한 것이다. 이것은 이상성 증가 법칙을 반영하여 문제를 해결하도록 알고리즘에 반영한 것이다.

스텝 3.1 이상적 최종 결과-1의 정의 (심화된 기술모순)

이상적 최종 결과-1(IFR-1)를 아래의 모델링 하는 양식을 이용하여 표현해보자. 이상적 최종 결과-1은 심화된 기술 모순에 근거하여 스텝 1.1의 최소 변경 문제의 조건, 스텝 1.6의 X-요소도입의 필요성, 스텝 2.1~2.2의 공간과 시간 자원 분석의 내용을 이상성 공식에 준해서 표현한 것으로 기본적인 의미가 들어가면 표현하는 방식은 다양하게 할 수 있다.

X-요소는,

시스템을 복잡하게 하지 않고 추가적인 유해작용 없이,

〈작용 시간 중〉에

〈작용 영역〉안에서 심화된 모순의 도구 〈명칭〉가 수행하는 〈유용한 작용〉을 유지하면서

〈유해한 작용〉을 제거한다.

- 주석 23. 다른 유형의 모순들

❖ 사례 - 전파 망원경 안테나 피리침 개선

- 〈X-요소〉는,

  시스템을 복잡하게 하지 않고 추가적인 유해작용 없이,

  〈악천후 중=번개 칠 때(T1')+ 번개 치는 사이(T1")〉에

  〈빈 기둥〉 안에서

  심화된 모순의 도구 〈없는 전도봉〉이 수행하는

  〈안테나의 전파 수신을 방해하지 않음〉을 유지하면서

  〈전도봉이 없어서 번개를 유인하지 못함〉을 제거한다.

주석 23의 IFR-1의 다른 표현들 (a) 유해작용과 유용한 작용이 연관되는 상황, (b) 새로운 유용한 작용이 시스템을 복잡하게 만드는 상황, (c) 하나의 유용한 작용이 다른 작용과 상충하는 상황에서 본 문제는 (a) 상황이 이상해결책과 관련되어 있는 것을 알 수 있다.

스텝 3.2 이상적 최종 결과-1 정의 심화

다음의 추가 요구 사항의 도입에 의해 이상적 최종 결과-1을 심화한다. 여기서 심화한다는 것의 의미는 이상적 최종 결과-1을 해결해 줄 자원을 스텝 2.3에서 분석한 자원 중에서 선정하라는 것을 뜻한다. 새로운 물질들과 장들을 도입하는 것은 금지된다. 여기서는 스텝 2.3에서 분석하고 추가로 보완하여 완성된 가용 물질-장 자원들만을 사용해야 한다.

◆ 기존 자원(Resource)은,

시스템을 복잡하게 하지 않고 추가적인 유해작용 없이,

〈작용 시간 중〉에

〈작용 영역〉 안에서 심화된 모순의 도구 〈명칭〉가 수행하는 〈유용한 작용〉을 유지하면서

〈유해한 작용〉을 제거한다.

- 주석 24. 물질-장 자원의 활용 순서

주석 24의 네 가지 형태의 물질-장 자원들은 4가지 문제분석방향을 의미한다. 실제 문제 조건에 따라 4 가지 중 몇 가지 방향은 배제된다. 최소 변경 문제(mini-problem)인 경우, 문제 해결안을 도출할 수 있는 곳에서만 분석을 진행하면 충분하다: 예를 들면 만약 하나의 해결안이 도구의 물질-장 자원들을 통해 얻어질 수 있다면 다른 방향은 고려하지 않아도 된다.

최대 변경 문제인 경우는 모든 가능한 방향을 고려해야 한다. 예를 들어 도구의 물질-장 자원들로 해결안을 얻었어도, 환경의 물질-장 자원들, 상위 시스템의 물질-장 자원들, 대상의 물질-장 자원들에 대한 방향도 고려해야 한다.

아리즈에 숙달되면 이러한 순차적인 선형 분석은 점차적으로 병렬적 즉, 동시다발적 분석으로 바뀐다: 해결안 도출 과정을 한 방향의 자원들에서 다른 방향의 자원들로 옮기는 능력 즉, 상위 시스템, 시스템, 하위 시스템 자원들의 변화를 동시에 분석하는 능력 이를 다면 사고(Multi-screen thinking)라고 한다.

✔ **주의** : 문제 해결은 기존 해결안을 타파해야 달성할 수 있다. 새로운 해결안이 떠오르지만 그것은 종종 말로 묘사하기 어려울 수도 있다. 예를 들어, 어떻게 페인트를 녹이는 과정 없이 녹이고자 하는 페인트의 특성을 묘사할 수 있는가? 즉, 페인트칠하는 과정 없이 페인트칠을 할 수 있나?

아리즈를 활용할 때에는 전문 용어를 피하고 단순하고 비기술적인 - 심지어는

어린이들이 사용하는 - 언어를 사용해서 분석 과정을 묘사할 필요가 있다. 이러한 과정을 통하여 전문용어가 갖는 심리적 타성을 자연스럽게 제거한다.

❖ 사례 - 전파 망원경 안테나 피뢰침 개선

안테나 보호 문제 모델에서 도구는 없다. 즉, 없는 전도봉이다. 주석 24에 따르면 도구가 없는 경우에 IFR-1을 정의할 때 환경의 물질-장 자원들을 우선 사용해야 한다. 즉, 공기라는 단어를 X-요소로 대체해야 한다. 좀 더 정확히 표현하자면 없는 전도봉이 있던 곳에 공기가 찬 가상의 기둥인 ‘공기 기둥’으로 대체할 수가 있다.

- 〈공기 또는 공기 기둥〉은,

  시스템을 복잡하게 하지 않고 추가적인 유해작용 없이,

  〈악천후 중=번개 칠 때(T1’)+ 번개 치는 사이(T1”)〉에

  〈빈 기둥〉 안에서

  심화된 모순의 도구 〈없는 전도봉〉이 수행하는 〈안테나의 전파 수신을 방해하지 않음〉을 유지하면서 〈전도봉이 없어서 번개를 유인하지 못함〉을 제거한다.

- 문제 변화: 어떻게 자원(공기 기둥)이 전파를 방해하지 않는 전도봉 없는 상태를 유지하면서 번개를 흡수할 것인가?)

스텝 3.3 매크로 레벨 물리모순 정의

다음과 같은 양식 또는 본보기(Template)를 이용하여 매크로 레벨(또는 거시 수준) 물리모순을 정의한다. 이 과정에서 선정한 자원에 대한 변수 분석(parameter analysis)을 해야 한다.

- 〈작용 영역 자체 또는 작용 영역 내 자원〉은
  〈작용 시간〉동안,
  〈모순되는 작용 중 하나를 진술〉을 수행하기 위해
  〈매크로 레벨에서 물리적 상태를 진술, 예를 들면 뜨겁다〉 상태에 있어야만 하고,
  〈모순되는 작용 중 다른 하나를 진술〉을 수행하기 위해
  〈매크로 레벨에서 반대되는 물리적 상태를 진술, 예를 들면 차다〉 상태에 있어야만 한다.

- 주석 25. 작용 영역의 물리 모순
- 주석 26. 물리모순 양식

✔ **주의:** 아리즈를 통해 문제를 해결할 때 해결안은 천천히 점진적으로 발전한다. 이것을 심리적 연구에 근거한 창의성 방법론에서 논의되는 갑작스러운 영감과는 달리 체계적 영감(Systematic inspiration)이라 한다. 해결안이 처음 떠오른 후에 문제 해결 과정을 중단하는 것은 위험하다. 그러면 나중에 미숙한 해결안을 수정하고 있는 당신을 발견할 것이다. 아리즈의 끝까지 문제 해결 과정을 진행해야 한다. 여기서 끝가지는 최소한 파트 5까지와 파트 7을 의미한다.

특정 물리모순과 해결안 도출에 대한 이해를 돕기 위하여 사례를 제시한다.

※ 참조; 물리모순 문제 및 해결안 사례

사례 1: 가공이 끝난 물건 위에 붙어있는 자잘한 쇳가루를 제거하기 위하여 모래 연마기를 사용한다. 이 기계로 쇳가루를 제거할 수 있지만 모래가 물건의 접촉 공간에 끼어서 나오지 않는다. 이번에는 모래를 제거해야 할 상황이 되었다. 어떻게 해야 하나 ?
(악순환 -> 일반적으로는 절충 방식 선택)

> 물리모순 : 입자(연마재)는 소제를 위해서는 단단해야 하고, 소제 후에 제거하기 위해서는 액체 또는 기체 이어야 한다.
> -> 시간 분리 + 물질의 속성 변화(발명원리 36. 상 변화)
> ->드라이 아이스 입자를 사용한다.

사례 2: 고무호스에 10 mm의 정밀한 구멍을 뚫어야 한다. 그러나 고무 호스가 부드럽기 때문에 매우 어려운 상황이다. 어떻게 해야 하는가 ?

> 물리모순 : 구멍을 내기 위해서는 단단해야 하고, 신축성을 위해서는 부드러워야 한다.
> -> 시간 분리 + 물질의 속성 변화(발명원리 36. 상 변화)
> -> 파이프를 얼린다. -> 물을 넣고 얼린다.

사례 3: 1 mm 두께의 타원형 유리판의 대량 생산(낱장 가공은 불량이 심하다). 어떻게 가공해야 하나 ?

> 물리모순 : 유리는 두꺼워야 하고, 얇아야 한다.
> -> 시간 분리 + 상위 시스템 전이 법칙(단일-이중-다중 전이, 발명원리 5. 합병, 강도 증가) -> 여러 장을 합쳐 가공한다.

❖ 사례 - 전파 망원경 안테나 피뢰침 개선

- 〈빈 기둥 또는 공기 기둥〉은

  〈악천후 중=번개 칠 때(T1')+ 번개 치는 사이(T1")〉에

  〈번개 제거함〉을 위해서는

  〈전도성〉을 가져야만 하고

  〈전파를 흡수하지 않음〉을 위해서는

  〈전도성〉을 갖지 말아야만 된다.

공기 기둥의 전도성에 관련 있을 것이라는 분석이 가능하다. 또한, 여기서 표현이 본보기에서 제시한 것과 다르지만 본질은 변함이 없음을 확인할 필요가 있다. 즉 심화된 도구의 유해 기능 제거를 위해서 어떤 특성을 가져야 하고 유익 기능 유지를 위해서는 어떤 특성을 갖지 말아야 한다.

여기에서 진술된 물리모순은 부분 해 개념(Partial solution concept)을 제안하고 있다. 공기 기둥은 번개가 칠 경우에는 전도성이 있어야 하고 그 외의 시간에는 전도성이 있으면 안 된다. 이것에는 시간 분리 개념이 포함되어 있다. 번개가 치는 것은 드물게 발생하는 현상이고 매우 빠르게 일어난다. 리듬 조화의 법칙(The Law of the rhythm coordination of systems parts)의 활용은 전도성 막대의 발현 주기는 번개 발현의 주기와 같아야만 한다는 것을 제안한다.

물론, 이것은 완전한 해결안은 아니다. 예를 들면, 어떻게 번개가 치는 동안 공기 기둥을 전도체로 변환하게 하는가? 어떻게 번개가 치고 난 후 즉시 전도체가 사라지게 할 수 있을까? 등을 해결해야 한다. 실질적으로 물리모순을 정의하는 과정에서 자연 효과, Internet 검색, 개인 지식과 경험, 등을 활용하여 좀 더 구체화된 아이디어 도출이 가능하다.

스텝 3.4 마이크로 레벨 물리모순 정의

마이크로 레벨(또는 미시 수준)의 물리모순을 양식(또는 본보기)을 이용하여 정의한다.

- 〈스텝 3.3에서의 매크로-상태〉를 제공하기 위해서

  〈작용 영역〉에는

  〈한 물리적인 상태나 작용〉인 물질 입자가 있어야 하며,

  그리고

〈스텝 3.3에서의 다른 매크로-상태〉를 제공하기 위해서
〈반대의 물리적인 상태나 작용〉인 물질 입자가 있어야 한다.

- 주석 27. 입자들의 정의
- 주석 28. 입자들이란?
- 주석 29. 매크로 레벨의 물리모순의 시도

✔ **주의** : 아리즈의 파트 1, 2, 3 과정들은 초기 문제를 근본적으로 변경하였다. 이어지는 스텝 3.5는 이러한 변경을 요약한다. 이상적 최종 결과-2를 정의하면 우리는 완전히 새로운 물리적 또는 과학적으로 해결해야 하는 문제를 얻게 된다. 이 시점부터는 이 새로운 문제에 집중하여야만 한다.

❖ 사례, 전파 망원경 안테나 피뢰침 개선

- 〈번개를 제거하기 위한 전도성〉을 제공하기 위해서
  번개 칠 때 〈공기 기둥〉 내에는
  〈자유전하(free charges)〉가 있어야만 하며
  그리고
  〈전파가 흡수되는 것을 방지함〉을 제공하기 위해서
  나머지 시간에는 〈자유전하〉가 없어야만 한다.

또는,

- 〈번개 차단〉을 위해서
  번개 치는 동안 〈공기 기둥〉 내에는
  〈전도성〉인 물질 입자가 있어야만 하고
  〈전파 흡수 방지〉를 위해
  나머지 시간에는 〈비 전도성〉인 물질 입자가 있어야만 한다.

여기서는 물리모순을 시간 분리 개념을 활용하여 묘사하였다. 문제 상황에 따라 분리원리를 활용하여 표현하면 문제 해결에 도움이 된다. 이 마이크로 레벨 물리 모순 표현의 핵심은 물리적 특성을 제공하는 입자 수준의 작은 어떤 것이 있어야 하고 없어야 하는 내용을 묘사하는 것이다. 입자 수준의 작은 것을 상상하는 것에 대한 의미를 우리가 흔히 TV광고에서 접하는 세제 선전에서 찾을 수 있다. 세정 현상을 현미경으로 확대하여 옷감의 실에 때가 묻어 있고 세제 분자들이 접근하여 효과적으로 때를 제거하는 화면을 보는 순간 세제의 효과를 믿게 되듯이 문제가 발생되는 영역을 확대하여 미세하게 들여다보고 이해할 수 있다면 그만큼 본질적으로 문제를 해결할 수 있다.

➢ 스텝 3.5 이상적 최종 결과-2 모델링 (물리모순, Solution Model)

이상적 최종 결과-2(Ideal final result-2 or IFR-2)는 해결안 모델(solution model)에 해당하며 물리모순을 기초로 정의 한다.

- 〈작용 영역 또는 작용 영역 내 자원〉은

  〈작용 시간〉동안 스스로

  〈매크로- 또는 마이크로-레벨에서의 한가지 물리적 상태〉이어야 하고,

  〈작용 시간 끝난 후〉, 스스로

  〈매크로- 또는 마이크로-레벨에서의 상반되는 상태〉이어야 한다.

❖ (사례, 전파 망원경 안테나 피뢰침 개선)

- 문제 변화

  어떻게 자원(공기 기둥) 내에 전도성을 가진 입자가 스스로 존재하게 하고 존재하지 않게도 할 수 있는가?

- IFR-2(Solution model)

  〈공기 기둥 속의 중립 공기 분자들〉은
  〈번개 치는〉동안 스스로 〈자유 전하들〉이 되어야만 하며
  〈공기 기둥 속의 이온들〉은
  〈번개 치지 않는 시간〉에는 스스로 〈중립 분자들〉이 되어야만 한다.

이 새로운 문제인 예비 해결안(Preliminary Solution) 모델의 의미를 살펴보자. 번개가 치는 동안 공기 기둥 속에서 자유 전하들은 스스로 생겨나야 하며, 이 경우에 이온화된 공기 기둥이 피뢰침의 역할을 하여 번개를 끌어당긴다. 번개 친 직후에는 공기 기둥 내의 자유 전하들은 스스로 중립 분자들로 다시 바뀌게 되어야만 한다. 어떻게 가능한가? 이 문제를 풀기 위해서는 자연 과학 지식이 필요하다.

3.1	3.2	3.3	3.4	3.5	Solution or partial solution
IFR-1 (X-element)	IFR-1 (SFR 1 ; 공기 기둥)	Ph.C.1(macro)	Ph.C.1(micro)	IFR-2(Ph.C.1)	“리듬조화 법칙(rhythm coordination)” 활용 번개의 발현 주기에 전도봉의 작동 주기를 일치 시킨다.
	IFR-1 (SFR 2)	Ph.C.2(macro)	Ph.C.2(micro)	IFR-2(Ph.C.2)	
	IFR-1 (SFR 3)	Ph.C.3(macro)	Ph.C.3(micro)	IFR-2(Ph.C.3)	
	......	......	......	......	

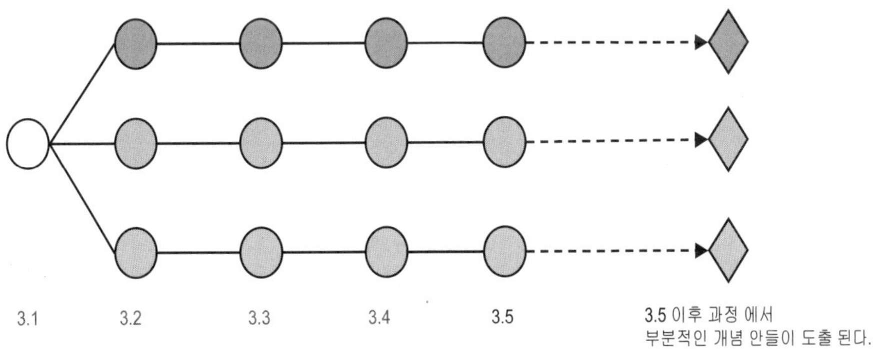

✔ **주의** : 스텝 3.1부터 3.5까지는 반복 순환 과정(Iteration process from 3.1 to 3.5)이다. 스텝 3.2에서 자원의 단순 대입이 아니라 X-요소의 요구 특성에 부합하는 자원 중에 우선 도구 또는 환경과 관련된 자원들의 파라미터 연구(Parameter study: Physical Problem Formulation)를 수행하고 이를 바탕으로 스텝3.2부터 스텝3.5까지는 〈그림〉으로 표현한 것과 같이 문제에 대한 해결 방향으로서 합리적인 해결안 모델을 얻을 때까지 반복적으로 진행하여야 한다.

기능달성을 위한 Effect 표(일부) -알트슐러-

달성해야할 기능	구하는 기능의 달성에 유효한 물리효과
1. 온도를 측정한다.	▪ 열팽창과 진동의 자연주파수상의 그 영향 정도 ▪ 열(온도) – 전기현상 ▪ 광학적, 전기적, 혹은 자기적 물질 특성의 변화 ▪ 큐리점을 초과한 변화 ▪ 포프킨 제백효과
4. 온도를 일정하게 유지한다	▪ 위상변화(큐리점을 초과한 변화를 포함한다)
8. 에어졸(연무질)을 이동시킨다. (먼지입자, 연기, 안개 등)	▪ 전기화학 ▪ 전장이나 지장을 적용 ▪ 광의 입력
14. 물체를 파괴한다.	▪ 방전 ▪ 전기적인 수력학 충격(쇼크) ▪ 공명 ▪ 초음파 ▪ Cavitation ▪ 레이저
......	......
30. 화학반응을 일으키고 그것을 강화한다	▪ 초음파 ▪ Cavitation ▪ 자외선 ▪ X선 ▪ 방사능의 방사 ▪ 방전 ▪ 충격파

❖ 자연효과 방법론에 대하여,

1. 알트슐러는 특허분석을 기반으로 문제 해결에 사용한 과학적 원리를 기능(Function)별로 분류하고, 기술적 문제를 해결하는 과학적이고 공학적인 자연효과 데이터베이스(Effects Database)를 개발하여 결과적으로 아이디어 도출을 효과적으로 도와주는 방법론으로 발전시켰다.
2. 1972년 알트슐러는 [특정기능 달성을 위한 물리 자연효과 도출표]를 개발하였고, 자연효과는 고전트리즈(Classical TRIZ)의 대표적 방법론의 하나가 되었다. 이 표는 약 12,000개의 우수 특허 분석을 통해 만들어 졌다(1969~).
3. 자연효과 라이브러리(Effects Library) 트리즈 소프트웨어에 포함된 사항이다.

- 자연과학(물리, 화학, 기하학)에 관련된 법칙과 현상을 기능별로 정리한 데이터베이스
- 엔지니어링 문제를 해결하기 위한 지식 원천(Knowledge Source)
- 기능, 변수, 물질, 장을 이용하여 기술 검색
- 9,000 가지 이상의 자료

4. 대다수의 기술적 발명은 과학적 지식의 직접적 응용으로부터 이루어진다.

❖ 사례 - 전파 망원경 안테나 피뢰침 개선)의 이펙트 소프트웨어 검색 사례를 살펴보자.

참조) 전파 망원경 안테나 피뢰침 개선 사례에 괸련된 효과 D/B 검색 결과 예;

방전 (Discharge) 현상

Effect: Glow discharge

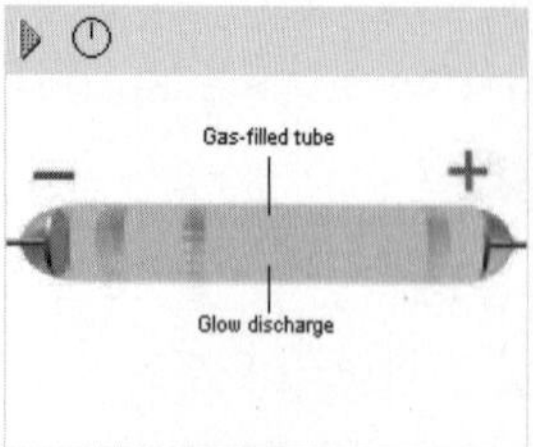

A potential difference in a gas-filled tube creates a glow discharge

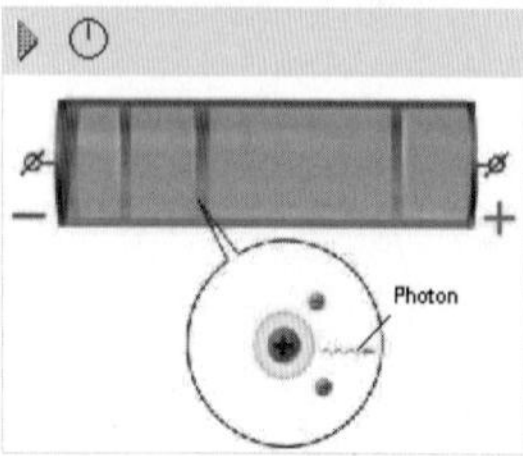

High voltage causes ionization and gas atoms excitation by electrons resulting in light quanta emission

Description

A glow discharge is a kind of gas discharge characterized by a relatively small current (10^{-4} to 1 A) and relatively high voltage (hundreds of volts) in a gas-discharge tube. The principal voltage drop occurs in a narrow cathodic region. In the glow discharge one can distinguish several alternating regions in which charge excitation, ionization and recombination proceed in different ways. In dark regions, avalanche multiplication of charge carriers, ionization and gas atom excitation prevail. In glowing regions, ion and electron recombination processes accompanied by light quantum emission, as well as photon emission by excited gas atoms, predominate.

The glow parameters depend on a gas type.

See Also

Example: Graphite crystallization center density reduction
Example: Ion nitriding of steel workpieces
Example: Producing bromine pentafluoride in glow discharge

Advantages

1. Illumination sources. The glow color depends on gas.
2. Voltage regulator. The voltage drop between the electrodes is constant within a wide range of discharge current variations.

Formula

$$I = F(V, A, p, d, R)$$

I ? glow discharge current
A ? gas-specifying parameter
p ? gas pressure
d ? interelectrode distance
V ? potential difference
R ? power source resistance

TechOptimizer 3.0

스텝 3.6 2차 표준 해결법 적용 검토

물리모순에 근거하여 정의된 이상적 최종 결과 - 2로 모델링된 새로운 물리적 문제를 푸는데 76개의 표준 해결법을 활용할 수 있는지 확인한다. 만약 표준 해결법을 활용하고도 문제가 풀리지 않는다면 파트 4로 간다. 만일 표준 해결법을 활용하여 해결안을 도출했으면 파트 7로 갈 수 있다. 그러나 해결안이 도출되었어도 파트 4의 과정을 계속 진행하도록 추천한다.

❖ 사례, 전파 망원경 안테나 피뢰침 개선

기술모순에 근거한 표준 해결법 접근인 스텝 1.7에서와는 달리 선정된 자원인 중성의 공기 분자에 대하여 요구되는 물리모순을 해결하기 위하여 다음과 같이 표준 해결법 5.1.1.1을 고려하여 해결안을 도출할 수 있다.

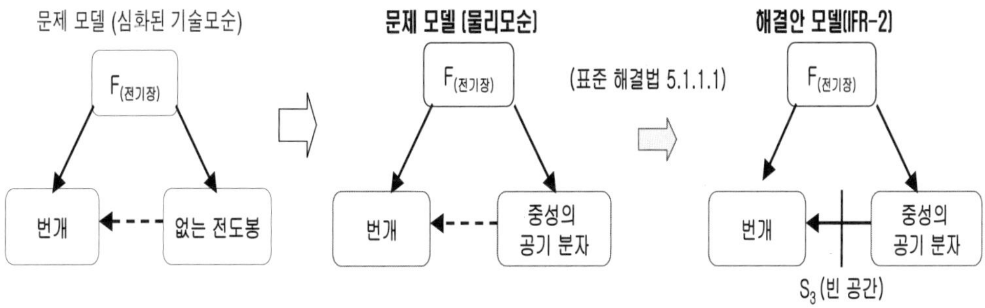

class 5	표준해결법 5.1.1	명칭	우회적 방법
내 용	**표준해결법5.1.1.1.** 만일 시스템 내에 물질을 도입해야 하지만 불가능하면 물질대신에 **"빈공간(void)"**을 도입할 수 있다. 발명원리 : **29 공기역학/수역학 40. 복합재료 31.다공성물질** ✔ **주의** : **"빈공간(void)"**은 일반적으로 공기 또는 고체로 형성된 빈 공간과 같은 가스상태의 물질을 의미한다. 경우에 따라서 "빈공간(void)"은 액체(거품) 또는 물렁한 상태의 물질과 같은 다른 물질에 의해서도 생성이 가능하다.		

여기서 지금까지 검토한 (사례, 전파 망원경 안테나 피뢰침 개선)의 표준 해결법들을 요약정리 하여 보자. 물질-장 모델이 초기 문제 상황으로부터 스텝 1.7, 3.6을 거치는 과정이 어떻게 변화되었는지 일목요연하게 검토해보는 것이 하나의 재미를 줄 것이다.

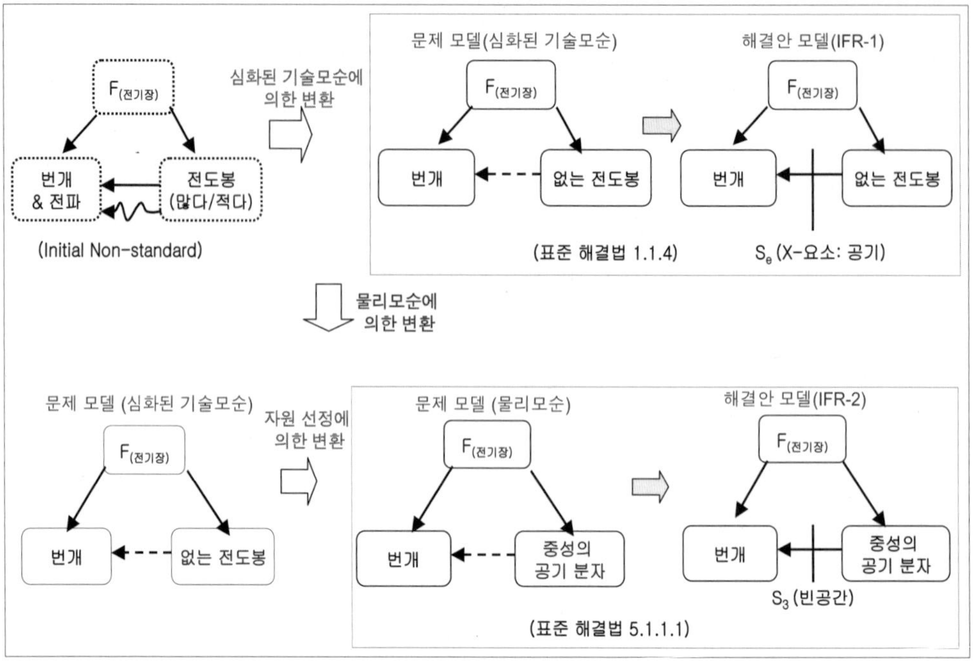

파트 3. 요약

파트 3에서 물리모순에 의해 정의한 해결안 모델인 이상적 최종 결과-2를 구체화 하기 위해서 물리적 현상과 이펙트에 대한 지식 베이스(knowledge base)와 분리원리(Separation principles) 또는 전환원리(Transformation principles)를 활용할 수 있게 되었다.

파트 3은 파트 1에서 도출한 기술적 문제를 물리적 또는 자연 과학적 문제로 전환하였다. 또한, 도출된 마이크로 레벨 물리모순과 다음 파트에서 지치있는 작은 사람들 방법(Little Creatures Method)을 활용하여 강력한 해결안을 도출할 수 있는 준비가 되었다.

사례에서는 공기 기둥이라는 자원을 가지고 3.2 스텝부터 3.5 스텝까지의 과정을 한 번의 진행으로 해결안 모델을 도출하였다. 이 과정에서 합리적인 해결안 모델이 도출되지 않을 경우에는 공기 기둥의 다른 특성 예를 들면 밀도, 조성 등을 가지고 진행하든가 또는 다른 자원 예를 들면 습기, 지구 자기장, 흙 등을 선택하여 반복과정으로 진행하여 합리적인 해결안 모델들을 정의하여야만 한다. 여기서 합리적인 해결안 모델이란 현재의 표현으로는 구체화하는 것이 불가능해 보일지라도 만약 구체화할 수 있는 과학적 방법을 찾기만 하면 문제가 해결될 수 있는 과학적이거나 공학적인 내용으로 표현된 합리적 모델이라는 뜻이다.

이상적 최종 결과-2의 표현에서 중요한 것은 〈스스로〉라는 표현이다. 즉 시스템 스스로 문제를 해결해야 하는 것이 진정한 이상적 해결안이다. 모든 시스템은 최대한 인간의 개입이나 시스템에 의한 복잡한 조작을 배제하고 이상적인 방법(Ideal method)이나 이상적인 물질(Ideal substance)을 활용하여 이상적인 시스템(Ideal system)으로 진화 발전해 가는 것이 하나의 경향 이자 법칙으로 알려져 있다. 〈스스로〉는 바로 이런 발전 경향을 의미하는 용어라 할 수 있다.

이는 노자 사상에서 나오는 무위자연의 도(道)에서 〈자연(自然)-스스로 그렇게 됨〉의 의미와도 일맥상통하는 개념이다. 다시 말해 IFR-2는 트리즈의 도(道)에 해당하는 핵심 개념이다.

파트 3까지 해결안 모델인 이상적 최종 결과-2를 정의하고 일부 예비 해결안을 도출하였으며 여기까지가 트리즈의 문제 해결 기본 알고리즘 단계 3이며 단계 4의 시작점인 해결안 모델 단계이다〈그림 8〉. 파트 4에서는 유추사고(Analogical thinking)를 바탕으로 새롭게 정의된 해결안 모델을 좀 더 구체적 최종 개념 해결안(Final concept solution)으로 완성하기 위하여 문제 해결에 활용할 선택된 자원인 공기 기둥을 중심으로 재치 있는 작은 사람들 모의시험 등의 심리적 방법과 분석된 자원들의 최소 변경이라는 조건하에서 가용 자원 활용 극대화를 진행한다.

ARIZ

Part 4 물질-장 자원의 동원과 활용

자원의 활용 범위를 확대할 수 있다면 ...

문제 해결하기 위한 심리적 관성도 줄이고, 가용자원들의 활용성을 증가시키기 위해 자원의 범위를 확장함

규칙 4
규칙 5
규칙 6
규칙 7
주석30

MOBILIZING AND UTILIZING OF SUBSTANCE-FIELD RESOURCES

Part 4

스텝

- 4.1. Smart Little People의 모의 시험
- 4.2. IFR로부터 한 발짝 물러나기
- 4.3. 물질 자원들을 결합시켜 활용하기
- 4.4. 빈 공간 활용하기
- 4.5. 유도자원 활용하기
- 4.6. 전기장 활용하기
- 4.7. 장과 그 장에 민감한 물질 활용하기

주석	30~39		
규칙	4~10	주의	2

PART 4. 물질-장 자원의 동원과 활용

파트 4는 파트 3까지 과정에서 최종 개념 해결안을 도출하지 못하였을 경우 스텝 2.3에서 분석한 가용 물질-장 자원들의 최소 변경의 제약 내에서 스텝 3.5의 해결안 모델인 이상적 최종 결과-2를 구체화된 최종 개념 해결안으로 변환할 수 있게 도와주기 위해서 가용 자원들의 활용성을 증가시키는 기본적인 절차들을 제공하며 7개의 스텝과 7개의 규칙(4~10), 10개의 주석(30~39), 그리고 2개의 주의로 구성되어 있다.

파트 4의 스텝 4.1과 4.2는 보조적인 스텝으로서 문제의 성격에 따라서 활용 여부를 선택할 수 있다:

- 스텝 4.1의 재치 있는 작은 사람들 모델에 의한 모의시험(Simulation with the smart little creatures)은 의인화법 같은 기존의 심리적 접근 방식을 개선하여 도입한 것으로 고정관념 타파와 상상력 극대화를 통하여 아이디어를 발상하는 방법으로 문제 모델 시스템 내외에서 지금까지 도출된 기술모순이나 물리모순 또는 이상적 최종 결과-2의 상황을 작은 피조물로 상상도를 그림으로써 시각적 이미지에 의해 최대의 발상 효과를 얻도록 도와준다. 이와 같은 방법은 시각화 사고(Visual thinking)의 일종으로 잘 알려진 창의성 방법론 중의 한 가지이다.
- 스텝 4.2는 최종 해결안인 이상적 최종 결과-2의 이미지가 결정된 경우에 활용하는 'IFR로부터 한 발짝 물러나기(Step-back from IFR)' 방법론으로 파트 3에서 정의한 이상적 최종 결과-2로부터 미소 변화를 주며 거꾸로 거슬러 오는 역방향 추적을 통해 여러 가지 방법들을 고안해 내고 이것으로부터 당면한 순 방향의 과제를 해결할 수 있는 아이디어의 실마리를 얻어 구체적 개념 해결안을 도출하는 방법론이다.
- 스텝 4.2 이후는 가용 자원들의 활용성 증대를 위해 기본적인 표준 해결법의 개념들을 도입한 자원 변경 스텝들로 이어지며 특히 스텝 4.4는 가

장 이상적인 자원인 〈빈 공간(void)〉을 활용하도록 제안하고 있다. 〈빈 공간〉은 말 그대로 비용이 들지 않는 자원이다. 물론 시스템에 활용하기 위해서는 시스템 개조 비용은 들겠지만 자원 자체로써는 공짜이니 이와 같은 자원이 어디 있겠는가 실지로 많은 혁신 발명들이 〈빈 공간〉을 적절히 잘 활용한 사례들이다. 예를 들면 31번 발명원리 다공성 물질(Porous material)을 활용한 사례들이 있다.

아리즈 파트 4는 자원들의 활용성을 증가시키기 위한 체계적인 절차들을 포함하고 있다. 파트 2의 스텝 2.3에서 별도의 비용 없이 활용 가능한 가용 물질-장 자원들이 정의되었다. 거의 추가 비용 없이 기존에 존재하는 물질-장 자원들에 최소한의 변형을 가하여 얻어질 수 있는 파생 물질-장 자원들을 고려한다. 파트 3의 스텝 3.3~3.5는 문제로부터 물리학 또는 자연 과학 활용에 기초한 해결안으로 전환하기 시작했으며 아리즈 파트 4도 이러한 방향으로 계속 수행한다. 이러한 자원의 활용 스텝에서 아리즈 또는 트리즈는 항상 이상성 증가를 고려하여 진행해야 한다.

$$\text{이상성} = \frac{\Sigma\ \text{유익한 기능들}}{\Sigma\ \text{유해한 기능들}} \rightarrow \infty\ (\text{IFR})$$

✧ 규칙 4. 하나의 기능만 수행

✧ 규칙 5. 새롭게 추가된 입자 B는 두 그룹으로 나누어질 수 있다.

✧ 규칙 6. 시스템에 입자 A만 있는 경우

✧ 규칙 7. 처음에 존재했던 입자들의 상태로

- 주석 30. 입자들도 하나의 자원

스텝 4.1 재치 있는 작은 사람들의 모의시험 (Simulation with the smart little creatures)

이 모의시험 방법은 여러 가지 다른 이름으로 불리고 있는데 참고하기 바란다. Modeling with Miniature Dwarfs(MMD), Smart Little People(SLP), Small People Model(SPM) 등,

❖ 재치 있는 작은 사람들 모의시험 활용 방법:

1. 문제 모순 상황 도식 모델을 그린다.
   재치 있는 작은 사람들 모의시험을 이용하여 모순의 도식 모델을 그린다.
2. 이상적 최종 결과 - 2 상황 도식 모델을 그린다.
   작은 피조물들이 모순 없이 행동하도록 도식 모델을 수정한다.
3. (2)를 바탕으로 상상력을 동원히어 개념 해결안을 도출한다.

- 주석 31. SLP의 모의시험
- 주석 32. 고정관념 탈피, 상상력 증대

모순되는 요구 조건이란 스텝 1.7 문제 모델의 모순 또는 스텝 3.4에서 정의한 상반되는 물리적 상태를 의미한다. 스텝 3.4에서 정의한 상반되는 물리적 상태를 재치 있는 작은 사람들 모델로 만드는 것이 가장 좋지만 물리적 문제를 재치 있는 작은 사람들 모델로 전환하는 정밀한 규칙은 없다. 일반적으로 문제 모델 모순을 표현하는 것이 더 용이하다.

때때로 좋은 작용과 나쁜 작용의 두 이미지를 하나의 그림에 표현하는 방법에 의해 스텝 4.1 A의 모순의 도식 모델을 수정하는 것이 선호된다. 만약 시간에 따라 사건이 점진적으로 변화된다면 몇몇 순차적인 그림을 그린다.

창의성 분야에서 잘 알려진 시넥틱스(Synectics: 창조공학) 방법론에도 유사한 방법이 존재한다. 입자들을 동적 입자나 재치 있는 입자들로 변환하여 아이디어 발상을 한다. 또한, 물리학의 통계 역학에서 맥스웰의 도깨비 역시 기체 내에서 고

속 입자만 분리하여 저절로 뜨거워지게 하는 가상의 존재를 생각하여 기체 운동에 관한 설명하는데 이용하였다. 자연법칙을 거슬리는 존재이지만 기체 운동론에 대한 발상의 전환이 되는 계기를 주었다.

✔ **주의** : 이 스텝에서 가장 발생하기 쉬운 실수는 세심한 주의 없이 그림을 그리는 것이다. 좋은 그림은 다음과 같은 특징을 가져야 한다:

1. 부가 설명 없이도 자기 표출적이고 이해하기 쉽다.
2. 물리모순에 대한 추가적인 정보를 제공하며 모순 해결에 대한 일반적인 방법들을 암시해 준다.

✔ **주의:** 최소 변경 문제의 해결 과정에서 자원을 활용하는 목적은 모든 자원을 사용하고자 하는 것이 아니다. 그와는 반대로 최소한의 자원을 사용하여 개념 해결안을 얻고자 하는데 있다.

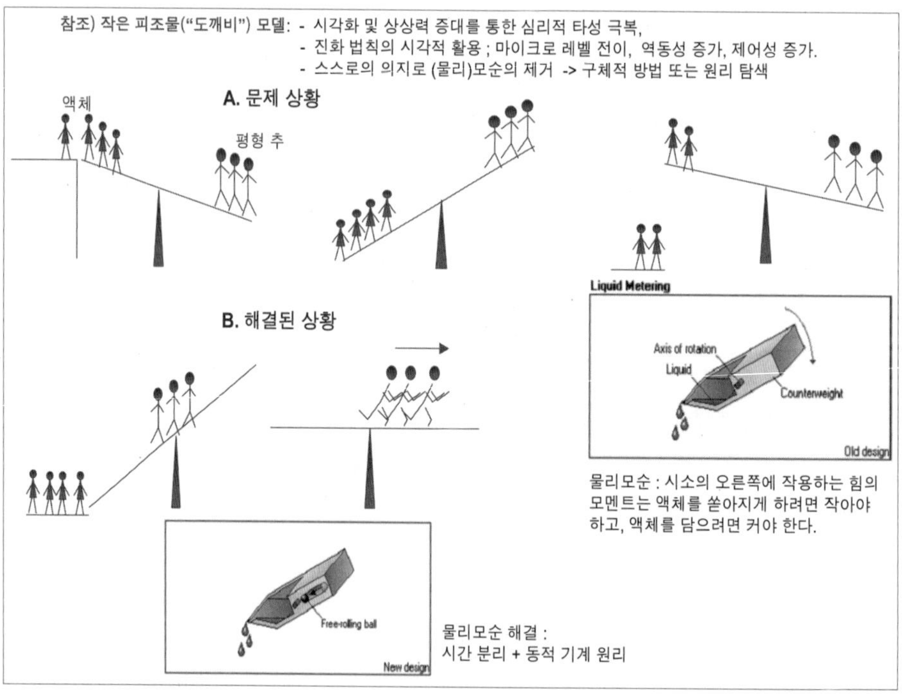

작은 사람 모델 모의시험을 이용한 문제 해결 과정의 추가적인 이해를 위하여 예를 살펴보자. 액체 계량 장치 개발에 활용한 재치 있는 작은 사람들 모델: 〈그림〉과 같은 구조로 되어 있는 계량용 장치에서 용기에 액체가 항상 잔류하는 문제가 발생하였다. 이 문제 상황을 작은 피조물로 형상화하여 마치 남녀 두 그룹이 재미있는 시소 놀이를 하는 것과 같이 그려서 상대편 그룹이 모두 내릴 수 있는 방법을 고민하던 중에 자신의 그룹이 중심 쪽으로 이동했다 돌아오면 되는 것을 발견하고 현실적인 문제에서 이를 구체화하여 해결한 사례이다.

❖ 사례 - 전파 망원경 안테나 피뢰침 개선):

파트 3까지의 과정에서 없는 전도봉을 대치할 자원으로 공기 분자를 선정하였고 이를 바탕으로 피조물 모델을 작성하였다.

1. 문제 모순 상황 도식 모델을 그린다.

   관념적으로 선택된 공기 기둥 내의 작은 피조물들은 공기 기둥 밖의 작은 피조물들과 동일하다. 이 둘 모두의 작은 피조물들은 어떤 전하를 띠지 않고 중성이다. 약속에 의해, 작은 피조물들은 서로 손을 잡고 있기 때문에, 손이 매우 바빠서 번개를 잡을 수 없다. 그림에서 번개가 기둥 밖의 공기 분자를 향한다는 것은 안테나를 향함을 의미한다.

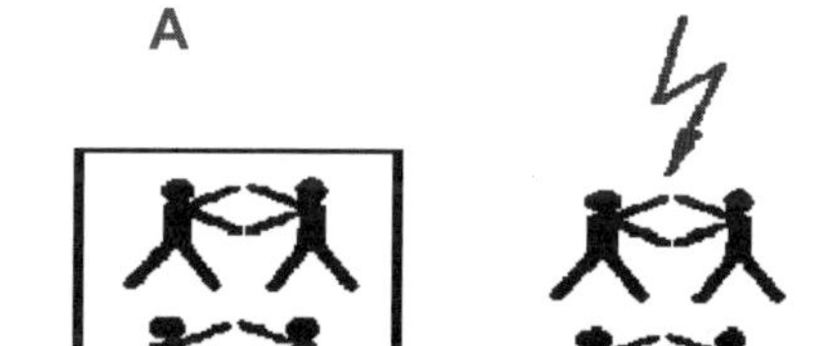

또는

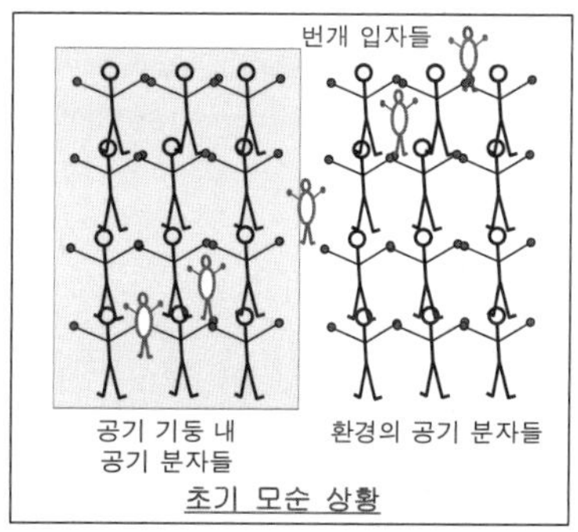

2. 이상적 최종 결과-2 상황 도식 모델을 그린다.

규칙 6에 따라 이들 작은 피조물들을 두 그룹으로 나눌 필요가 있다: 기둥 바깥쪽의 작은 피조물들은 변함없이 중성 상태로 존재하고 기둥 안쪽의 작은 피조물들은 쌍으로 존재하되 한 손을 떼어 번개를 잡고자 하게끔 한다. 다른 도식 모델도 가능하지만 어떠한 경우라도 작은 피조물들을 두 그룹으로 나누어서 기둥 내의 작은 피조물들의 상태를 바꿀 필요가 있다.

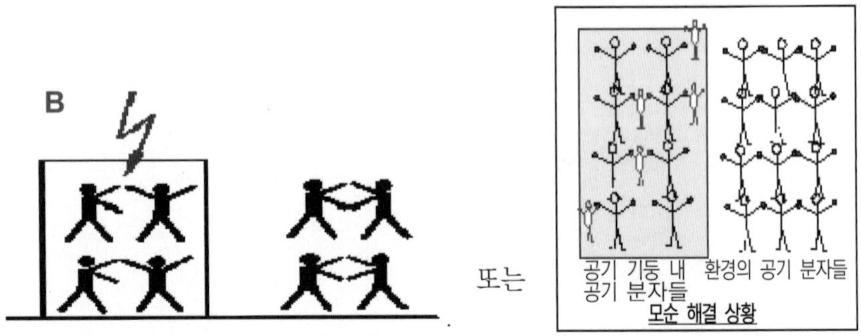

3. 2를 바탕으로 상상력을 동원하여 개념 해결안을 도출한다.

공기 기둥 내의 공기 분자의 중성 상태는 쉽게 이온화되거나 분해되어야 한다. 이것을 달성할 수 있는 가장 간단한 방법은 공기 기둥

내의 압력을 낮추는 것이다.

스텝 4.2 IFR로부터 한 발짝 물러나기

이상적인 해결책(IFR)이 꼭 그렇게 되어야 할 상황이라면, 그렇게 되지 않게 하는 무언가가 있다. 이런 상황을 거꾸로 추적해서 다양한 생각을 해보고자 한다. 원하는 시스템이 무엇인지를 문제 조건의 표현으로부터 알고 있고 이러한 시스템을 얻는 방법을 찾는 것이 문제라면 IFR로부터 한 발짝 물러나는 것이 도움이 될

수 있다. 원하는 시스템이 묘사되고 최소한으로 해체하는 변화를 적용한다.

예를 들면 IFR에 따라서 두 요소 A, B가 서로 접촉(Contact)해야 한다. 이 문제에서 IFR로부터 한 발짝 물러나는 것은 두 요소 간에 간격(Gap)을 주는 것이다. 여기에서 새로운 미시 문제(Micro-problem)가 생겨 난다: 이 결함 또는 간격을 어떻게 제거해야 하는가? 이러한 미시 문제를 해결하는 것은 일반적으로 용이하며 이 문제의 개념 해결법은 원래 문제를 해결하는데 힌트를 제공한다. 해결안으로 마이크로 도즈(Micro-dose)를 통해 간격을 메우는 것을 생각해 볼 수 있다.

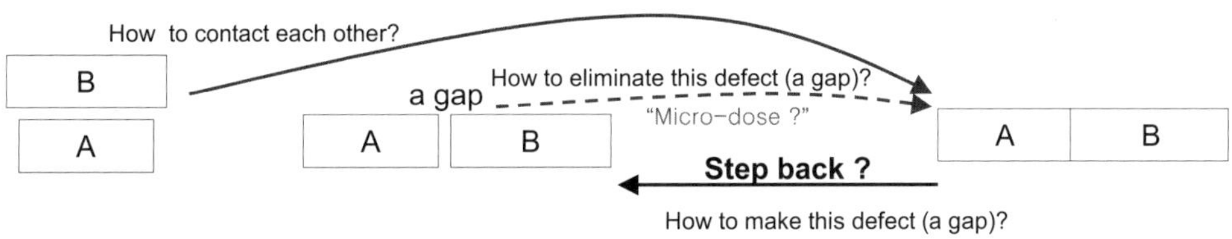

❖ 한 발짝 물러서기 추가 설명 사례 1 :

마이크로 바늘 만들기를 예로 들면 〈그림〉과 같이 직경이 5 um 크기이고 20 mm 정도 길이의 마이크로 바늘을 만들고자 한다.

매크로 수준의 일반적인 바늘은 연마하거나, 늘려서 자르거나, 그리고 두들겨 성형하거나, 등 다양한 아이디어를 낼 수 있는데 직경이 줄어서 마이크로 크기가 되니 방법이 쉽게 떠오르지 않는다. 이 시점에서 한 발짝 물러나기로 접근해 보면 보다 쉽게 방법을 찾을 수 있다. 가공되어야 할 바늘의 상태 즉, IFR 이미지를 정확히 알고 있기 때문에 가능한 방법이다.

거꾸로 마이크로 바늘 상태에서 어떻게 마이크로 철사로 원상 복귀할 것인가를 상상하는 것이다. 초등학생이 된 기분으로 재미있게 접근하다 보면 아하! 아주 조금씩 붙여 가면 되겠구나! 조금씩이라면 얼마나 조금씩인가? 결국, 원자나 분자 정도 단위로 붙이면 어떨까? 까지 생각하게 된다. 이 상황을 다시 역으로 생각해 보면 마이크로 바늘을 만들기 위해서 원자나 분자 단위로 제거하는 방법이 필요하다는 생각을 할 수 있으며 지식 검색을 통해 또는 존에 경험이 있다면 자연스럽게 화학적 부식 또는 식각 (Chemical etching)을 생각해 낼 수 있게 된다. 이것이 바로 한 발짝 물러서기(Step-back) 방법이다.

참조) "한 발짝 물러나기 (Step-Back) 가례"

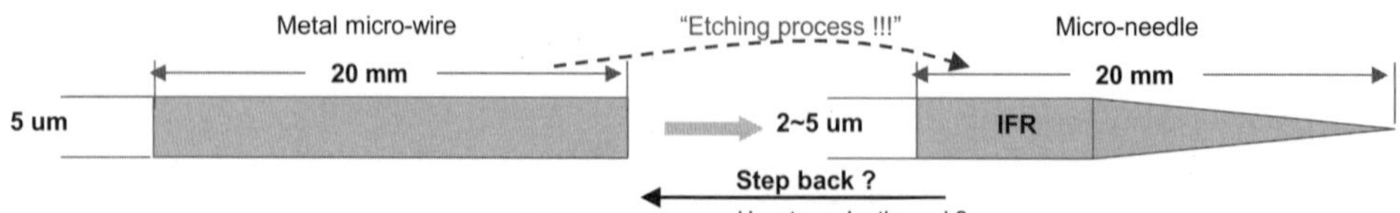

How to get the rod state from the needle (IFR) ?
To add the molecular layer step-by-step until making the rod. Therefore, using the **etching process** can get the needle.

❖ 한 발짝 물러서기 추가 설명 사례 2 :

어느 실이 보물에 연결되어 있을까?

〈그림〉은 아이들 퍼즐 책에서 볼 수 있는 그림이다. A, B, C 중에서 어떤 것이 보물에 연결되어 있는 줄인지를 찾는 게임이다. 어린 시절에 통상 우리는 마음에 드는 하나의 줄을 선택하여 연필을 사용하여 보물에 도착하기를 바라면서 따라가 본다. 우연히 선택한 줄이 보물레 닿아 있을 수도 있지만 대개는 여러 번의 반복을 거쳐서 보물에 이어져 있는 줄을 찾을 수 있게 된다.

유사한 게임을 몇 번 하는 과정에서 금방 쉽게 찾는 방법을 찾아내게 되는데 그것은 거꾸로 보물로부터 출발하여 선을 긋는 방법이다. 여기서 보물을 IFR이라 유추해 보면, 어떻게 시스템이 진화해 가야 하는 이미지를 얻는 것이 가능해진다. 이것이 어린 시절 놀이에서 속임수라 놀림을 받았던 것이 바로 오늘날 트리즈에서 예기하는 IFR로부터 한 발짝 물러서기인 스텝-백 방법이다.

참조) 한 발짝 물러나기(Step-Back)

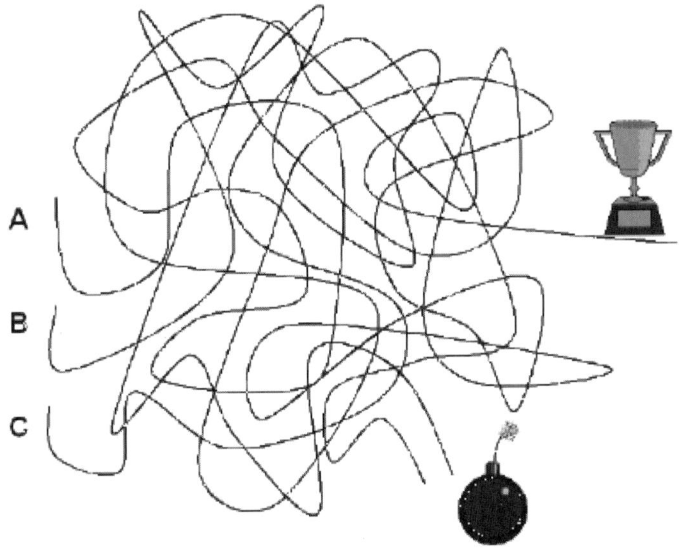

스텝 4.3 물질 자원들을 결합시켜 활용하기

물질 자원들의 혼합물들을 활용할 수 있는지 검토한다. 여기서는 물질 도입에 따라 발생하는 모순을 회피하는 방법들을 제시한다.

$$\text{이상성} = \frac{\Sigma\ \text{benefit} \rightarrow \text{유익기능} + \text{부가기능} + \text{잠재기능} - \text{유해}}{\Sigma\ \text{consumable} \rightarrow \text{물질자원, 공간, 시간, 정보}}$$

- 주석 33. 새로운 물질 없이 새로운 물질 만들기
- 주석 34. 자원의 Mono-Bi-Poly

유사한 시스템들을 결합하여 새로운 시스템을 만드는 방법중의 하나는 결합된 시스템들 사이의 경계면을 활용하는 것이다. 예를 들면 한 장의 종이는 단일-시스템이고 노트는 다중-시스템이지만 두꺼운 종이 한 장은 다중-시스템이 아니다. 경계면을 활용한다는 것은 비록 〈빈 공간〉이지만 또 다른 물질 즉, 경계면 물질-을 도입하는 것을 의미한다.

따라서 다음 스텝 4.4에서는 추가적인 경계면 물질인 〈빈 공간〉으로 준-다중-시스템(quasi-poly-system)을 만들려고 한다. 그러나 〈빈 공간〉은 신기한 물질이다. 원래 물질과 〈빈 공간〉이 결합되면 경계면이 항상 명확하게 드러나는 것은 아니지만 최종 결과에서 요구하는 새로운 특성이 나타난다.

스텝 4.4 빈 공간(Void) 활용하기

기존의 물질 자원을 〈빈 공간〉 또는 〈빈 공간〉과 기존 물질과의 혼합물로 변경해서 문제를 해결할 수 있는지 검토한다.

- 주석 35. 가장 저렴한 자원 이용하기, 빈 공간(void)

❖ 사례 - 전파 망원경 안테나 피뢰침 개선

공기와 〈빈 공간〉을 결합한다는 것은 저밀도의 공기 즉, 저압의 공기를 의미한다. 가스의 압력을 낮추면 방전에 필요한 전압을 낮출 수 있다는 것은 잘 알려진 물리학 이론이다. 결국 안테나 문제에 대한 개념 해결안은 이렇게 얻어질 수 있다. 절연성 밀폐튜브를 이용하여 전파를 흡수하지 않는 피뢰침을 만드는 것이 제시된다.

튜브 내부의 공기압은 번개의 전기장에 의해 만들어지는 최소 가스-방전 변화(Minimum gas-discharge gradient)를 제공하도록 선택되어야 한다. 다시 말해 번개의 전기장에 의해 쉽게 방전되도록 압력을 설정한다.

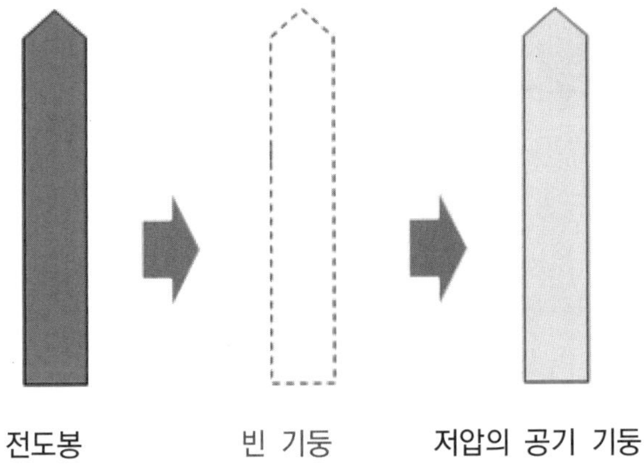

[구 소련 발명 특허 번호a.c. 177497].

최종 개념 해결안 (Concept Solution) 명칭 : "저압의 공기를 밀봉한 절연 튜브 피뢰침"

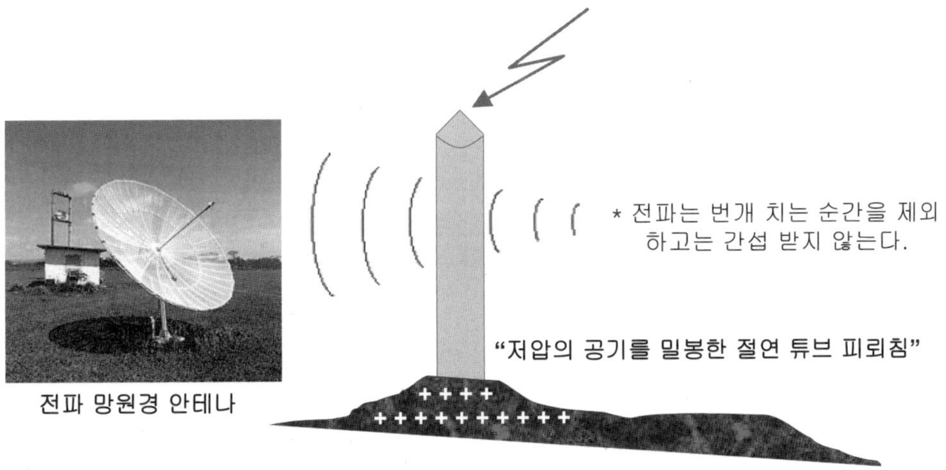

➢ 스텝 4.5 유도 자원 활용하기

기존 자원에서 유도된 물질들 또는 유도된 자원들과 〈빈 공간〉의 혼합물을 사용하여 문제를 해결할 수 있는지 검토한다.

- 주석 36. 자원의 상태 변화 활용하기
- 주석 37. 물질의 다층의 계층적 시스템 활용하기

✧ 규칙 8. 상위 구조의 물질 활용하기

✧ 규칙 9. 하위 구조의 물질 활용하기

✧ 규칙 10. Rule 8, 9의 가장 간단한 방법 활용하기

규칙 8, 9, 10은 다면사고에서 상위 시스템 전이 법칙과 마이크로 레벨(또는 하위 시스템) 전이 법칙을 문제 해결 과정에서 자원의 활용 과정에 적용한 것이다. 또한, 기존 또는 도입이 쉬운 물질에서 유도 자원을 획득하기 위한 효과적인 방법들이다. 이 규칙들은 특정 조건에 대하여 요구된 과학적 이펙트 지식을 활용해야 효과적이다.

➢ 스텝 4.6 전기장 활용하기

물질 대신에 하나의 전기장 또는 두 개의 상호 작용하는 전기장을 사용하여 문제를 해결할 수 있는 지를 검토한다.

활용 사례:

파이프의 강도를 측정하는 잘 알려진 방법은 파이프가 파괴될 때까지 비트는 것이다[구 소련 특허 a.c.18,267]. 이 방법을 사용하려면 파이프가 좀

쇠(Grip)에 의해 고정되어야 하는데 고정하는 힘으로 인해 변형이 일어난다. 전기장을 이용하여 파이프 내부의 전기-동력(Electro-dynamic force)을 이용해 파이프를 비트는 방법이 제안 되었다[구 소련 특허342759].

- 주석 38. 전하 또는 전류 활용하기

"더 적은 자원을 사용할수록 개념 해결안의 이상성은 더욱 증가한다."

$$이상성 = \frac{\Sigma \text{ 유익한 기능들}}{\Sigma \text{ 유해한 기능들}} \rightarrow \infty \text{ (IFR)}$$

스텝 4.7 장과 그 장에 민감한 물질 활용하기

장과 그 장에 민감한 물질 쌍을 사용하여 문제를 해결할 수 있는지를 검토한다.

- **예: 자기장+강자성 물질, 자외선+형광체, 열장+형상 기억합금 등**

- 주석 39. 상호관계 물질

여기서도 한 가지 반드시 명심해야 할 것은 〈더 적은 자원을 사용할수록 개념 해결안의 이상성은 더욱 증가한다.〉이다 그러나 항상 매우 적은 자원들만을 사용하여 문제를 해결할 수 있는 것은 아니다. 때로는 한 걸음 뒤로 나와 새로운 외부 물질들과 장들을 도입할 필요도 있다. 단, 기존 물질 - 장 자원들을 활용하지 못한 경우에 한하여 반드시 필요한 경우에만 검토되어야 한다.

파트 4. 요약

마이크로 레벨 물리모순에 심리적인 방법으로 재치 있는 작은 사람들 모의시험을 활용하였다. 그리고 공기 기둥을 이온화하기 위해 압력을 낮추어야 한다는 개념 해결안을 도출하였다. 또한, 자원의 활용성을 극대화하는 과정에서 〈빈 공간〉을 공기와 혼합하여 진공을 만드는 것에 대한 개념을 스텝4.4에서 재확인하고 안테나 피뢰침 문제에 대한 최종 개념 해결안을 도출하였다. 그것은 〈저압의 공기를 밀봉한 절연 튜브 피뢰침〉의 개념으로 구소련 특허에 등록되어 있는 발명이다. 물론, 번개의 발현 주기에 맞추어 공기의 이온화를 스스로 조절할 수 있는 〈저압의 절연성 밀폐 튜브〉 시스템을 구현하기 위해서는 관련 분야의 전문 지식이 필요할 뿐만 아니라 구체적으로 디자인하여 최적의 작동 조건과 구조를 결정하는 엔지니어링 기법이나 프로세스 혁신 기법이 필요하다

아리즈 또는 트리즈의 최종 산출물은 개념 해결안이고 실제로 이것은 발명문제 해결의 마지막이 아니라 새로운 시작이다. 따라서 트리즈는 개념 해결안을 구체화하여 최적화하는 엔지니어링 기법(예를 들면, 설계기술, 생산기술, 제조기술, 요소기술 등)이나 다른 프로세스 혁신 기법들(6시그마, 품질 기능 전개도, 다구찌 품질관리 기법 등)과 연계하여 활용할 때 최대의 상승효과(Synergy effect)를 발휘하며 그것이 바로 진정한 의미의 현상 타파 또는 혁신(Breakthrough or Innovation)이다. 혁신은 개념만으로 되는 것이 아니라 좋은 개념을 도출하고 이것을 구현하기 위하여 노력하는 과정과 그 과정에서 성취된 결과를 포함하는 종합적인 실천의 예술이다. 트리즈와 이 기법들이 서로 간의 결점을 보완하여 활용됨으로써 혁신의상승효과 극대화를 기대할 수 있으며 세계적으로도 이러한 연구들이 많이 진행되고 있고 국내에서도 연구가 활성화되고 활용되기 시작하고 있다.

통상적으로는 파트 4까지의 과정에서 최종 개념 해결안을 얻게 되기 때문에 교육 사례나 실제 아리즈의 활용 과정은 파트 4에서 마무리되는 것이 일반적이다. 파트 4 에서 문제가 해결되지 않을 경우에는 트리즈의 지식 베이스를 본격적으로 활용하기 위한 파트 5를 진행하게 된다.

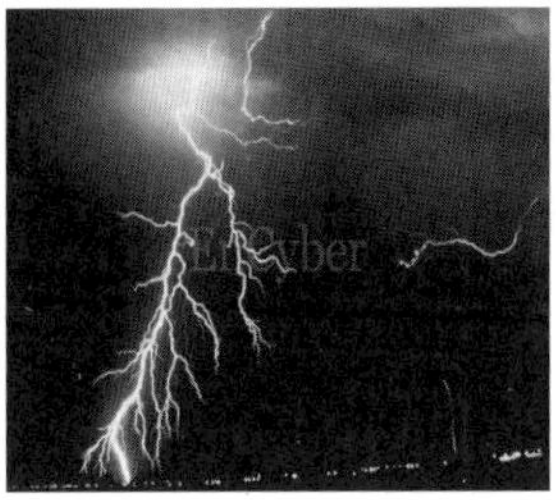

참조 : 구름과 지면 사이에 번개가 치는 과정을 살펴보자. 온도가 낮은 물방울, 수증기, 얼음 등이 모여있는 **음전하**가 강한 지역에서 전자들이 아래로 움직이기 시작한다. 이를 선도 낙뢰라고 한다. 이 번개는 밝지 않고 단계적으로 떨어지는 것이 특징이다. 이 때 지표면은 양전하로 유도된 상태다. **아래쪽으로 내려온 전자들이 지표에 가까워지면 나무와 같이 높이 솟아있는 물질로부터 양전하를 끌어올린다.**

지면에 있는 **나무같이 뾰족한 것**에는 양전하가 많이 모인다. 전자와 양전하가 만나면 강력한 전기가 흐르기 시작한다. 전자와 양전하의 접촉이 일어 나는 순간 엄청난 양전하의 흐름이 위로 치솟는다. 이를 **귀환낙뢰**라고 한다

ARIZ

Part 5 지식베이스의 적용

문제가 99단처럼
정형화되어 있다면

문제와 관련된 가용한 모든 정보를 적용하기 위한 것으로 TRIZ 지식 베이스에 축적된 경험을 활용하기에 문제가 공식화되어 더욱 명확해지고 직접적인 해결안 도출이 가능해진다.

APPLYING THE KNOWLEDGE BASE

Part 5

스텝

- 5.1. 표준 해결법 적용 (3차)
- 5.2. 유사 문제 적용
- 5.3. 물리모순 해결에 분리원리 적용
- 5.4. 물리모순 해결에 물리적 효과 및 현상 적용

주석 40~42

규칙 11

PART 5. 지식 베이스의 적용

파트 5는 파트 4까지 최종 개념 해결안을 도출하지 못하였을 경우 트리즈 지식 베이스 (Knowledge Base or Information Fund: Inventive Principles, Inventive Standards, and Pointer to Physical Effects and Phenomena)를 이용하여 적극적으로 개념 해결안을 도출하도록 도와주는 과정으로 4개의 스텝과 1 개의 규칙, 3개의 주석으로 구성되어 있다.

파트 5에서는 파트 3의 스텝 3.5에서 정의한 이상적 최종 결과-2를 구체화하기 위해 아리즈진행 과정에서 마지막으로 76개의 표준 해결법 활용을 고려하게 하는데 여기에서는 제약 없이 새로운 물질들과 장들을 적극적으로 도입하여 물리모순을 해결하여 이상적 최종 결과-2를 얻는 것이 허용된다. 파트 4까지 76 개의 표준 해결법 고려 스텝들인 1.1, 3.6, 그리고 4.3~4.7은 가용 자원들의 최소 활용을 전제로 하여 진행하였으며 이 방향에서 문제가 해결 되지 않았기 때문에 파트 5에서 비로서 최대 변경 문제로서 문제를 해결 하도록 여러 가지 다른 종류의 첨가물들을 도입하는 것과 관련된 76 표준 해결법들을 적극적으로 고려하게 한다. 물론, 최대 변경 문제로 변경되더라도 항상 염두에 두어야 하는 것은 이상성 증가 방향에서 이상적 최종 결과-2의 구체적 해결이다.

끝으로 파트 5에서는 이상적 최종 결과-2를 달성하지 못하게 하는 원인인 물리모순을 이전의 문제 해결 경험을 정리해 놓은 지식 베이스에서 유사 문제를 찾아서 해결 방법을 유추하여 해결하거나 직접적으로 분리원리와 자연효과 지식 베이스를 검색하여 해결 하도록 최대한의 기회를 가지게 하고 있다. 파트 5까지의 과정에서 해결해야 할 문제가 명확해졌기 때문에 트리즈 전문가나 관련 기술 분야의 전문가들의 조언을 구하는 것도 문제 해결에 도움이 될 것이다.

많은 경우에, 아리즈 파트 5는 개념 해결안을 획득하도록 도와준다. 개념 해결안을 찾은 후에는 아리즈 파트 7로 가는 것이 가능하지만 만일 스텝 5.4 이후에도 해답을 찾을 수 없다면 파트 6으로 가야만 한다.

아리즈 파트 5의 목적은 트리즈 지식 베이스에 축적된 경험을 이용하는 것이다. 문제 공식화는 더욱 명확해졌으며 십중팔구 트리즈 지식 베이스로 해결될 수 있다.

스텝 5.1 3차 표준 해결법 적용

76개의 표준 해결법을 적용하여 IFR-2로서 공식화된 문제를 파트4에서 고려한 물질-장 자원들을 상기하면서 해결할 수 있는지를 검토한다. 여기서는 지금까지 와 달리 새로운 물질-장의 도입을 검토한다. 물론 이상성 증가를 항상 기억해야 한다.

- 주석 40. 새로운 물질 도입

스텝 5.2 유사 문제 적용

아리즈를 사용하여 이미 해결되었던 비표준 문제의 개념 해결안(Analogical problem)을 활용하여 IFR-2로서 공식화된 문제를 파트4에서 고려한 물질-장 자원들을 상기하면서 해결할 수 있는지를 검토한다.

- 주석 41. 유사한 물리모순 찾기

스텝 5.3 물리모순 해결에 물리적 이펙트와 현상 적용

일반적인 물리모순 해결 방법을 사용하여 물리모순을 해결할 수 있는지 검토한다.〈표 2〉에 물리모순의 해결 원리인 분리 원리들이 설명되어 있다.

✧ 규칙 11. 개념 해결안은 IFR과 같게

스텝 5.4 물리모순 해결에 물리적 이펙트와 현상 적용

물리적 이펙트와 현상(Physical Effects & Phenomena)을 사용하여 물리모순을 해결할 수 있는지 검토한다.

- 주석 42. Scientific Effects 활용하기

✔ **표 2 참조(100p)**

몇몇 논문과 책에서 물리모순 해결의 대표적인 분리원리들이 기술모순 해결 발명원리들과 다음과 같은 상관관계를 가지고 있음이 제안되어 있다. 분리원리 적용 시에 만나게 되는 막연함을 발명원리의 활용으로 해소할 수 있다. 단, 이러한 상관관계는 전문가에 따라 약간의 차이는 있다. 따라서 실제 활용 시에는 본인의 이해와 일치하는 범위 내에서 활용할 것을 권장한다.

물리적 이펙트와 현상관련 내용은 〈Technika I Nauka〉(1981-1983)란 저널과 아래 열거한 도서에 포함되었다.

- DARING FORMULAS OF CREATIVITY, Karelia, Petrozavodsk/ Selutsky A. B., ed.: 1987
- A THREAD IN THE LABYRINTH, Karelia, Petrozavodsk/ Selutsky A. B., ed.: 1988
- RULES OF A GAME WITHOUT RULES, Karelia, Petrozavodsk/ Selutsky A. B., ed. :1989
- TechOptimizer S/W Effects Module or Internet 활용

표 2. 분리원리와 발명원리의 상관 관계

분리원리	발명원리
시간의 분리	9. 예비 반작용 10. 예비 작용 11. 안전조치 15. 동적 특성 증가 16. 과부족 18. 기계적 진동 19. 주기적 작용 20. 유용한 작용의 지속 21. 급히 통과하기 29. 유체 이용 39. 불활성 환경
공간의 분리	1. 분할 2. 추출 3. 국부적 품질 4. 대칭성 변경 7. 중첩 17. 차원 변경 24. 매개물 이용, 26. 복사
조건에 의한 분리 (위상 공간에서 분리)	13. 거꾸로 함 28. 장의 변경 32. 색 변화 35. 속성 변화 36. 상 변화 38. 강력한 산화 39. 불활성 환경
부분과 전체 (하위 시스템 전이)	1. 분할 27. 값싸고 짧은 수명
부분과 전체 (상위 시스템 전이)	5. 합병 22. 유해한 것을 유익한 것으로.

파트 5. 요약

트리즈에서 실질적인 발명문제 해결 능력은 바로 트리즈 지식 베이스에 대한 활용 훈련 정도 와 숙지 정도에 의존한다고 해도 과언이 아니다. 따라서 트리즈 교육 과정이나 개인적인 공부에서 가장 중요한 부분은 트리즈 지식 베이스에 주어져 있는 발명 노하우 또는 가이드들을 활용하여 연습 문제를 해결해 보는 경험을 통하여 지식과 지혜를 많이 축적하는 것이다.

ARIZ

Part ⑥ 문제의 변경 또는 교체

문제를 다르게 변경할 수 있다면 ...

문제 해결의 실마리를 다양화하기 위해 복잡한 문제의 분할 및 핵심 문제 재선정, 다면적 사고를 통한 사고의 폭을 증가시킨다.

⑥

CHANGING OR SUBSTITUTING THE PROBLEM

Part 6

스텝

6.1. 기술적 해결안으로 전환

6.2. 여러 문제들이 결합된 문제인지 확인

6.3. 문제 변경

6.4. 최소 변경 문제 재 모델링 (상위 시스템 전이 법칙)

* 문제의미의 변환을 통해 복잡한 문제의 해결을 위한 것으로 대부분의 간단한 문제는 근본적인 갈등을 정의 갈등Feature를 시간이나 장소의 분리를 통해 해결

PART 6. 문제 변경 혹은 교체

파트 6은 파트 5까지 에서 얻은 최종 개념 해결안에 포함된 물리적 개념에 대하여 구체적 기술적 구현 방법 탐색과 파트 5까지 에서도 해결되지 않은 복잡한 문제의 경우에 고정관념 탈피에 대한 새로운 점검과 문제 해결 방향의 재설정으로 재공식화 하는 과정으로 파트 1의 스텝 1.1과 1.4로 회귀를 고려하는 4 개의 스텝으로 구성되어 있다.

파트 6은 고정 관념을 극복하여 보다 정확한 문제 서술을 할 수 있도록 진행 상황에 따라 문제를 재공식화 하기 위해서 파트 1으로 돌아가는 반복 과정(Iteration Process)을 제안한다.

파트 5까지 문제 해결된 경우 기술적으로 어떻게 구현할 것인지 개략도(Schematic Diagram)를 그려 고려하다. 만약, 파트 5까지 문제 해결이 되지 않는 경우는 다음 사항을 고려한다:

- 스텝 1.1로 가서 문제가 복잡하게 섞여 있는지를 재검토하고 중요한 한가지를 선택하여 진행한다. [스텝 6.2]
- 스텝 1.4로 가서 문제를 새로운 방향, 즉 1차로 선택하지 않은 다른 기술모순을 선정하여 진행한다. [스텝 6.3]
- 스텝 1.1로 가서 상위 시스템 요소 변경에 대하여 검토하고 진행하도록 제안한다. [(스텝 6.4)]

단순한 전형적인 문제들은 물리모순을 직접 제거하여 (예를 들면, 상충하는 특성을 공간 또는 시간으로 분리함) 해결될 수 있다. 복잡한 비전형적인 문제들을 해결하는 것은 일반적으로 고정 관념 또는 심리적 관성에 의해 초기에는 당연한 것으로 여겨지는 초기 구속들 (initial restrictions)을 제거하여 문제 서술(problem statement)을 변경하는 것과 관련되어 있다.

해결되어야만 하는 문제를 정확히 이해하기 위해서, 발명문제는 처음부터 정확하게 공식화 될 수가 없다. 문제 해결 과정은 문제 서술을 재공식화(reformulation) 하는 과정이다.

➢ 스텝 6.1 기술적 해결안으로 전환

문제가 해결되었다면 물리적 개념 해결안을 기술적 해결안으로 전환하라: 작용의 원리를 공식화 하고 이 원리를 구현하는 장치의 개략도 또는 가능하다면 설계도를 그린다. 개념 해결안의 개략도, 설계도, 샘플, 공식 등은 새로운 아이디어에 대한 거부감을 줄이는데 크게 도움이 된다.

➢ 스텝 6.2 여러 문제들이 결합된 문제인지 확인

만일 문제가 해결되지 않았다면 파트 1의 스텝 1.1에서 문제가 '여러 문제들의 결합된 상태'를 서술한 것인지를 확인한다. 만일 그렇다면 각각 다른 별도의 문제들로 분리하여 스텝 1.1을 재공식화 하여 하나씩 해결하여야 한다. 종종 하나의 주요 핵심 문제를 푸는 것으로 충분하다.

❖ 고려 사례

미세한 금 사슬들의 조각들을 납땜해야 한다. 1 m 사슬의 무게는 단지 1 g이다. 몇 백 미터의 사슬을 하루 만에 납땜하는 방법을 찾아야 한다.

이 문제는 몇 개의 문제로 분리할 수 있다.

1. 어떻게 미소량(micro-dose)의 땜납을 연결부위 사이에 삽입하는가?
2. 어떻게 금 사슬을 망가뜨리지 않고 삽입된 미소량의 땜납을 가열하는가?
3. 만일 땜납이 너무 많이 붙었다면 어떻게 제거하는가?

여기서 핵심은 미소량의 땜납을 연결부위 사이에 어떻게 삽입하느냐 하는 것이다.

1.1 문제 점검

스텝 6.3 문제 변경

만일 문제가 해결되지 않았다면 스텝 1.4에서 문제를 변경하여 다른 기술모순을 선정한다.

1.1 문제 점검

❖ 검토 사례

만일 검출이나 측정의 문제가 주어진다면 다른 기술모순을 선정하는 것은 측정부를 개선하는 것이 아니라 전체 시스템을 변경하여 측정해야 할 필요성을 없애는 것이다. 이것은 〈표준 해결법 4.1.1, 그림〉에 해당한다.

Class 4	표준해결법 4.1.1	명칭	측정이나 검출을 시스템 변경으로 대체
내용	만일 검출이나 측정을 해야 한다면 측정이나 검출이 필요하지 않도록 시스템을 변화시킨다.		
참조	발명원리 36. 상전이 37. 열팽창		
사례	예제; 영구 전기모터의 과열을 막기 위해 온도센서가 모터의 온도를 감지한다. 만약 모터의 극을 과열임계온도와 동일한 쿠리 포인트(Qurie Point)를 가지는 함금으로 제작한다면 모터의 동작이 스스로 멈출 것이다.		
	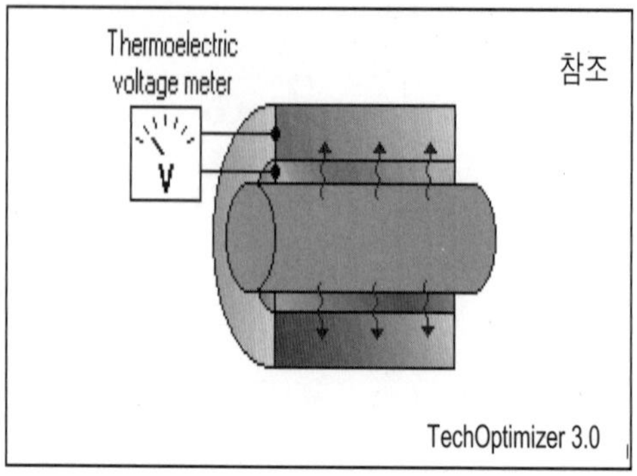		

연결지점 측정 정확성을 어떻게 증가시키는가 하는 것이다. 이 측정 문제는 개선 문제로 변경되었다. 어떻게 액체 분리기와 기름이 섞이는 것을 방지할 수 있는가?

❖ 해결안

액체 분리기는 기름과 쉽게 혼합될 수 있다. 그러나 액체 분리기는 필요할 때에 액체로 바뀌거나 용기에서 스스로 제거되어야 한다.

액체 분리기에 대한 요구 성질

- 기름에 녹지 않는다.
- 탄화수소 물질에 대해 비활성이다.
- 이송되는 기름의 밀도와 같은 밀도를 가진다.
- -50 ℃까지 얼지 않는다.
- 가격이 싸고 안전하다.

◆ 다음 참고서적에 상기조건에 맞는 액체 분리기로 암모니아를찾는과정이상세하게설명되어있다.

[출처: G.S. Altshuller: 1973, ALGORITHM OF INVENTION, Moscowskiy Rabochy, Moscow, p.207-209; 270-271]

스텝 6.4 최소 변경 문제 재공식화

만일 문제가 해결되지 않았다면 파트 1의 스텝 1.1로 되돌아가서 상위 시스템의 관점에서 최소 변경 문제를 재공식화 하라. 상위 시스템 전이 법칙의 하나의 경향인 단일-이중-다중 전이를 활용하거나, 필요에 따라 여러 연속된 상위 시스템의 관점에서 최소변경 문제를 재공식화 하라.

1.1에서 상위 시스템 전이

❖ 사례 : 가스-열 구조복에 대한 개념 해결안.

가스-열 구조복에 대한 개념 해결안이 이 스텝에 대한 전형적인 예이다 [출처: G.S. Altshuller: 1973, ALGORITHM OF INVENTION, Moscowskiy Rabochy, Moscow, 쪽 105-110]. 원래 이 문제는 냉각 가능한 구조복을 개발하는 것으로 서술하였다. 그러나 냉각에 필요한 동력을 공급하기 위해서는 무게가 증가하여 문제를 해결할 수가 없었다. 이 문제는 상위 시스템으로의 전이를 활용하여 해결하였다. 냉각 시스템과 호흡 시스템의 기능을 동시에 제공하는 가스-열 반사복을 만드는 것을 제시하였다. 구조복은 액체 산소를 이용하여 작동한다. 액체 산소가 증발하면서 냉각 시스템으로 작동하며 증발된 산소 기체는 호흡 시스템으로 작동한다[구 소련 특허 a.c. 111144]. 상위 시스템으로 전이 시켜서 전체 무게를 2-3배 줄일 수 있게 하였다.

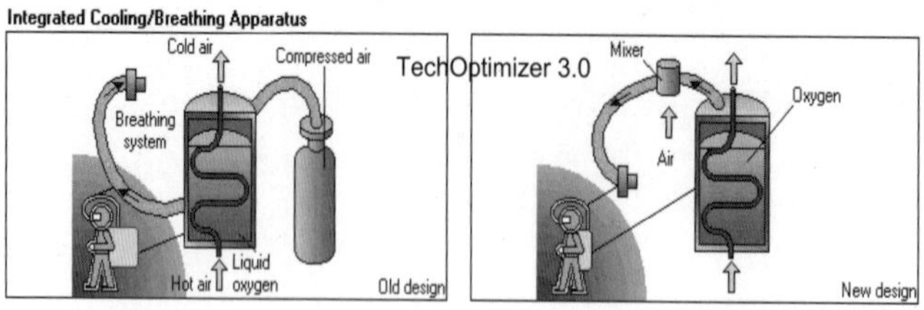

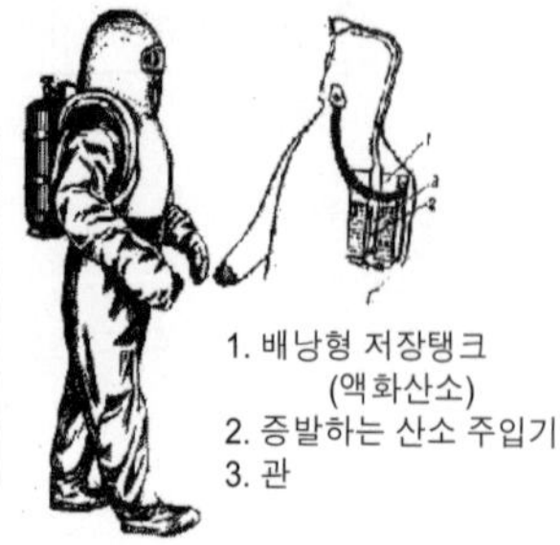

파트 6. 요약

파트 6의 6.1스텝을 제외한 문제 변경의 지시 내용들은 아리즈를 활용하는 실제 문제 해결 과정에서 파트 6에 와서 회귀하는 반복 과정을 하기 보다는 파트 6의 고려 내용들을 처음부터 반영하여 진행하는 것이 효율적이다. 도구나 환경에 관련된 용어를 일반화 하고 문제가 복합적으로 되어 있는 경우에는 우선 순위를 가지고 선택하여 순차적으로 진행한다. 모순 선택에서도 주요 기능을 바탕으로 선택하되 전략적 고려를 통해 쉽게 문제가 해결될 가능성이 있는 방향을 선택하여 진행한다. 또한, 시스템 다면 사고 분석을 통해 초기에 문제를 시스템 수준에서 해결할 것인지, 하위 시스템 수준에서 해결할 것인지 아니면 상위 시스템 수준에서 해결할 것인지를 충분히 고려하여 진행한다.

상기와 같은 파트 6의 다면 사고 분석 능력은 아리즈 사용에 익숙해지게 되면 자연스럽게 숙달 될 것이다. 단, 트리즈의 초보 입문자의 경우는 처음부터 이렇게 복잡한 사전 고려 프로세스를 고려하여 아리즈를 진행하기가 어려울 것이므로, 일단 스텝별로 순차적으로 진행하는 반복 과정을 통하여 사고의 폭을 증가시켜 나가야 한다.

ARIZ

Part 7 물리모순 해결 방법 분석과 해결안 평가

개념 해결안의
품질을 알 수 있다면...

얻어진 해결안의 우수성을 알기 위해
개념 해결안의 품질 점검 및
근본적인 갈등의 이상적 달성을 확인한다.

ANALYZING
THE METHOD OF RESOLVING
THE PHYSICAL CONTRADICTION

Part 7

스텝

주석 43

PART 7. 물리모순 해결 방법 분석과 해결안 평가

파트 7은 파트 6까지의 과정에서 도출한 최종 개념 해결안들을 개략도에 의해 구체화 하고 이 해결안들에 대해 평가를 하는 과정으로 4 개의 스텝과 1개의 주석으로 구성되어 있다.

해결안에 대한 평가를 몇 가지 질문들로 진행할 수 있다.

- 물리모순의 해결 결과는 이상적 최종 결과-1의 요구 조건을 만족시키는가?
- 물리모순을 해결하였는가?
- 도출한 개념 해결안은 실제 시스템 상에서 내구성 확보가 가능한가?
- 손쉽게 제어되는 요소나 특성이 있는가? 등이 그 질문이 될 수 있다.

만약에 상기 질문들 중 하나라도 만족하지 못할 경우는 진정한 이상적 최종 결과 즉, 혁신적이고 창의적인 해결안을 얻기 위하여 파트 1의 스텝 1.1로 돌아가서 문제 해결 과정을 다시 시작할 것을 권유한다. 여기까지 아리즈 진행 과정에서 여러 번의 반복 과정 제안이 있었으며 파트 7 해결안을 평가하는 스텝에서 마지막으로 이상적 최종 결과-2에 대한 기본적 요구 조건들을 만족하지 못했을 경우에 처음으로 돌아가서 다시 시작하도록 하고 있다.

아리즈는 반복 과정을 통해 창의적 문제 해결사고 능력인 다면 사고 능력을 체계적으로 향상 시켜주는 사고 혁신 방법론인 것으로 파트 7까지 와서 반복하는 과정은 훈련 초기에는 지루한 시행착오의 과정이다. 그러나 목표 지향적 문제 해결 과정인 아리즈의 경험이 축적될수록 이 과정은 점점 더 신속하고 직접적인 과정으로 문제 해결자의 두뇌에 각인될 것이다.

파트 7의 마지막 부분에서는, 특허 검색을 통해 특허 상의 신규성을 확인하고 해결안을 구체화 하는 과정에서 발생하는 하위 문제(sub-problem)들에 대한 고려한다.

아리즈 파트 7의 주요 목적은, 최종 개념 해결안(Final solution concept)의 품질을 점검하는 것이다. 물리모순은 거의 이상적으로 〈아무것도 없이〉 해결되어야만 한다. 새롭고 더욱 강력한 해결안을 찾기 위해 2~3시간을 더 할애하는 것이, 취약하고 구현하기 어려운 아이디어에 반평생을 쏟으며 싸우는 것보다 더 효과적이다.

스텝 7.1 개념 해결안 점검

최종 개념 해결안들을 검증한다. 각각의 해결안에 도입된 물질과 장을 검토한다. 새로운 물질이나 장을 도입하는 대신 이용 가능한 혹은 유도된 물질-장 자원을 활용하는 것이 가능한가? 스스로 조절되는 물질의 사용이 가능한가? 이것에 따라서 언어진 기술적 해결안을 수정한다. 가급적 내부자원을 쓰고 스스로 조절되는 물질이나 방법을 사용하여 수정한다.

- 주석 43. 스스로 조절하는 물질

❖ 사례 - 전파 망원경 안테나 피뢰침 개선

- 저압의 공기가 들어간 절연성 밀폐튜브

  절연성 튜브의 도입, 저압의 공기가 번개에 저절로 반응함.

- 밀폐 관의 내부 진공도가 제어 특성에 해당한다.

  번개의 전기장 특성에 민감하게 반응하도록 조건을 최적화 할 수 있다. 이것이 시스템 완전성 법칙의 제어계에 대한 검토이며 동시에 이상성 증가 법칙의 반영이다.

스텝 7.2 개념 해결안 예비평가

미리 개념 해결안을 관리 질문(control questions)에 의해 평가한다.

1. 개념 해결안이 IFR-1의 주요 요구사항을 만족시키는가(X-요소는, 시스템을 복잡하게 하거나)?
2. 만약에 있다면 어떤 물리모순이 개념 해결안에 의해 해결되었나?
3. 새로운 시스템이 최소한 하나의 손쉽게 제어되는 요소를 가지고 있는가? 어떤 요소인가? 어떻게 제어되는가?
4. 단일 사이클 문제 모델에 대하여 발견된 개념 해결안이 실제 조건인 여러 사이클에서도 적합한가? (이것은 실제 시스템 적용에 대한 내구성 또는 신뢰성 평가에 해당한다.)
5. 만약 얻어진 개념 해결안이 모든 질문에 만족하지 않으면 스텝 1.1로 되돌아 간다.

1.1부터 재 검토

❖ 사례 - 전파 망원경 안테나 피뢰침 개선

미리 개념 해결안을 관리 질문(control questions)에 의해 평가한다.

1. 개념 해결안이 IFR-1의 주요 요구사항을 만족시키는가(X-요소는, 시스템을 복잡하게 하거나)?

- 금속 피뢰침 대비 작동 원리가 동일하기 때문에 복잡하지 않고 현재로써는 추가적인 유해 작용도 없다.

2. 만약에 있다면 어떤 물리모순이 개념 해결안에 의해 해결되었나?

- 전도성이 있어야 하고 없어야 하는 모순이 해결되었다.

3. 새로운 시스템이 최소한 하나의 손쉽게 제어되는 요소를 가지고 있는가? 어떤 요소인가? 어떻게 제어되는가?

- 진공도의 조절에 의해 번개에 민감하게 반응하도록 조절할 수 있다.

4. 단일 사이클 문제 모델에 대하여 발견된 개념 해결안이 실제 조건인 여러 사이클에서도 적합한가? (이것은 실제 시스템 적용에 대한 내구성 또는 신뢰성 평가에 해당한다.)

- 가능할 것으로 예측되며, 실험이나 모의시험으로 확인이 필요하다.

5. 만약 얻어진 개념 해결안이 모든 질문에 만족하지 않으면 스텝 1.1로 되돌아간다.

1.1부터 재 검토

스텝 7.3 특허 베이스를 검색하여 개념 해결안의 우선권 점검

얻어진 개념 결안의 신규성을 특허 검색을 통해 점검한다.

스텝 7.4 얻어진 개념 해결안을 실행할 때 발생할 수 있는 하위 문제 추정

- 새로운 시스템의 구체적 설계 과정에서 나타날 수 있는 하위 문제(Sub-problem)는 무엇인가? 를 고려한다.
- 가능한 하위 문제의 목록을 만든다(추가 발명, 설계도, 계산, 조직의 변화에 대한 저항 극복 등을 요구하는 문제들).

파트 7. 요약

파트 7은 〈물리모순이 거의 이상적으로 아무것도 없이 해결되었는가?〉를 평가하는 과정이다. 이렇게 얻어진 이상적 최종 개념 해결안은 실제 구현하기도 쉽고 또한 시스템의 발전을 가져오는 결과를 초래한다.

아리즈 교육 훈련용 사례에서는 파트 7의 활용이 생략되는 것이 대분분이다. 이유는 대부분의 교육 훈련용 사례들은 이미 특허화 되어 있는 것을 바탕으로 아리즈적으로 재해석하여 훈련하도록 만들어진 것들이 대부분이기 때문이다. 그리고 현실적으로는 트리즈 또는 아리즈 과제를 통해 얻어진 결과들은 일반적으로 알려진 방법이나 6 시그마의 퓨 매트릭스(Pugh matrix) 등을 활용하여 평가한다.

단지 일반적인 평가 방법을 사용할 때 파트 7에서 제시하는 항목들을 추가적으로 채용하여 평가 한다면 파트 7의 취지를 유용하게 활용하는 것이라 생각한다.

아리는 실제 트리즈 과제에서 6시그마의 퓨 매트릭스(Pugh matrix or selection matrix)에 파트 7의 항목을 반영하여 만든 양식의 예이다.

반면에 아리즈를 전문적으로 활용하고 발전시키는 트리즈 전문가(국제 공인 Level 4이상의 트리즈 전문가)의 입장에서는 파트 7의 항목에 대한 평가 과정을 적용하는 경험을 통하여 해결안에 대한 합리적인 평가와 더불어 추가적인 항목 개선의 필요성 등에 대한 연구를 할 필요가 있다.

비교기준 좋음 +(최대) 같음 S(중간) 나쁨 -(1) 선택/평가기준	목표해결안(IFR)	가중치(1~5)	1. 개념안명칭	2. 저압의 절연성 밀폐튜브	3. 개념안 명칭	4. 개념아 명칭	......
1. 물리모순이 해결되었는가?	Yes : +	5	-	+	S	S	
2. IFR의 조건들을 만족시키는가(부작용)?	Yes : +	5	+	+	-	-	
3. 구현 시 어려움 정도?	NO : +	3	S	+	+	-	
4. 쉽게 제어되는 요소나 특성은 있는가?	Yes : +	4	-	+	S	+	
5. 자원의 활용 정도가 최소인가(최소변경)?	Yes : +	3	+	+	-	-	
6. 특허의 신규성이 있는가?	Yes : +	5	S	+	+	S	
7. 소요비용의 규모는 작은가?	Yes : +	5	-	+	S	-	
8. 제조성 또는 생산성 좋은가?	Yes : +	5	+	-	-	-	
+의 합			3	7	2	1	
-의 합			3	1	3	5	
S의 합			2	0	3	2	
+의 가중 합			+13	+30	+8	+4	
-의 가중 합			-14	-5	-13	-21	
해결안 우선 순위			2	1	3	4	

안테나 피뢰침 개선 사례에서는 문제 해결 과정이 파트 4에서 끝난 것으로 정리되어 있지만 엄밀하게는 파트 7이 트리즈의 문제 해결 기본 알고리즘 단계 4로 마지막 개념 해결안 단계에 해당 한다.

지금까지의 아리즈 과제 해결의 주요 과정을 요약해보자.

1. 문제 상황 분석
2. 문제 정의 - 기술모순과 심화 모순 문제 모델, 물질-장 문제 모델 등
3. 자원 분석 및 물리모순 정의
4. 이상적 최종 결과-2(해결안 모델) 정의

PART 7. 물리모순 해결 방법 분석과 해결안 평가

5. 개념 해결안 도출 - 분리원리(발명원리), 이펙트, 표준 해결법, 등
6. 해결안 평가 및 피드백의 순으로 진행 되었음을 알 수 있다.

이러한 6 단계의 개괄적인 문제 해결 과정은, 아리즈 혹은 다른 방법론에 상관없이 문제 해결자들에 의해 체계적인 문제 해결의 과정으로 활용될 수 있다.

이 6가지 단계들은 예를 들어 6시그마의 DMADOV - Define(정의), Measure(측정), Analyze(분석), Design(설계), Optimize(최적화), Verify(검증) - 프로세스와도 유사성이 있음을 확인할 수 있다. 진정한 혁신을 위해서는 이 두 개의 과정을 서로 독립적인 것이 아니라 서로 조화롭게 융화 시켜서 활용하는 프로세스 연구가 필요하다.

CHAPTER 1 아리즈를 위한 예비 분석

ARIZ

Part
8 도출 해결안의 적용

다른 분야에도
적용 할 수 있다면 ...

도출 해결안에 의해 밝혀진 자원 활용을 극대화하는 것으로 다른 문제에의 해결 적용성 검토 및 해결안 일반화 시도

8

도출 해결안의 적용

Part 8

스텝

8.1. 상위 시스템의 변화에 대한 평가
8.2. 도출 해결안의 새로운 적용 탐색
8.3. 다른 문제에 개념 해결안 적용

주석 44

* 해결안의 자원을 최대한 활용하는 것으로 매우 좋은 아이디어는 특정의 문제만 해결하는 것이 아니라 다른 개념적 문제에도 적용될 수 있는 일반적인 Key를 제공한다.

PART 8. 도출 해결안의 적용

파트 8은 파트 7까지 과정에서 결정된 최종 개념 해결안을 이용하여 다른 문제를 해결할 수 있는지에 대한 적용성의 검토와 해결안을 일반화하는 과정으로 3개의 스텝과 1개의 주석으로 구성되어 있다.

경쟁력있는 혁신적인 아이디어는 특정 문제뿐 만 아니라 다른 유사 문제(Analogous problems)를 해결하는 데에도 보편적 키 또는 해결 가이드로 사용된다. 아리즈 파트 8의 목적은 도출 해결안에 의해 밝혀진 자원들의 활용을 극대화하는 것으로 최종 개념 해결안과 관련된 자원들의 활용을 극대화 시킬 수 있게 도와준다. 일반적으로 문제 해결자들은 실제 과제를 통한 문제 해결 과정에서 자신이 경험한 내용들을 특허화 하거나 개인의 기억 속에 잠재우고 적극적으로 그것을 또 다른 문제 해결에 활용하는 특별한 노력을 기울이지 않는 것이 현실이다.

그러나 아리즈에서는 아리즈를 통해 얻어진 최종 개념 해결안에 대하여 적극적으로 최대한 활용할 수 있는 노력을 기울일 수 있는 부분을 과정으로 만들어 놓았다. 따라서 파트 8은 해결안에 대한 트리즈의 일반화 이론 개발 과정이라 할 수 있다.

스텝 8.1 상위 시스템 변화에 대한 평가

해결안에 의해서 변경된 시스템을 포함하는 상위 시스템이 어떻게 변경되어야 하는지를 검토한다. 〈시스템 다면 사고 분석 4〉에 최종 개념 해결안에 대한 상위 시스템 요소들이 나타나 있다.

시스템 다면 사고 분석 4

◆ **상위시스템 및 환경 요소** ; 안테나, 전파망원경
◆ **최종해결안 시스템(번개 흡수)** ; "저압의 전연성 튜브 - 번개" 피뢰침 시스템
◆ **하위 시스템** ; 절연성 튜브, 저압의 공기, 접지 전극, 번개(전기장,전류)

스텝 8.2 도출 해결안의 새로운 적용 탐색

변경된 시스템 또는 상위 시스템이 새로운 종류의 문제에 적용될 수 있는지 검토한다.

스텝 8.3 다른 문제에 개념 해결안 적용

도출된 개념 해결안을 다른 문제의 해결에 활용할 수 있는지 검토한다.

1. 일반적인 해결 원리를 공식화 한다.
2. 다른 문제 해결에 해결 원리를 바로 적용할 수 있는지 검토한다.
3. 다른 문제 해결에 해결 원리를 반대로 하여 적용할 수 있는지 검토한다.
4. 형태학적 행렬(Morphological Matrix)을 만든다.
5. 시스템과 주요 부품의 치수를 변경하여 얻어질 수 있는 해결 원리를 검토한다. 즉, 치수를 0으로 혹은 무한대로 할 때 어떻게 될지를 상상한다. 이것은 DTC 분석 방법론의 일부이다.

즉, 치수를 0으로 혹은 무한대로 할 때 어떻게 될지를 상상한다. 이것은 DTC 분석 방법론의 일부이다.

(예, 형태학적 행렬) '부품의 위치' 대 '물체의 위상상태' 또는 '적용된 장' 대 '외부환경의 위상 상태' 등이 행렬은 개념 해결안의 가능한 모든 변조와 재구성을 포함한다.

		물체의 위상 상태	
		1	2
파트의 위치	a		
	b		

8.3 d.의 형태학적 행렬 (Morphological Matrix) 예시 – 여러 가지 변형 가능성에 대하여 검토할 수 있다.

- 주석 44. 일반적 이론화하기

파트 8. 요약

일반적으로 아리즈를 활용하는 교육 사례나 실제 문제 해결 과정에서 파트 8은 생략되는 부분이다. 대부분의 문제 해결자들의 목표는 문제에 대한 해결안이지 해결안에 대한 활용성 평가와 일반화는 시간 낭비라 여기기 때문이다. 기업에서 아리즈 활용의 경험으로 볼 때 대부분은 아리즈의 복잡성으로 인해 아리즈 각 스텝들에 대한 의무적 수행 정도로 끝나는 것이 현실인 입장에서 파트 8의 진행은 사실 사치라 할 수 있다.

그러나 트리즈 전문가의 입장은 다르다. 적어도 아리즈를 활용하고 있는 자격 있는 트리즈 전문가라고 한다면 장기적인 안목에서 트리즈 발전에 기여해야 할 책임이 있고 이러한 측면에서 개인적인 노력으로 파트 8의 진행을 통해 해결안의 일반화를 통하여 개인적 문제 해결 지식 베이스를 구축하는 노력이 필요하다.

파트 8의 8.3스텝은 형태학적 행렬 표를 만들어 최종 선정된 해결안에 관련하여 얻어진 자원 활용에 대한 극대화를 제안하고 있다.

ARIZ

Part ⑨ 문제 해결 과정 분석

이론과
실제 해결과정이 Why
다른지 알 수 있다면 ...

이론과 실제 문제 전개 과정 비교 평가

노하우의 확대

개인의 창의적 잠재력 향상이 이루어진다.

⑨

문제 해결 과정 분석

Part 9

스텝

9.1. 이론적 문제 해결 과정과 실제 문제 해결 과정 비교

9.2. 도출된 개념해와 트리즈 지식 비교

주의 1

* ARIZ를 이용한 문제해결과 동시에 개인의 창의력 향상에 기여하기 위한 것으로 문제해결과정에 대한 정확한 분석이 요구된다.

PART 9 문제 해결 과정 분석

아리즈의 마지막 부분인 파트 9는 2개의 스텝과 주의 1개로 구성되어 있다.

알트슐러는 파트 9 과정을 거쳐야만 개인의 창의적 잠재력(Creative potential of the person)이 향상된다는 것을 파트9의 목적으로 기술하고 있다.

파트 9는 파트 8까지 아리즈의 이론적 전개 과정과 실제 문제에 이용한 전개 과정에 대해 비교 평가한다. 문제 해결 과정에서 도출하여 일반화 한 최종 개념 해결안을 트리즈의 지식 베이스와 비교하여 새로운 것일 경우 예비 지식 베이스(preliminary knowledge base)에 추가적인 발명 노하우로 관리할 것을 권장한다. 트리즈를 전문적으로 연구하고 발전시키고자 하는 열정이 있는 트리즈 애호가인 경우에는 알트슐러가 제안하는 방식으로 아리즈를 활용하도록 노력해 본다면 본인의 창의적 잠재력 향상에 도움이 될 것이 분명하다.

단, 아리즈를 처음 배우고 활용하는 입문자에게는 너무 번거롭고 벅찬 과정이라 생각한다. 따라서 초기 활용에서는 파트 9에 그런 내용이 있다는 정도로 이해하는 것으로 만족하고 주로 파트1~파트 5 정도까지 그리고 파트 7을 활용하여 문제 분석, 해결, 그리고 평가 과정을 숙달하기 위한 연습을 반복할 필요가 있다. 이러한 과정에서도 충분히 아리즈적 사고를 두뇌에 각인시킬 수 있고, 〈발명 창조성: Inventive Creativity〉을 증가시키는데 도움이 될 것이다.

알트슐러가 기술한 파트 9의 목적을 살펴 보자. 아리즈를 사용하여 해결한 모든 문제는 개인의 창의적 잠재력을 증진시켜야만 한다. 그러므로 이를 위해서는 문제 해결 과정을 철저하게 분석해야 한다.

스텝 9.1 이론적 문제 해결 과정과 실제 문제 해결 과정 비교

실제 문제 해결 과정과 이론적인 해결 과정 즉, 아리즈 본문에 따른 과정을 비교하라. 만일 차이점이 있으면 모두 기록하라.

스텝 9.2 도출된 개념 해와 트리즈의 지식 비교.

도출된 개념 해결안과 트리즈 지식 베이스(발명원리, 표준 해결법, 물리적 자연 효과 및 현상)의 정보를 비교하라. 만일 트리즈 지식 베이스에 이러한 원리가 없으면 그것을 예비지식 베이스에 기록해 두라.

✔ **주의** : 아리즈(아리즈-85C)는 이용 가능한 문제 축적(problem fund)의 많은 문제들에서 검증되었으며, 연구되고 교육용으로 활용되어 왔다. 몇몇 사용자들은 이를 망각하고 개개인의 문제 해결 경험에 기반하여 아리즈의 개선점을 제시한다. 비록 제안된 개선점이 특정 문제에 대해 잘 활용될 수는 있지만 일반적으로 특정 문제에 도움이 되는 방법은 또 다른 문제의 해결에는 오히려 방해가 될 수도 있다.

이러한 이유에서 재치 있는 작은 사람들 모델이 그랬듯이 어떠한 제안이든 처음에는 아리즈와 별도로 검증되어야 한다. 새로운 제안을 아리즈에 포함시키려면 변경 사항에 대해 최소한 20~25개 정도의 매우 어려운 문제를 가지고 검증되어야 한다.

아리즈는 지속적으로 발전되고 있기 때문에 새로운 아이디어를 필요로 한다. 그러나 이러한 아이디어들은 우선 신중하게 검증과정을 거쳐서 정형화한다면 빠른 결과를 도출해주고, 또 다른 방법론을 만들어내는 밑바탕이 될 것이다.

파트 9. 요약

파트 9가 끝나고 마지막으로 제시하는 주의내용은 기본적으로 아리즈 발전을 위한 제언이다. 알트슐러 자신의 연구는 아리즈-85C로 완료하였지만 시대 변화와 더불어 계속적으로 발전시켜 활용하도록 개방한 것이다. 그러나 발전을 시키더라도 개인적으로만 만족되는 방향에서 개선시키고 발전시키지 말고 누구나 보편적으로 활용할 수 있는 방향에서 검증 과정을 거쳐 발전 시켜 줄 것을 당부하고 있다.

다음은 아리즈-85C의 역사를 요약한 논문에서 발췌한 것으로, 알트슐러의 아리즈 발전 방향에 대한 제언들이다 〈별첨 6. 참고 문헌 8번〉.

1. 아리즈-85C 진화에서 정밀성을 증가시키는 전통이 좀 더 완전해질 때까지 계속되고, 기술 시스템 진화 법칙의 활용을 증가시키는 방향
2. 물리모순과 물리모순의 해결 방법인 분리원리들간의 연결을 좀 더 강화하는 방향
3. 지식 베이스의 확장과 아리즈-85C와 표준 해결법의 연결을 강화하는 방향
4. 아리즈-85C의 두 번째 부분인 아이디어의 발전과 활용에 대한 부분(예. 파트 8, 9)을 분리하여 별도 알고리즘화 하는 방향
5. 해결해야 하는 새로운 문제를 찾아내기 위한 새로운 첫 번째 장 또는 분리된 알고리즘으로 개발하는 방향
6. 강력한 사고(Powerful thinking)를 위한 기술들을 발전시키기 위한 도구들로써 아리즈-85C의 철학적 기능(Philosophical function)을 강화하는 방향
7. 다른 분야의 문제에도 빠르게 활용할 수 있도록 일반화를 증가시키는 방향

여기까지가 아리즈-85C 매뉴얼에 대한 전반적인 설명을 했다. 각 파트를 이루고 있는 스텝을 진행하면서 주어지는 주석, 규칙, 주의 등에 대해서 있는 그대로 충실하게 수행을 하면서, 각자 나름의 알고리즘을 만들 때 까지 반복한다.

3 막

ARIZ 활용사례

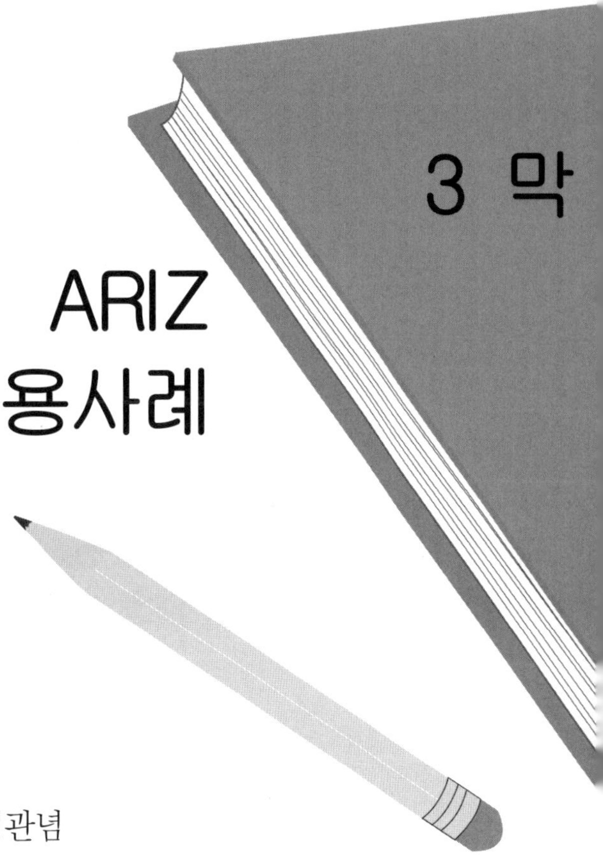

Using ARIZ 1.0 과학지식 속의 고정관념

열대어 수족관은 Why 따뜻하게 유지되는 걸까?

Using ARIZ 2.0 산업현장 속의 어려운 문제

콘크리트 블록은 Why 잘 안 빠질까?

Using ARIZ 3.0 생활 속의 불편함

물안경은 Why 렌즈가 있을까?

알고 있으면
아는 대로
생각 하라

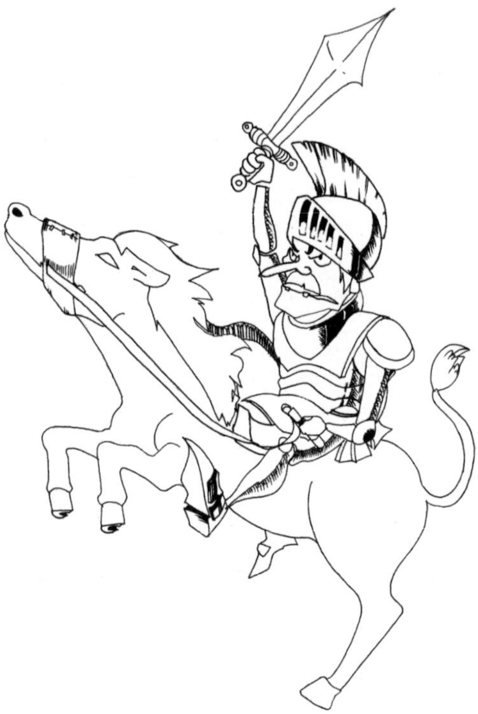

1.0 아리즈를 위한 예비 분석

Using ARIZ 1.0

과학지식 속의 고정관념

열대어 수족관은 Why 따뜻하게 유지되는 걸까?

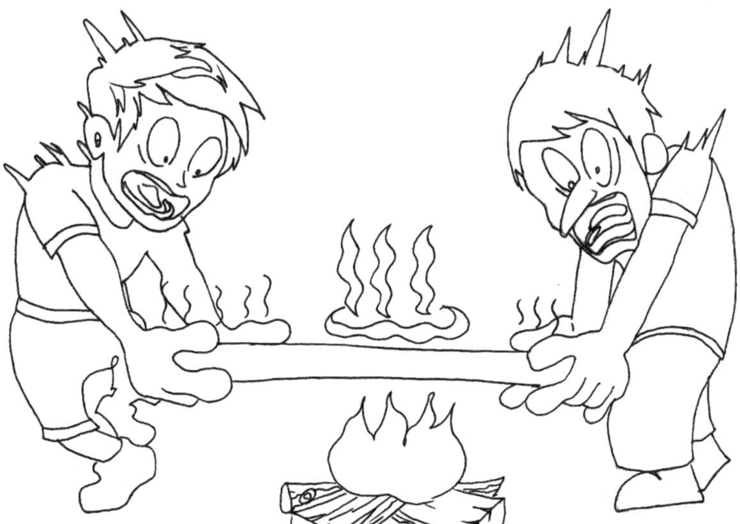

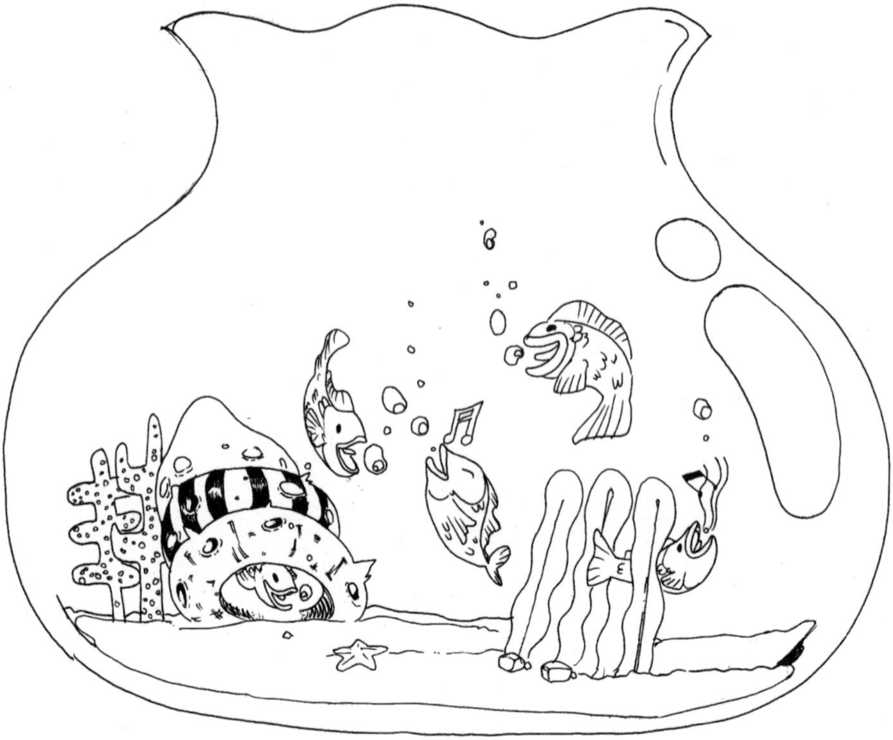

열대어 수족관을 항상 따뜻하게 유지시켜라

Using ARIZ

1.0 아리즈를 위한 예비 분석

문제 상황:

열대어 수족관은 낮에는 태양의 열에 의해 따뜻하게 유지되고 있었고[그림 상황 1], 밤이 되면 땅속의 지열이 열대어 수족관으로 공급되어지는[그림 상황 2] 친환경 장치로 구성되어 있다. 이 친환경 장치는 노후로 인해 빈번한 고장을 일으키고 있었고, 새로운 장치는 최신형 컴퓨터가 설치되어 있고 복잡하고 고가여서 고민이다. 또한 별도의 가열장치를 사용하고 있는데 친환경 규제 및 고유가에 의해 지속적으로 사용하는 것도 제한을 받고 있다. 지열 시스템은 열을 이동시켜주는 역할을 하는데, 열대어 수족관이 땅속의 온도보다 높으면 열을 차단시키고, 땅속의 온도가 열대어 수족관보다 높으면 열대어 수족관으로 지열을 전달해 준다.

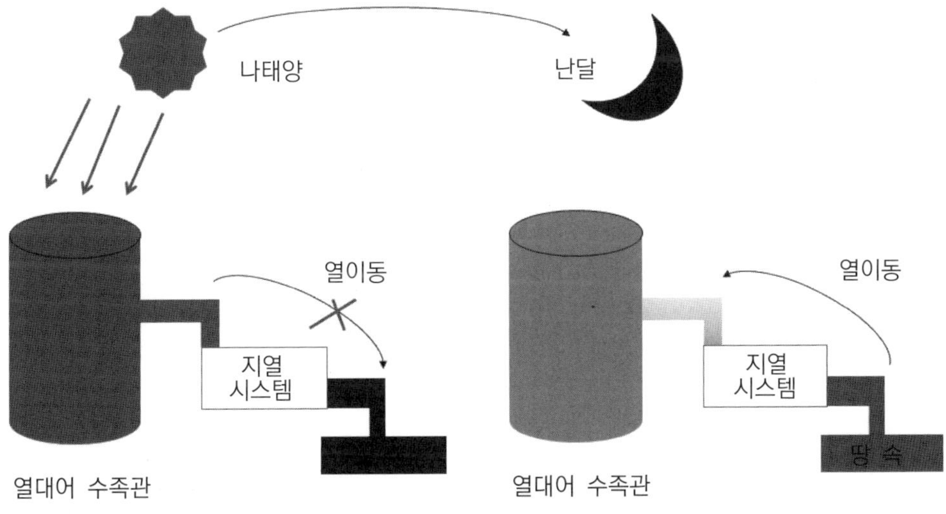

[그림 원하는 시스템 1] [그림 원하는 시스템 2]

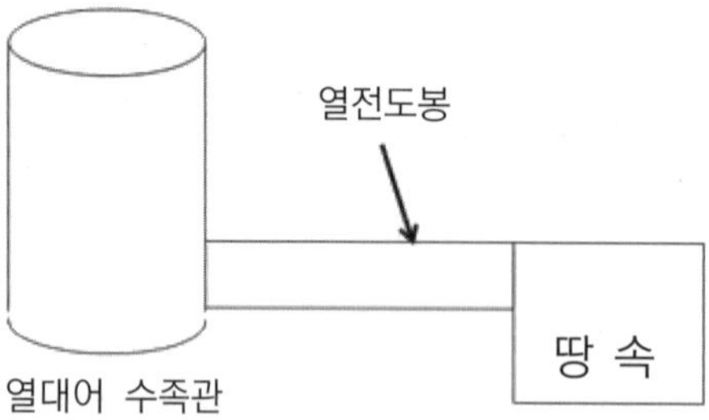

[그림 원하는 시스템 1]

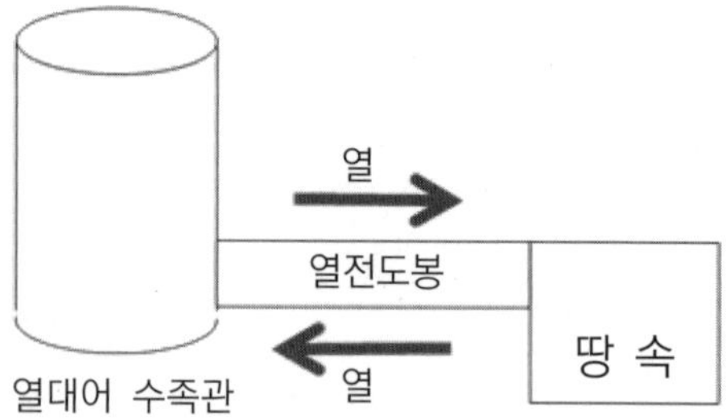

[그림 원하는 시스템 2]

가장 이상적으로 현재 사용하고 있는 지열 시스템이 없어지고 지열이 스스로 열대어 수족관으로 열이 전달이 되었으면 좋은데 불가능할 것으로 판단을 내린 상태이다. [그림 원하는 시스템 1]

기존에 배운 자연과학 지식에 의하면 열은 따듯한 쪽에서 차가운 쪽으로 흐르고 금속에서는 모든 방향으로 열이 전도되는 현상이 있다. [그림 원하는 시스템 2] 노후된 지열시스템이 없이도 땅속의 지열이 자동으로 열을 전달해주고[그림 문제상황 2], 지열의 온도가 열대어 수족관보다 낮으면 자동으로 열을 차단해주었으면 한다[그림 문제상황 1]. 우리가 원하는 한 쪽 방향으로만 흐르게 한다는 것은 무엇인가 다른 장치가 필요하다고 생각된다. 복잡하지도 비싸지도 않으면서 사용하기 쉬웠으면 좋겠다.

이 상황을 해결하려면 어떻게 하는 것이 좋을까?

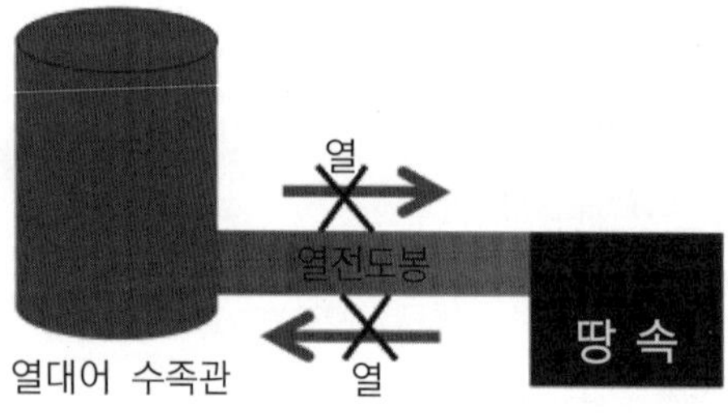

[그림 문제상황 1] 열대어수족관의 온도가 높을 때

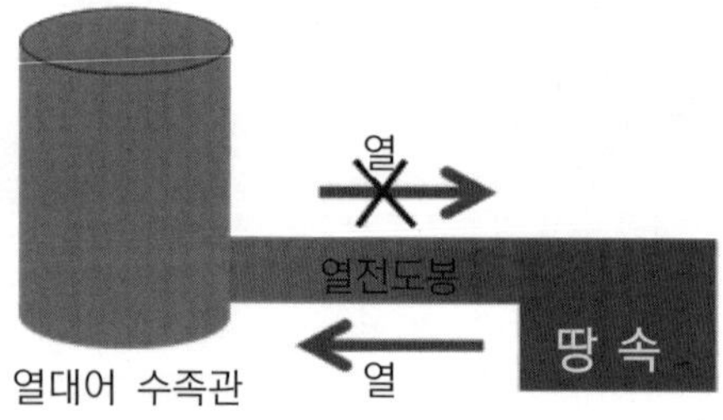

[그림 문제상황 2] 땅속의 온도가 높을 때

나의 아이디어

기존의 지식과 경험을 바탕으로 나온 직관적인 아이디어와 다른 아이디어와 무엇이 다르며 어떤 과정이 다른지 비교해 보기 바란다.

열대어 수족관으로 지열의 온도가 높을 때만 열을 전달하게 하는 아이디어는 어떤 것이 있는가?

아이디어 1. ( )

아이디어 2. ( )

아이디어 3. ( )

아이디어 4. ( )

아이디어 5. ( )

아이디어 6. ( )

아이디어 7. ( )

아이디어 8. ( )

아이디어 9. ( )

아이디어 10. ( )

나의 아이디어 중에서

1. 장치의 수, 가격, 고장, 유지비, 사용성, 활용성 등등의 기준으로 아이디어 순위를 부여해 본다.
2. 기존 지식과 경험에 의해 우리의 감각에서 나오는 관점에서의 아이디어와 다른 아이디어와 무엇이 다르며, 어떤 과정이 다른지 비교해 보자.

➢ 일반적인 방법 :

열대어 수족관으로 지열의 온도가 높을 때 열을 전달하게 하는 아이디어는 일반적으로 아래와 같은 방법으로 해결하는 경우가 많았다.

❖ 아이디어 1. :

열팽창률이 큰 재료를 열전도봉을 선택한다. 열전도봉B가 열전도봉A보다 열전도가 높도록 한다. 땅속의 온도가 높으면 열전도봉B는 열전도봉A보다 더 팽창을 하여 열전도봉이 붙게되어 열이 전도가 될 것이다.

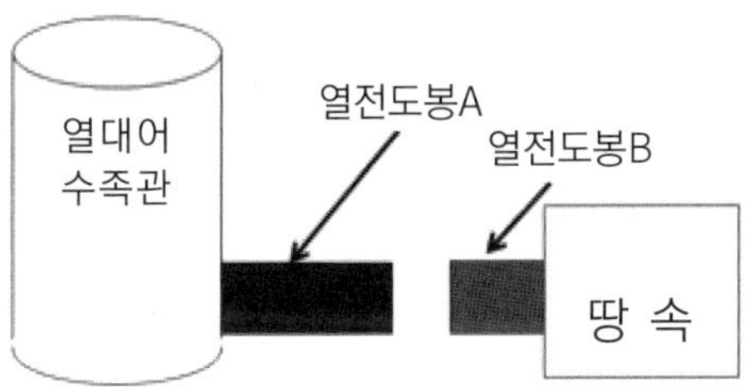

❖ 아이디어 2. :

온도에 따라 열전도봉이 위아래로 휘면서 부착하기도하고 떨어지게도 만든다.

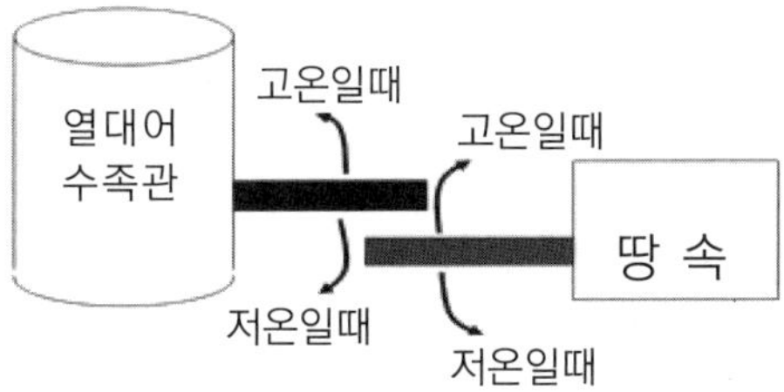

❖ 아이디어 3.

땅속의 온도 및 열대어 수족관의 온도를 측정한다. 제어기를 통해서 전도봉이 연결되고 분리되도록하는 시스템을 구성한다.

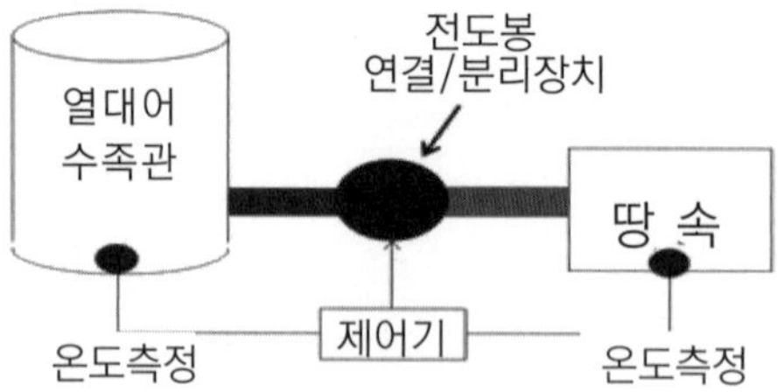

❖ 아이디어 4.

제어기를 통해서 전도봉이 연결되고 분리되도록 하는 회전 시스템을 구성한다.

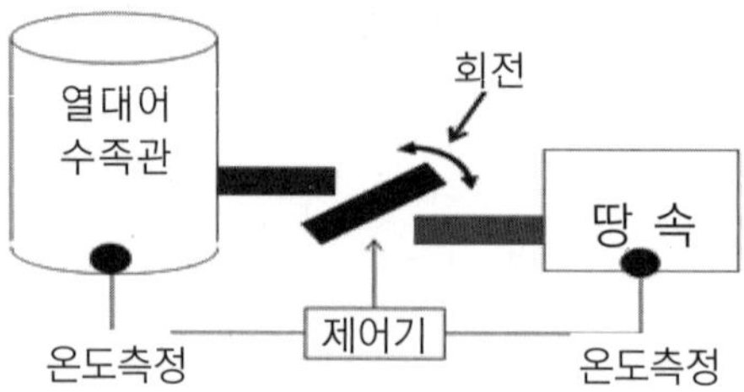

❖ 아이디어 5.

땅속의 온도가 높으면 열대어 수족관으로 열을 보내주는 단열 벽이 있는 관을 설치한다.

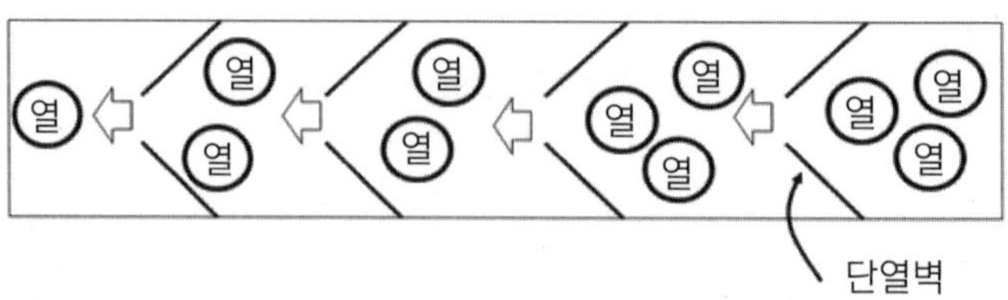

❖ 아이디어 6.

온도가 올라가면 열전도봉이 열팽창을 하여 열대어 수족관에 연결이 되어 열을 전달하게 하는 시스템으로 구성한다.

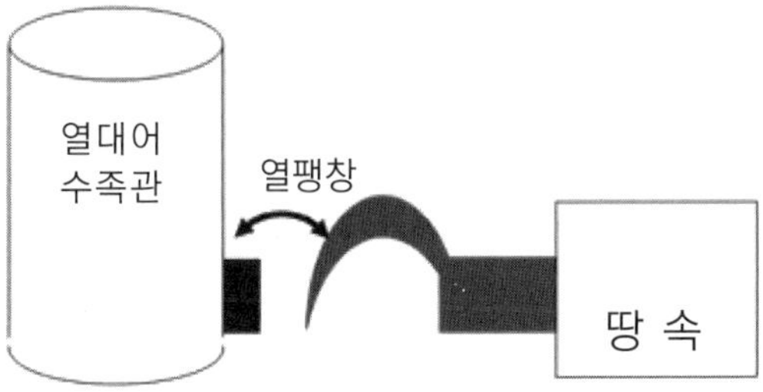

❖ 아이디어 7.

반도체가 있다면 반열전도체가 있을 것이다. 일정 온도가 되면 열이 흐르게 한다.

다수의 아이디어에는 원래의 목적을 충실히 수행하면서도 2차적인 부작용이 발생한다. 위의 각 아이디어 속의 부작용을 찾아보고 기술 모순으로 모델을 할 수가 있다. 40가지 발명원리를 통해 간단히 해결책을 찾아보기를 권장한다.

ARIZ PART 1. 문제 분석

스텝 1.1 최소 변경 문제 모델링

◆ 문제 상황 : 열전도봉 자체만으로는 한쪽 방향으로 열을 전도 시킬 수 없는 상황

1. 〈따뜻하게 열을 공급받기〉 위한 열대어 수족관은

2. 〈열대어 수족관, 열전도봉, 지열〉로 구성되어 있다.

◆ 기술모순-1:

금속 열전도봉의 열전도가 좋으면 열은 열대어 수족관에서 지열로(열$_{AB}$방향) 또는 지열에서 열대어 수족관(열$_{BA}$방향)으로 잘 흐른다.

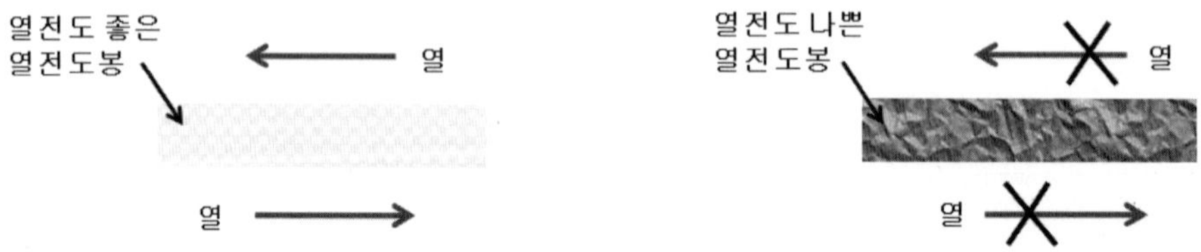

◆ 기술모순-2:

금속 열전도봉의 열전도가 나쁘면 열은 열대어 수족관에서 지열로 또는 지열에서 열대어 수족관을 잘 흐르지 못한다.

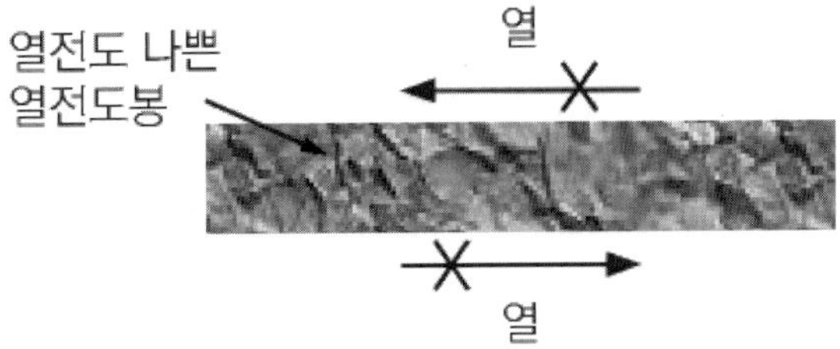

3. 열전도봉의 최소 변경으로 열대어 수족관에서 지열로 열전도가 잘 되지 않고, 지열에서 열대어 수족관으로 열전도가 되는 상황을 얻고자 한다.

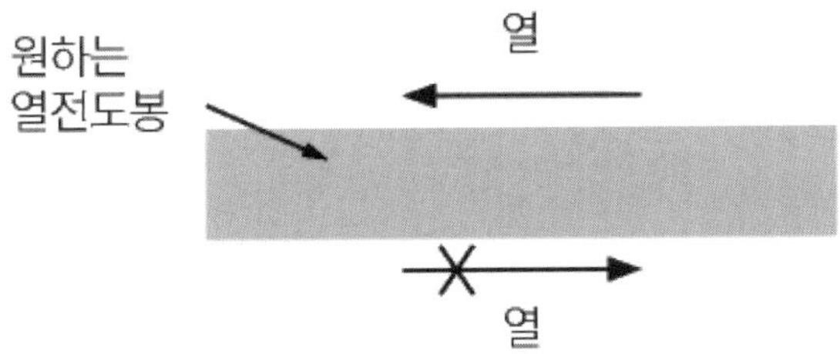

스텝 1.2 모순 요소들 정의

1. **대상** : 열 (열$_{AB}$:열대어 수족관에서 지열로 흐르는 열 , 열$_{BA}$:지열에서 수족관으로 흐르는 열)

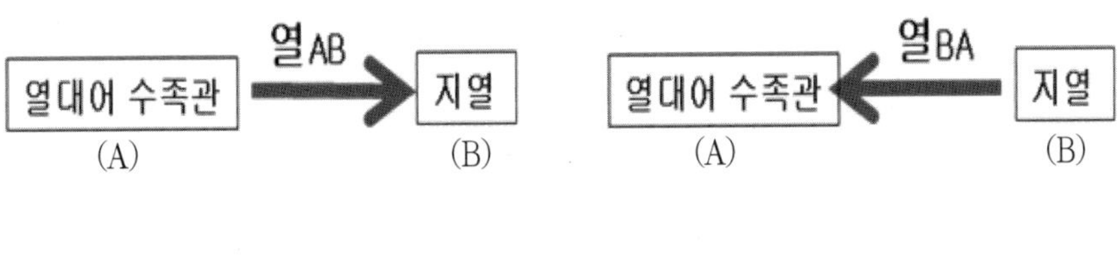

2. **도구** : 열전도봉 (좋은, 나쁜)

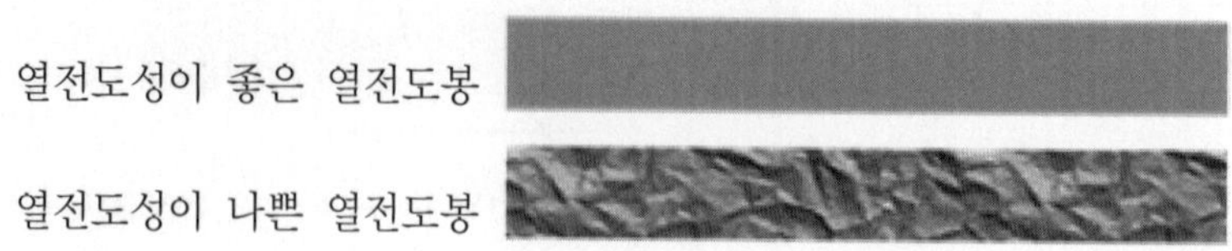

스텝 1.3 기술모순의 도식 모델 묘사

◆ 기술모순-1 : 열전도성이 좋은 열전도봉

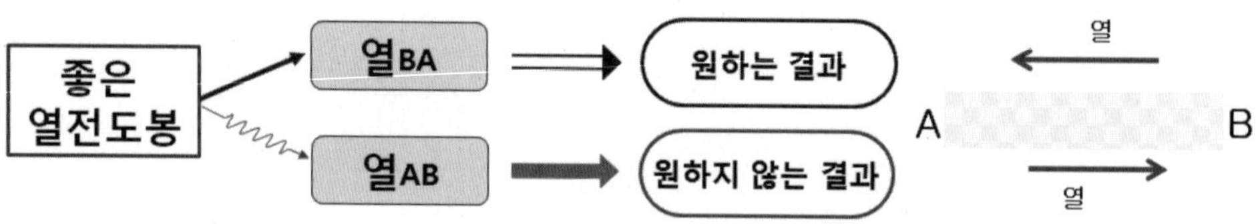

[그림 스텝 1.3-1]

◆ 기술모순-2 : 열전도성이 나쁜 열전도봉

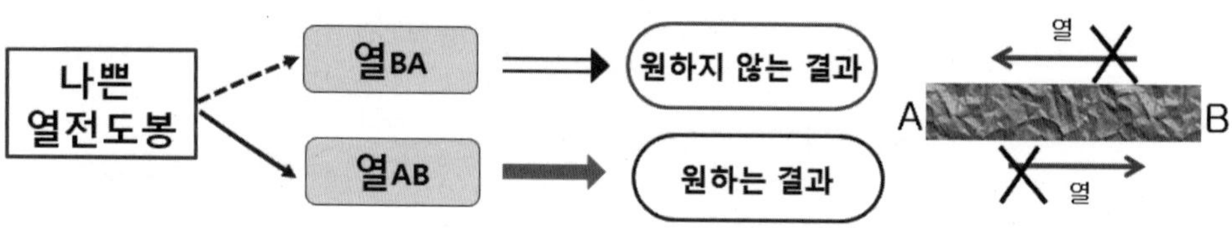

[그림 스텝 1.3-2]

스텝 1.4 심화 분석을 위한 도식 모델 선정

1. **주요 기능 생각** : 열이 열대어 수족관에서 지열로 전도되어지는 것.

2. **선택** : 기술모순-1 좋은 열전도봉

   열전도성이 좋은 열전도봉은 열이 열대어 수족관에서 지열로 전도되지 않지만, 지열에서 열대어 수족관으로의 열전도가 일어난다.

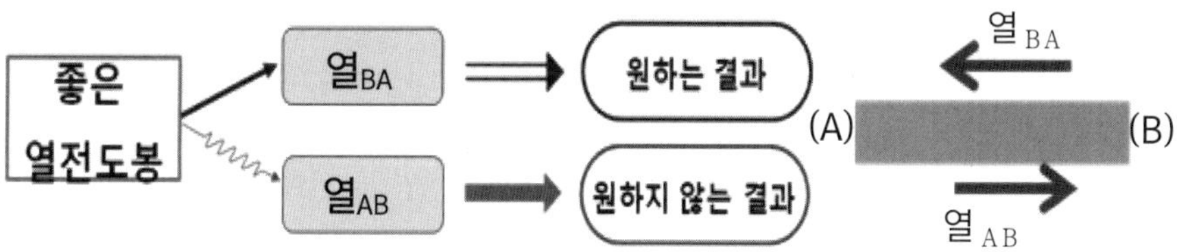

[그림 스텝1.4-1]

스텝 1.5 모순 심화

선택된 기술 모순-1에서 열전도봉은 [좋은 열전도봉]이라는 상황 대신에 [매우 좋은 열전도봉]으로 심화되어 있다.

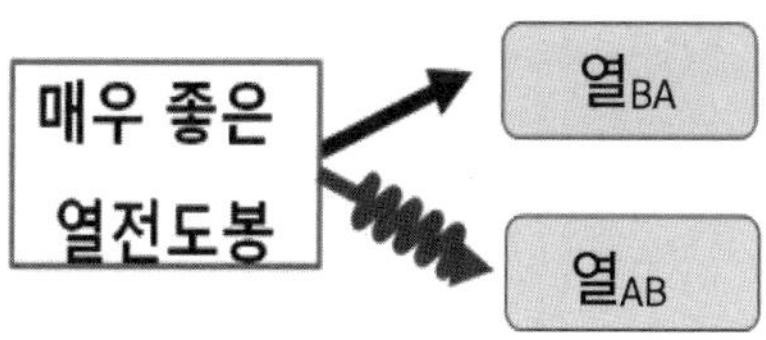

[그림 스텝1.5-1]

- **심화된 기술모순-1 :**

  매우 좋은 열전도봉은 열$_{BA}$로 열을 아주 잘 전달시켜 주지만(+), 열$_{AB}$로도 열을 아주 잘 전달시켜준다(-).

스텝 1.6 문제모델 요약

열전도봉은 열전도가 매우 좋은 열전도봉으로 변해졌다.

1. **심화된 모순 쌍** : 좋은 열전도봉과 열 $_{AB}$
2. **심화된 모순** : 열전도봉의 열전도가 매우 좋으면, 열 $_{BA}$의 열전도가 매우 좋지만(+), 열 $_{AB}$의 열전도도 매우 좋다(-).
3. **X-요소의 도입** : 열전도가 열 $_{BA}$는 되면서, 열 $_{AB}$의 열전도는 되지 않게 하는 어떤 X-요소가필요하다.

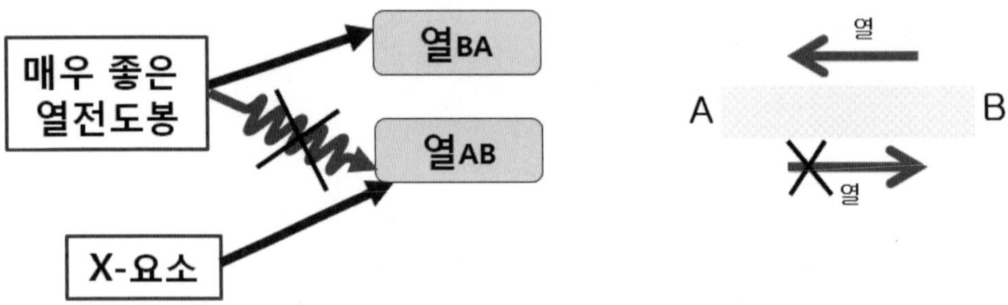

[그림 스텝1.6-1]

스텝 1.7 1차 표준 해결법 활용 (심화된 기술모순 상황)

어떤 표준해결법을 활용할 수 있는지 생각해 본다.

ARIZ PART 2. 문제 모델 분석

스텝 2.1 작용 영역(OZ) 정의

열 흐름이 있는 열전도봉 전체

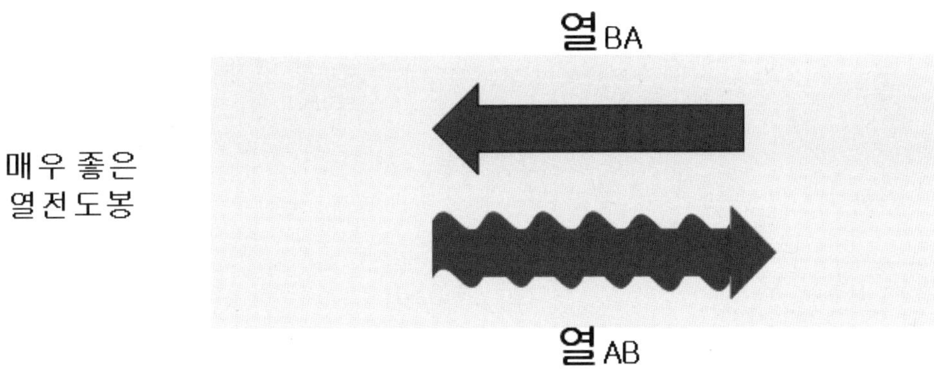

[그림 스텝2.1-1]

스텝 2.2 작용 시간(OT) 정의

- T1(모순 발생) : 열 흐름이 일어나는 과정 내내
- T2 : 열 흐름이 일어나는 과정 전

➤ 스텝 2.3 물질-장 자원들의 정의

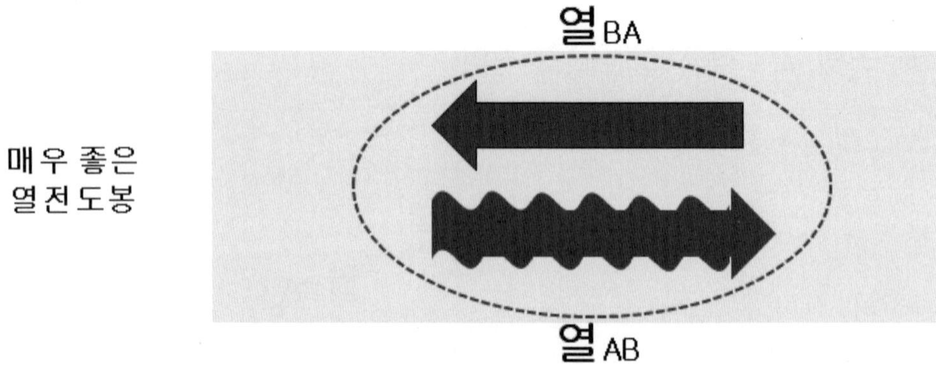

[그림 스텝2.3-1]

[표 스텝2.3-1]

자 원		속성	속 성 값	
물질	장		T1	T2
매우 좋은 열전도봉	열	방향	AB BA	– –
		온도	낮다	높다
공기	–			
…	–			

◆ 가용할 자원을 위주로 물질-장 자원분석을 하고, 만족할 만한 아이디어가 나올 때까지 자원분석의 범위를 넓히면 된다.

ARIZ PART 3. 물리모순과 이상적 최종 결과의 정의

스텝 3.1 이상적 최종 결과-1 정의 (심화된 기술모순)

- X-요소는,

시스템을 복잡하게 하지 않으면서 추가적인 유해작용 없이,
〈열흐름이 있는 열전도봉 전체〉안에서
〈열 흐름이 일어나는 과정 내내 T1 + 열흐름이 일어나는 과정 전 T2〉동안에
도구 (매우 좋은 열전도봉)이 수행하는
〈지열에서 열대어 수족관로의 열흐름(열$_{BA}$)〉을 유지하면서(유익 기능 유지)
〈열대어 수족관에서 지열로의 열흐름(열$_{AB}$)〉을 제거한다.(유해 기능 제거)

스텝 3.2 이상적 최종 결과 -1의 심화 (이상적 최종 결과 해결 자원 선정)

- 시스템 내 자원(매우 좋은 열전도봉)은,

시스템을 복잡하게 하지않고 추가적인 유해작용 없이,
〈열흐름이 있는 열전도봉 전체〉안에서
〈열 흐름이 일어나는 과정 내내 T1 + 열흐름이 일어나는 과정 전 T2〉동안에
도구 (매우 좋은 열전도봉)이 수행하는
〈지열에서 열대어 수족관로의 열흐름(열$_{BA}$)〉을 유지하면서(유익 기능 유지)
〈열대어 수족관에서 지열로의 열흐름(열$_{AB}$)〉을 제거한다.(유해 기능 제거)

〈생각〉 어떻게 X-요소는 열장(열$_{AB}$, 열$_{BA}$)을 활용해서 지열이 열대어 수족관으로의 열흐름을 유지하면서, 열대어 수족관에서 지열로의 열흐름을 제거할 수 있도록 매우 좋은 열전도봉을 변화시킬 수 있을 것인가?

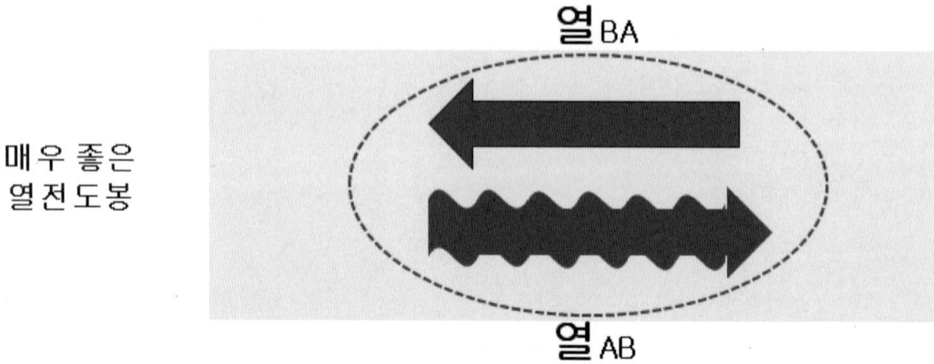

[그림 스텝3.2-1]

스텝 3.3 매크로 레벨의 물리모순 정의

- 〈매우 좋은 열전도봉〉은

〈열흐름이 있는 열전도봉 전체〉안에서

〈열 흐름이 일어나는 과정 내내 T1 + 열흐름이 일어나는 과정 전 T2〉동안

〈지열에서 열대어 수족관으로의 열흐름이 되는 상태〉을 유지하기 위해서는

〈있어〉야 하고(유익 기능 유지),

〈열대어 수족관에서 지열로의 열흐름이 되는 상태〉을 제거하기 위해서는

〈없어〉야 한다(유해 기능 제거).

〈생각〉 어떻게 작용 영역 내에 매우 좋은 열전도봉이 있는 상태와 없는 상태로 존재하게 할 수 있을 것인가?

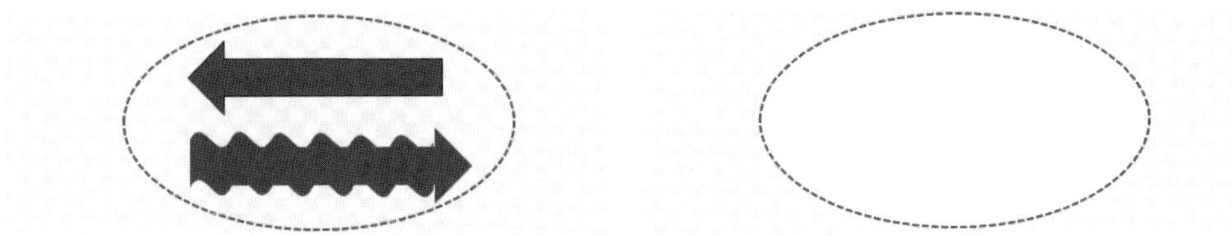

[그림 스텝3.3-1]

스텝 3.4 마이크로 레벨의 물리모순 정의

◆ 〈지열에서 열대어 수족관으로의 열흐름이 되는 상태〉를 제공하기 위해서

〈열전도봉〉안에서

〈열전도봉〉인 물질 입자가 있어야 하고,

〈열대어 수족관에서 지열로의 열흐름이 차단 상태〉를 제공하기 위해서

〈열전도봉〉인 물질 입자가 없어야만 한다..

〈생각〉 어떻게 작용 영역 내에 열전도봉의 물질이 있게도 하고 없게도 할 것인가?

[그림 스텝3.4-1]

스텝 3.5 이상적 최종 결과 -2 모델링

◆ 〈열전도봉〉은

〈열흐름이 일어나는 과정 내내 T1〉동안, 스스로

〈있어〉야 하고,

〈열흐름이 일어나는 과정 전 T2〉동안은 스스로

〈없는 상태〉이어야 한다.

〈생각〉 어떻게 열흐름이 일어나는 과정에서 열전도봉의 물질이 스스로 있는 상태가 되었다가 없는 상태로 할 수 있는가?

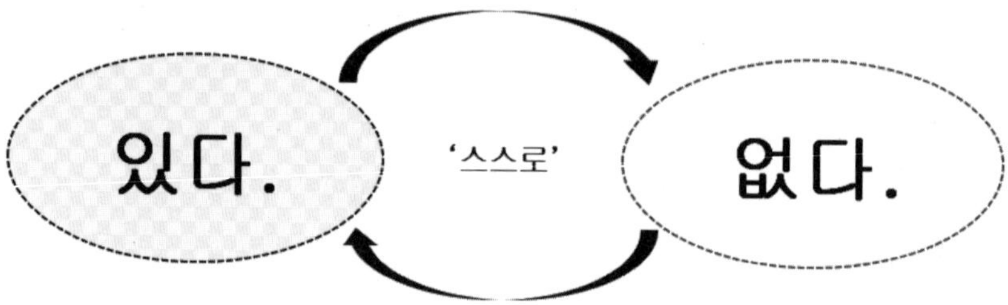

[그림 스텝3.5-1]

스텝 3.6 2차 표준 해결법 활용 생각 (마이크로 레벨의 물리모순 상황)

〈생각〉 어떻게 열흐름이 일어나는 과정에서 열전도봉의 물질이 스스로 있는 상태가 되었다가 없는 상태로 할 수 있는가?

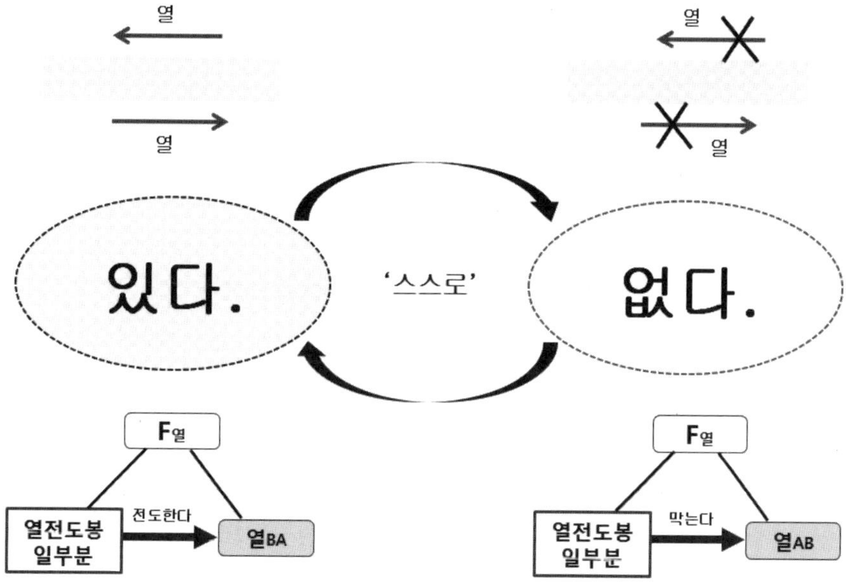

[그림 스텝 3.6-1]

◆ 표준해결법을 활용할 수 있는지 생각해 본다.

- S1' : S1(도구)의 변형
- S2' : S2(대상)의 변형
- F' : F의 변형
- S3 : 제3의 물질 도입
- F2 : 제2의 장 도입

ARIZ PART 4. 물질-장 자원의 동원과 활용

스텝 4.1 재치 있는 작은 스마트맨 모의시험

- 이상적 최종결과-2 상황의 〈열전도봉〉은

〈열흐름이 일어나는 과정 내내, T1〉동안, 스스로 〈있어〉야 하고, [그림 스텝4.1-1]

〈열흐름이 일어나는 과정 전, T2〉동안은 스스로 〈없는 상태〉이어야 한다. [그림 스텝4.1-2]

[그림 스텝4.1-2]를 바탕으로 상상력을 동원하여 아이디어를 유추해 본다.

열전도봉이 있다(有)라는 것은 재치 있는 작은 스마트맨들이 촘촘히 손을 잡고 연결되어 있어서 열이라는 공을 왼쪽에서 오른쪽으로, 오른쪽에서 왼쪽으로 전달을 할 수 있다고 생각해 보자.

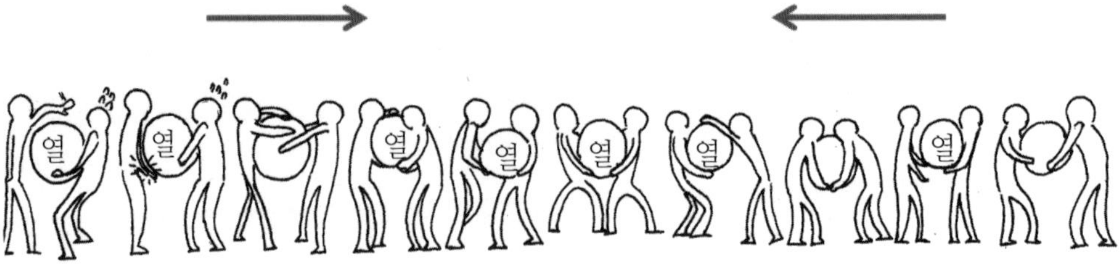

[그림 스텝4.1-1] 공 넘겨주는 재치있는 작은 스마트맨

열전도봉이 없다(無)라는 것은 재치 있는 작은 스마트맨들이 촘촘히 있다가도 중간중간에 비어 있기 때문에 열이라는 공을 왼쪽에서 오른쪽으로, 오른쪽에서 왼쪽으로 전달을 하다가도 전달을 못하게 되는 상황을 생각해보자.

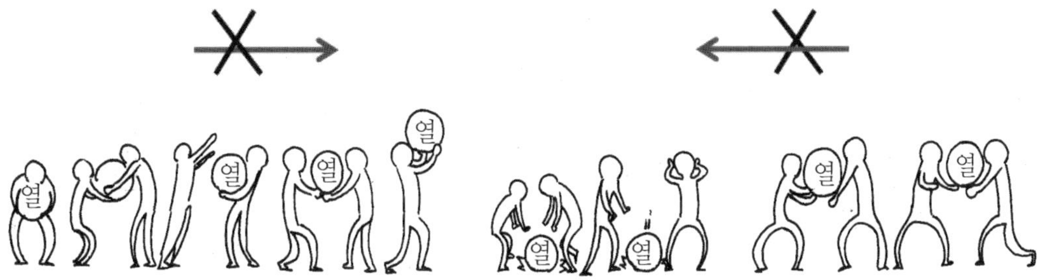

[그림 스텝4.1-2] 공 못넘겨 주는 재치있는 작은 스마트맨

스텝 4.2 이상적 최종 결과로부터 한 발짝 물러나기

[그림 스텝4.1-1]로부터 전혀 변화없는 상황[그림 스텝4.2-1]과 [그림 스텝4.1-2]로부터 최소한의 변화[그림 스텝4.2-2]를 표현하고 아이디어를 유추해 본다. 최소한의 변화는 세밀하게 나누기를 권장하며 노하우가 높아지는 경향이 있다.

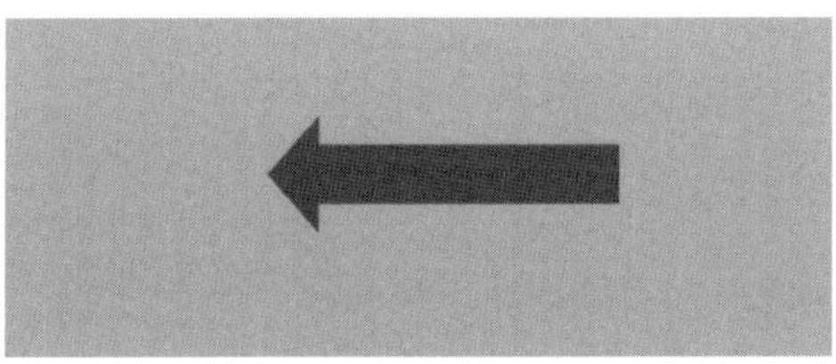

[그림 스텝4.2-1] 물질 있다.

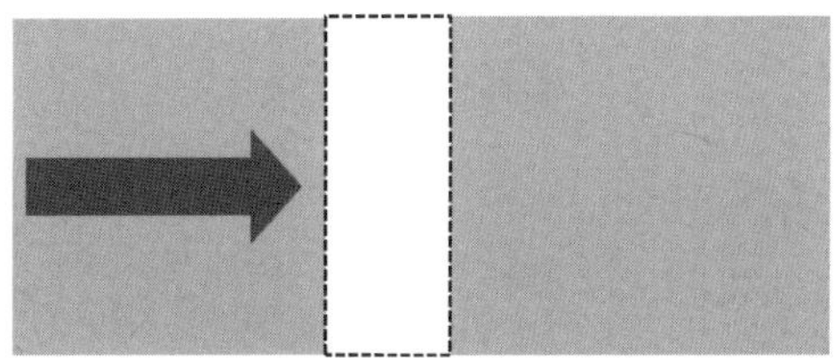

[그림 스텝4.2-2] 물질 없다.

스텝 4.3 물질 자원들을 결합시켜 활용하기

물질 자원들을 결합시켜보기 위해 이중-다중 Transition을 고려한다.

단일물질에서 이중 물질을 도입해서 열$_{BA}$는 가능하지만 열$_{AB}$는 차단되는 아이디어를 유추해 본다.

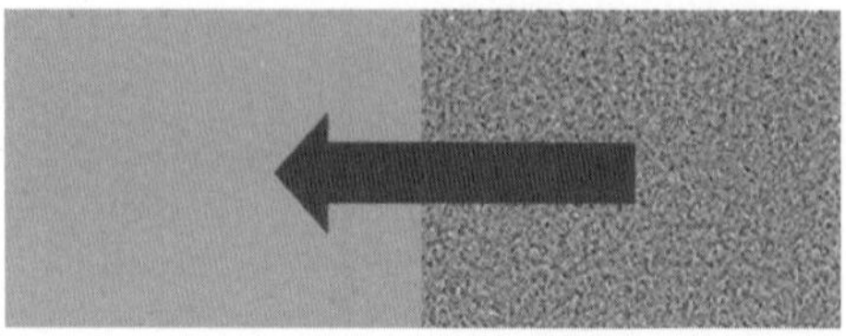

[그림 스텝4.3-1] 열 통과

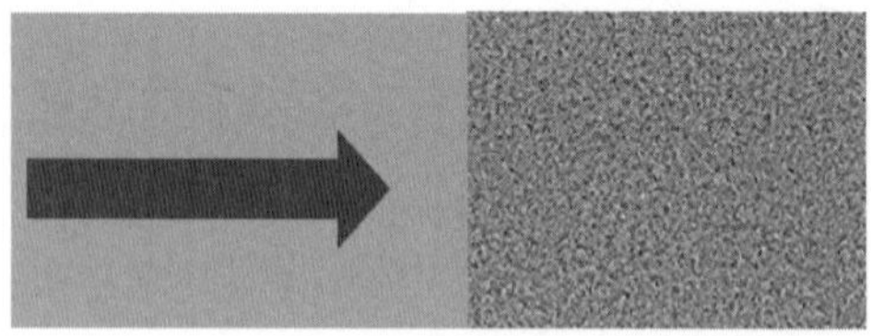

[그림 스텝4.3-2] 열 차단

스텝 4.4 '빈 공간' 활용하기

'빈 공간'이 스스로 나타났다가 사라진다면?

[그림 스텝4.4-1]처럼 빈 공간이 없어졌다가 [그림 스텝4.4-2]처럼 나타난다면 좋겠다. 그러나, 어떻게 빈 공간이 스스로 없어졌다가 나타나게 할 수 있는가?

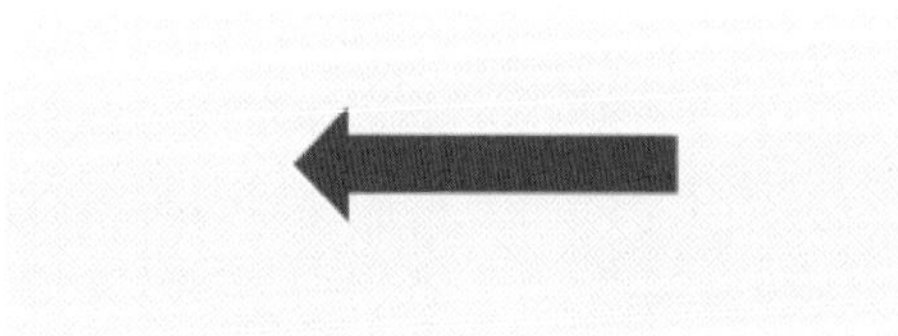

[그림 스텝4.4-1] 열 통과

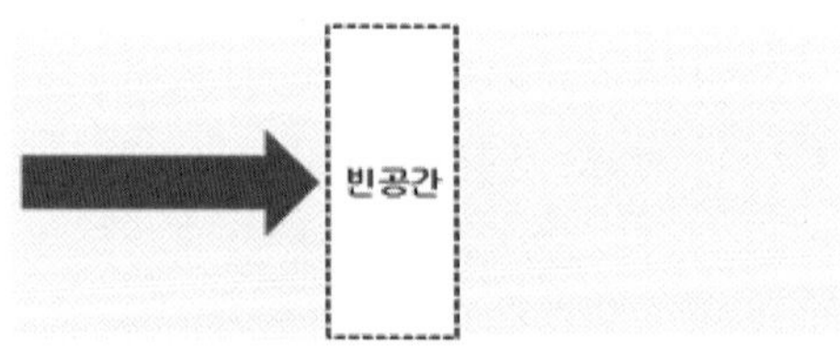

[그림 스텝4.4-2] 열 차단

스텝 4.5 유도된 자원 활용하기

'빈 공간'+ 가용 자원등을 도입해서 아이디어를 유추해 본다.

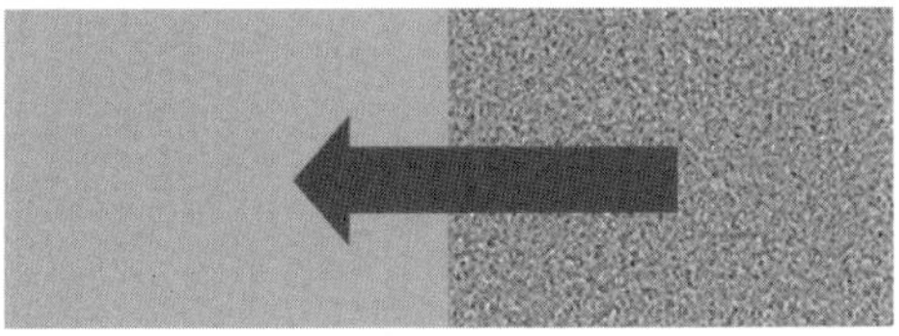

[그림 스텝4.5-1] 열 통과

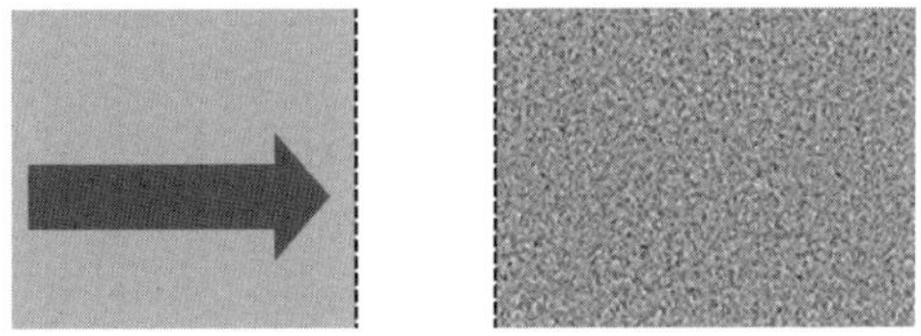

[그림 스텝4.5-2] 열 차단

스텝 4.6 전기장 활용하기

전기장을 이용하여 '빈 공간' 또는 자원의 활용을 가능하게 하는 방법을 알아본다.

스텝 4.7 장과 그 장에 민감한 물질 활용하기

열의 흐름을 변화시키기 위해 열장을 이용해서 '빈 공간'과 도입된 물질의 변화를 유도해 보면서 아이디어를 유추해 본다.

① 열장 ② 빈 공간 ③ 도입된 물질

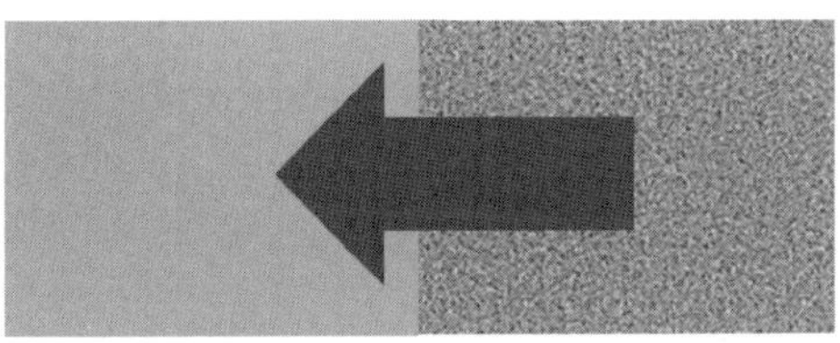

[그림 스텝4.7-1] 열 통과

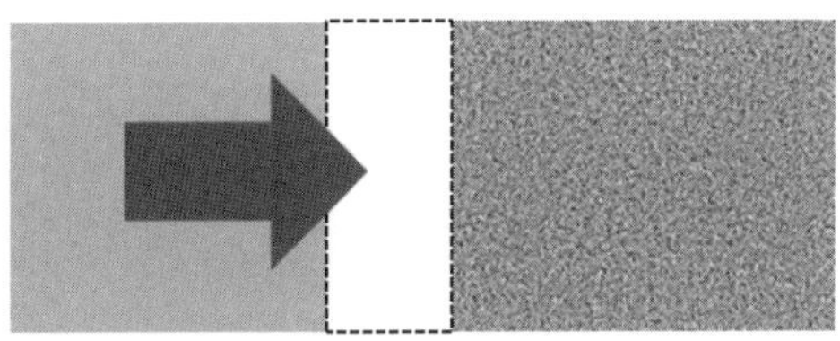

[그림 스텝4.7-2] 열 차단

ARIZ PART 5. 트리즈 지식 베이스의 활용

스텝 5.1 표준 해결법 활용(3차)

파트4에서 정립된 IFR-2와 물질-장 자원을 활용하면서, 76가지 표준해결법을 활용하여 문제를 해결할 수 있는 아이디어를 유추해 본다.

스텝 5.2 유사 문제 활용

파트4에서 정립된 IFR-2와 물질-장 자원을 활용하면서, ARIZ를 사용하여 이미 해결되었던 비표준 문제의 개념 해결안을 활용할 수 있는지 고려한다.

스텝 5.3 물리모순 해결에 분리원리 활용

4가지 분리원리와 40가지 발명원리를 이용한 개념 해결안을 도출해 본다.
과학지식에 의해 열은 물질의 속성과 상대적으로 빈 공간의 속성도 변화시킬 수가 있다.

- 물질이 사라졌다 나타났다.
- 빈 공간이 나타났다 사라졌다.

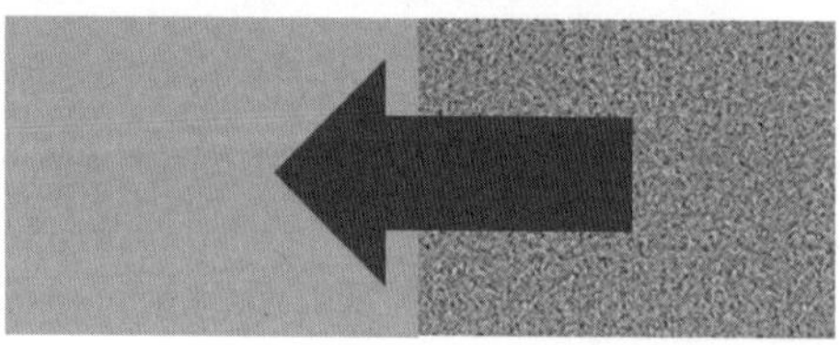

[그림 스텝5.3-1] 열 통과

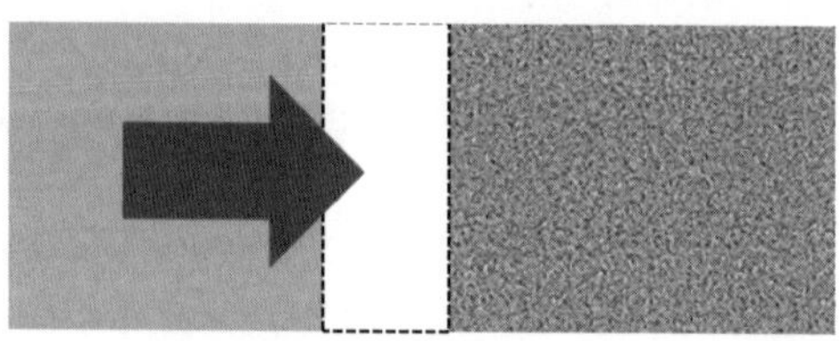

[그림 스텝5.3-2] 열 차단

스텝 5.4 물리모순 해결에 물리적 효과 및 현상 활용

물리적 효과 및 자연 현상, 물리모순의 해결 원리를 이용하여 개념 해결안을 도출해 본다.

기하학적 형태의 변경을 위해 열장을 이용하여 물질의 크기를 변화시켜 본다.

- 다른 물질은 다른 크기의 변화를 일으킨다. [그림 스텝5.4-2]

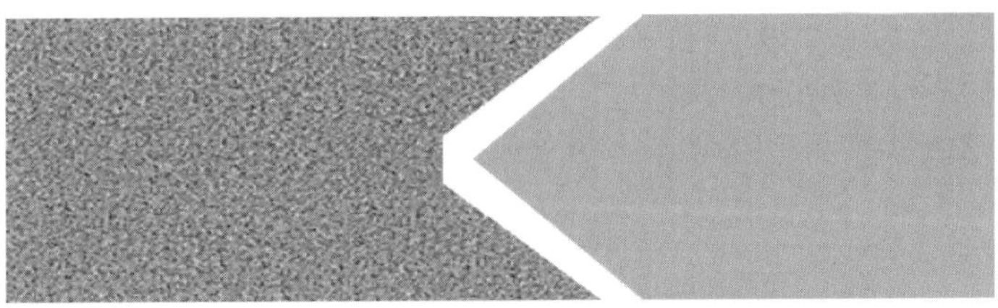

[그림 스텝5.4-1]

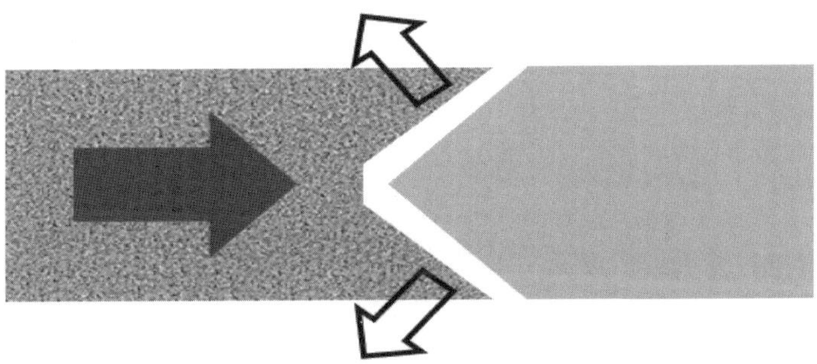

[그림 스텝5.4-2] 형태적 열팽창 개념도

ARIZ PART 6. 문제의 변경 또는 교체

스텝 6.1 기술적 해결안으로 전환

이론적/추상적인 개념 해결안에 대해 기술적인 개념으로 전개한다.

열 전도봉의 기하학적 변형으로 금속은 열을 받으면 중심에서 외부의 방향으로 부피팽창을 하는 성질이 있다. 지열에서 열대어 수족관으로의 열흐름이 가능하고, 열대어 수족관에서 지열로의 열흐름을 차단할 수 있다. [그림 스텝6.1-1, 스텝 6.1-2]

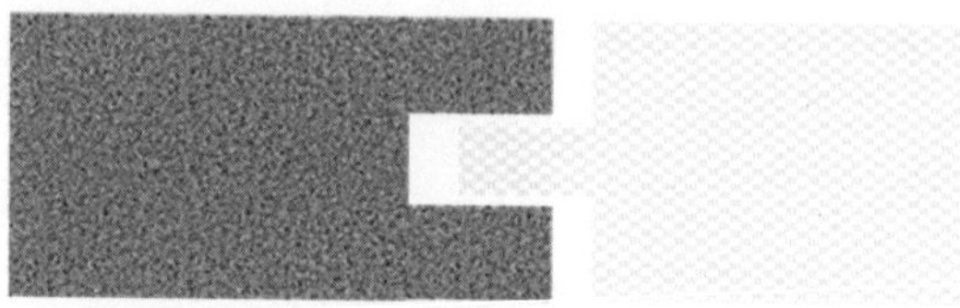

[그림 스텝6.1-1] 열적 평형 상태

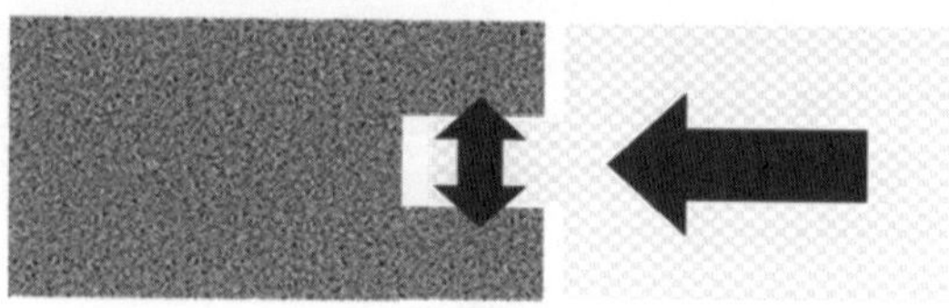

[그림 스텝6.1-2] 지열이 높을 경우

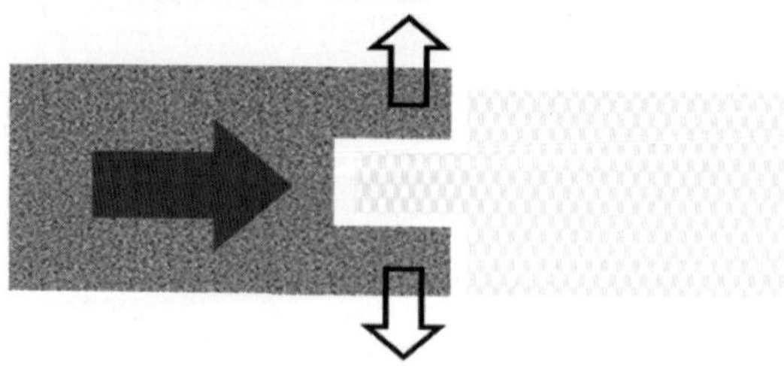

[그림 스텝6.1-3] 열대어 수족관의 온도가 높을 경우

스텝 6.2 여러 문제들이 결합된 문제인지 확인

문제가 해결되지 않았다면, 스텝1.1의 모델링이 여러가지 문제들로 조합 구성되지 않았는지 확인한다. 만일, 그렇다면 스텝1.1를 재 모델링하여 문제를 분리한 후에 하나씩 해결한다.

스텝 6.3 문제 변경

문제가 해결되지 않았다면, 스텝1.4에서 문제를 변경하여 다른 기술모순을 선정한다.

스텝 6.4 최소 변경 문제 재 모델링

위의 스텝을 거치고도 문제가 해결되지 않았다면, 스텝1.1로 되돌아가서 상위시스템의 관점에서 또는 연관 있는 Mini Problem을 재 모델링한다.

ARIZ PART 7. 물리모순 해결 방법 분석

스텝 7.1 개념 해결안 점검

개념 해결안을 검증하는 것으로 각각 도입된 물질과 에너지장을 관찰하여 기존의 가용자원이나 유도된 물질-장으로 대신할 수 없는지를 점검한다. 또한, Self-control이 가능한 물질을 활용하는 것이 가능한지 점검하여 실용적이고 강력한 해결안으로 다듬는다.

- 물질 : 기존 물질 사용
- 장 : 기존 장 사용
- 도구 : 형태의 속성이 변경 되었다. [그림 스텝6.1-1]
- 대상 : 기존 동일

스텝 7.2 개념 해결안 예비평가

- IFR : 만족한다.

  개념 해결안 [그림 스텝6.1-1]는,

  시스템을 복잡하게 하지않고 추가적인 유해작용 없이,

  〈지열에서 열대어 수족관으로의 열흐름 상태〉를 유지하면서,

  〈열대어 수족관에서 지열로의 열흐름 상태〉를 제거한다.

◆ **물리 모순 :**

열전도봉은

〈지열에서 열대어 수족관으로의 열흐름 상태〉를 유지하기 위해서는 〈있어〉야 하고,

〈열대어 수족관에서 지열로의 열흐름 상태〉를 제거하기 위해서는 〈없어〉야 한다.

1. 제어 요소 : 열전도봉 스스로 제어가능하다.

2. 반복적 사용 : 반복적 사용가능하다.

3. 위 4가지를 다 만족한다.

스텝 7.3 특허 베이스를 검색하여 개념 해결안의 우선권 점검

얻어진 개념 해결안의 신규성, 독창성을 지식재산권 청구한다.

특허 회피 전략을 바탕으로 다양한 아이디어의 방향성을 구축해 본다.

스텝 7.4 얻어진 개념 해결안을 실행할 때 발생할 수 있는 하위문제 추정

새로운 시스템의 구체적 설계 과정에서 나타날 수 있는 2차 문제는 무엇이 있는지 고려한다.

ARIZ PART 8. 도출 해결안의 활용

스텝 8.1 상위 시스템의 변화에 대한 평가

해결안에 의해서 변경된 시스템을 포함하는 상위시스템이 어떻게 변경되어야 하는지 고려한다.

스텝 8.2 도출 해결안의 새로운 활용 탐색

변화된 시스템이나 상위시스템으로 도출된 해결안이 다른 새로운 유용한 효과를 낼 수 있는지 고려한다.

스텝 8.3 다른 문제에 개념 해결안 활용

도출된 개념 해결안을 다른 문제의 해결에 활용할 수 있는지 고려한다.

ARIZ PART 9. 문제해결 과정 분석

스텝 9.1 이론적 문제 해결과정과 실제 문제 해결과정 비교

실행한 문제해결과정과 ARIZ의 이론적인 과정을 비교하라.

만일, 차이가 있다면 그것들을 활용하여 ARIZ를 수정/보완하도록 노력하라.

스텝 9.2 도출된 개념해와 트리즈 지식 비교

도출된 문제해결 개념안과 TRIZ의 지식기반 도구(40가지 발명원리, 76표준 해결법, 물리적 효과 및 현상)을 비교하여 개념안의 원리가 기존의 TRIZ 지식 창고에 포함되지 않았다면 그것을 트리즈 정보로 예비 등록한다.

스텝	수행 여부	스텝	수행 여부	스텝	수행 여부	스텝	수행 여부
1.1	▣예 □아니오	3.1	▣예 □아니오	4.5	▣예 □아니오	6.4	□예 ▣아니오
1.2	▣예 □아니오	3.2	▣예 □아니오	4.6	▣예 □아니오	7.1	▣예 □아니오
1.3	▣예 □아니오	3.3	▣예 □아니오	4.7	▣예 □아니오	7.2	▣예 □아니오
1.4	▣예 □아니오	3.4	▣예 □아니오	5.1	□예 ▣아니오	7.3	□예 ▣아니오
1.5	▣예 □아니오	3.5	▣예 □아니오	5.2	□예 ▣아니오	7.4	□예 ▣아니오
1.6	▣예 □아니오	3.6	▣예 □아니오	5.3	□예 ▣아니오	8.1	□예 ▣아니오
1.7	□예 ▣아니오	4.1	▣예 □아니오	5.4	▣예 □아니오	8.2	□예 ▣아니오
2.1	▣예 □아니오	4.2	▣예 □아니오	6.1	▣예 □아니오	8.3	□예 ▣아니오
2.2	▣예 □아니오	4.3	▣예 □아니오	6.2	□예 ▣아니오	9.1	□예 ▣아니오
2.3	▣예 □아니오	4.4	▣예 □아니오	6.3	□예 ▣아니오	9.2	▣예 □아니오

Using ARIZ 2.0
산업현장속의 어려운 문제

콘크리트 블록은 Why 잘 안 빠질까?

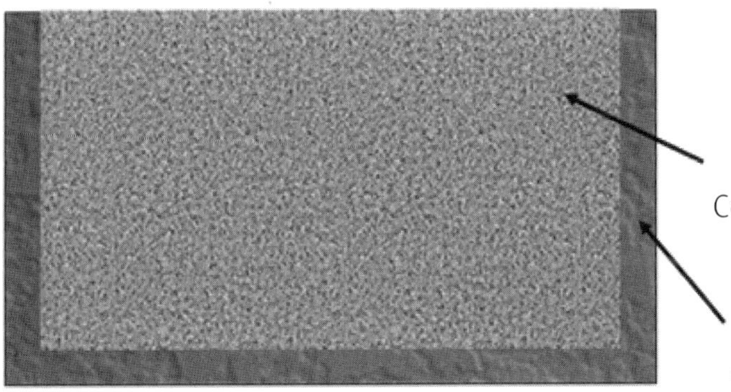

잘 빠지는 콘크리트 블록을 만들어라.

아리즈-85C 적용 사례 문제 상황; **콘크리트 블록 제조 공정 개선**

문제 상황:

콘크리트 블록을 제작하기 위해 블록 제조회사에서 그림과 같은 단순한 형태의 금속 형틀(metal mold)을 사용한다. 블록 제조공정에서 발생하는 문제는 콘크리트(물, 시멘트, 모래의 혼합물)가 완전히 굳은 후에 콘크리트 블록을 형틀에서 뽑아내는 것이 면 사이의 마찰 때문에 매우 어렵다는 것이다. 진동기를 사용해 보았으나 특별한 효과가 없었다. 여러 가지 시도 끝에 제조 엔지니어들은 약간 덜 굳은 상태에서 뽑아내는 방법을 시도해 보았다. 그러나 이 경우에는 뽑기는 수월했지만 블록의 형태에 불량이 발생하였다.

어떻게 하면 질 좋은 콘크리트 블록을 쉽게 형틀로 부터 뽑아낼 수 있을까?

단 금속 형틀을 개선하는 방향은 검토대상에서 제외한다.

기술 시스템 요소들:

금속형틀

콘크리트: 물, 시멘트, 모래

환경요소: 공기, 중력장 열장

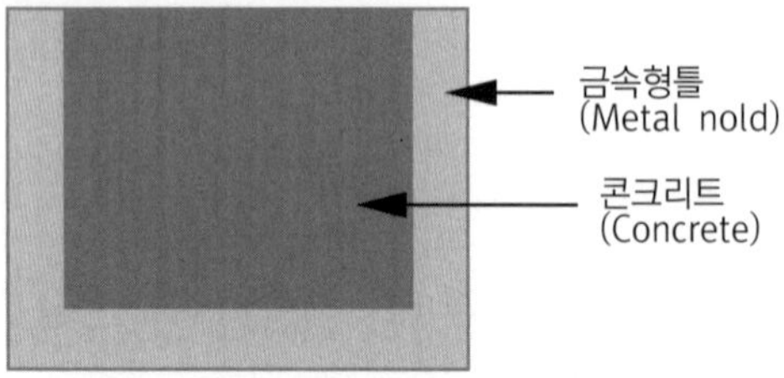

기능분석도; **콘크리트 블록 제조 공정 개선**

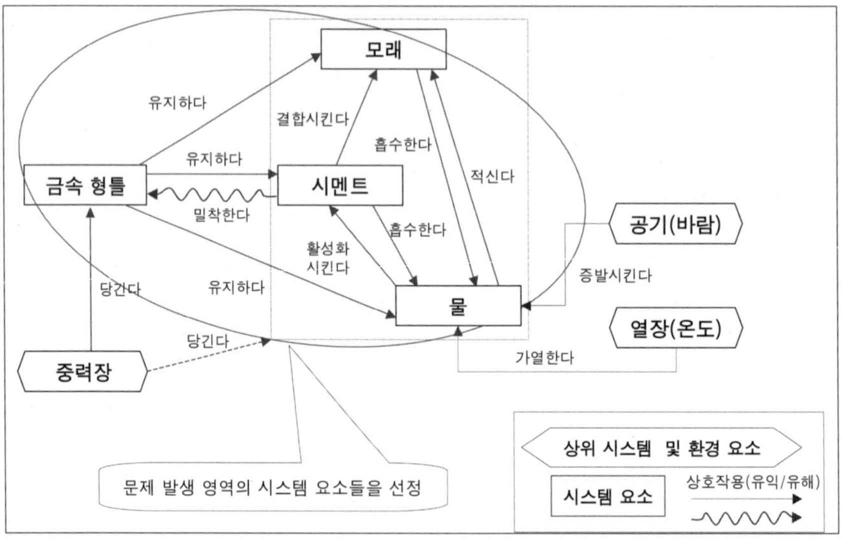

Using ARIZ

2.0 잘 빠지는 콘크리트 블록

PART 1. 문제 분석

스텝 1.1 최소 변경 문제 모델링

〈생각〉 콘크리트 블록을 완전히도 덜 굳게도 할 수 없는 상황

- 〈콘크리트 블록 제조〉를 위한 기술 시스템은
- 〈금속 형틀, 시멘트, 모래, 물〉로 구성되어 있다.
- **기술모순-1**: 콘크리트를 덜 굳게 하면, 금속 형틀로부터 블록을 쉽게 뽑을 수 있으나(+), 블록의 모양이 나빠진다(-).

  기술모순-2: 콘크리트를 완전히 굳게 하면, 블록의 모양은 좋으나(+), 금속 형틀로 부터 블록을 쉽게 뽑을 수 없다(-).
- 콘크리트 블록의 모양도 좋게 하고(+) 쉽게 뽑을 수 있게(+) 하기 위하여 시스템을 최소 변경할 필요가 있다.
- 용어 일반화 : 해당 사항 없음.

스텝 1.2 모순 요소들 정의

- 대상 : 금속 형틀 (B) - S1
- 도구 : 콘크리트 (덜 굳힌다, 완전히 굳힌다) (A) - S2

콘크리트가 굳어서 블록을 포함해서 다른 여러 가지 구조물이 되는 것이니 콘크리트를 도구로 선정 할 수 있다.

스텝 1.3 기술모순의 도식 모델 묘사

5. 한 쌍으로 작용 참조

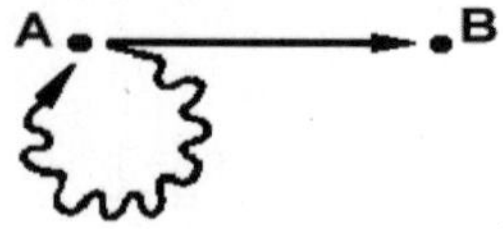

기술모순-1 : 콘크리트를 덜 굳히면

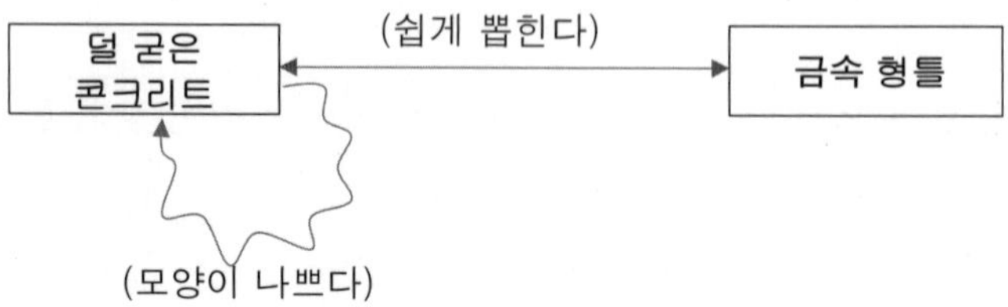

기술모순-2 : 콘크리트를 완전히 굳히면

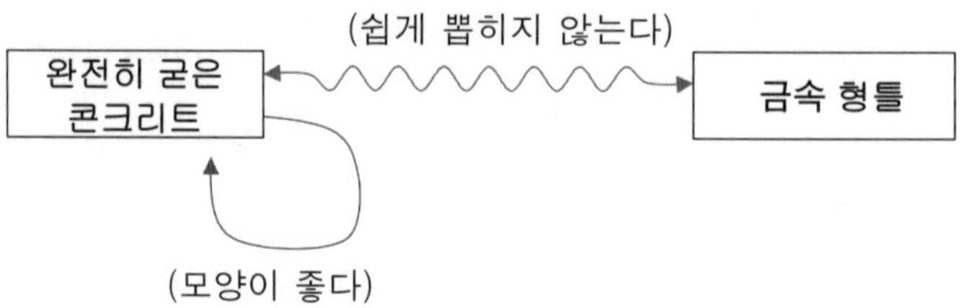

1.1~1.3 과정 논리 점검

스텝 1.4 심화 분석을 위한 도식 모델 선정

〈생각〉 어떻게 완전히 굳은 블록을 쉽게 뽑을 수 있는가?

- **주요 기능 생각** : 콘크리트 블록 제조 공정 개선 문제에서 시스템의 주요 기능은 양질의 블록 제조이다. 따라서 기술모순-2가 선정되어야 한다: 이 경우 블록을 쉽게 뽑을 수 없다.
- **선택** : (기술모순-2) 콘크리트를 완전히 굳게 하면, 블록의 모양은 좋으나, 금속 형틀로부터 블록을 쉽게 뽑을 수 없다.

기술모순-2 : 콘크리트를 완전히 굳히면

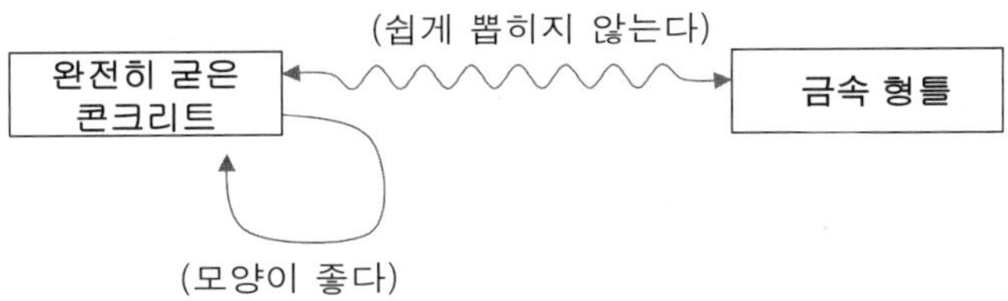

스텝 1.5 모순 심화

기술모순-2는 이미 완전히 굳은 상태로 심화되어 있다.

기술모순-2:

콘크리트를 완전히 굳게 하면, 블록의 모양은 좋으나, 금속 형틀로부터 블록을 쉽게 뽑을 수 없다.

(블록은 완전하게 굳은 상황이고, 어떻게 빼낼 것 인가에 대해선 다음에 생각.)

심화된 기술모순-2 : 콘크리트를 완전히 굳히면

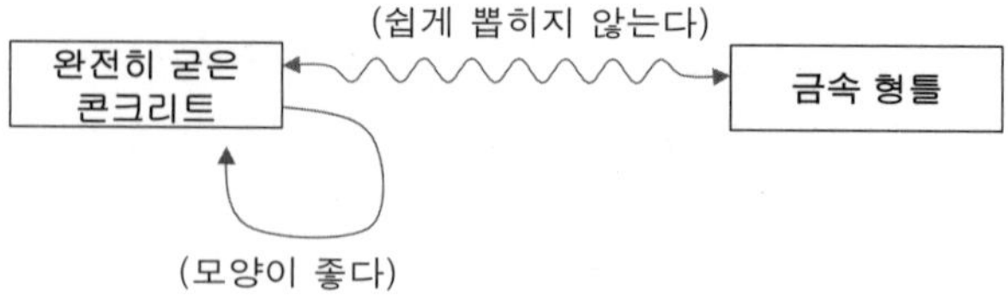

스텝 1.6 문제모델 정리

〈생각〉 어떻게 X-요소가 블록의 모양을 좋게 하는 완전히 굳은 상태에서 블록을 쉽게 뽑을 수 있게 할 것인가?

- 심화된 모순 쌍 : 완전히 굳은 콘크리트(S2)과 금속 형틀(S1)
- 심화된 모순 : 콘크리트를 완전히 굳게 하면, 블록의 모양은 좋으나, 금속 형틀로부터 블록을 쉽게 뽑을 수 없다.
- X-요소의 도입 : (블록의 모양이 좋음)을 제공 하는 (콘크리트가 굳은) 상태를 유지하면서 (유익 기능의 유지) (콘크리트 블록을 쉽게 뽑을 수 있게)하는 어떤 X-요소가필요하다.(유해 기능의 제거)

심화된 기술모순-2 (X-요소) : 콘크리트를 완전히 굳히면

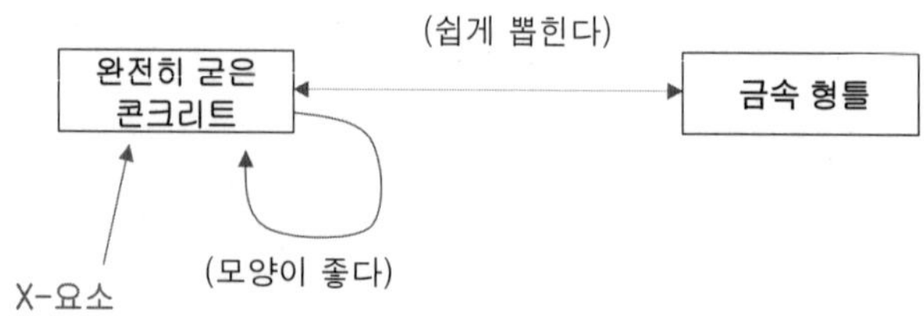

1.1~1.6 과정 논리 점검

2.0 잘 빠지는 콘크리트 블록

스텝 1.7 1차 표준 해결법 적용(심화된 기술모순 상황)

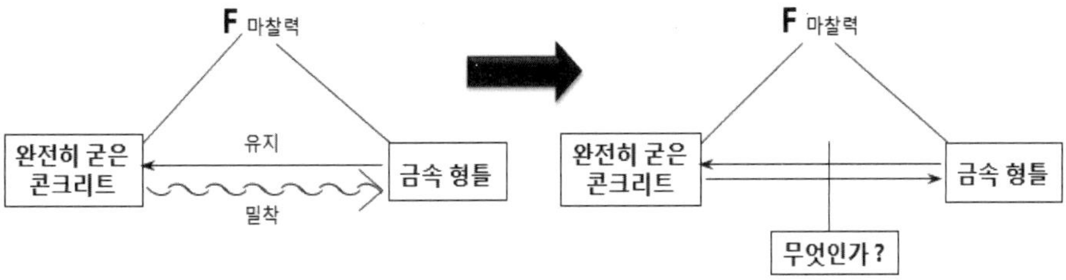

[표준해결법 1-2 Group 활용 생각]

- 무엇인가? 아래 사항에 대해 적용할 수 있는 것에 대해 검토하라.

- X-요소 (S3, F')
- S2(완전히 굳은 콘크리트)의 변형 : S2'
- S1(금속 형틀)의 변형 : S1'
- F' : 마찰력을 약화시킬 수 있는 힘
- S3 : 제3의 물질 (환경 요소 포함, 최소 비용으로 권장)

PART 2. 문제 모델 분석

3. 문제 발생 영역

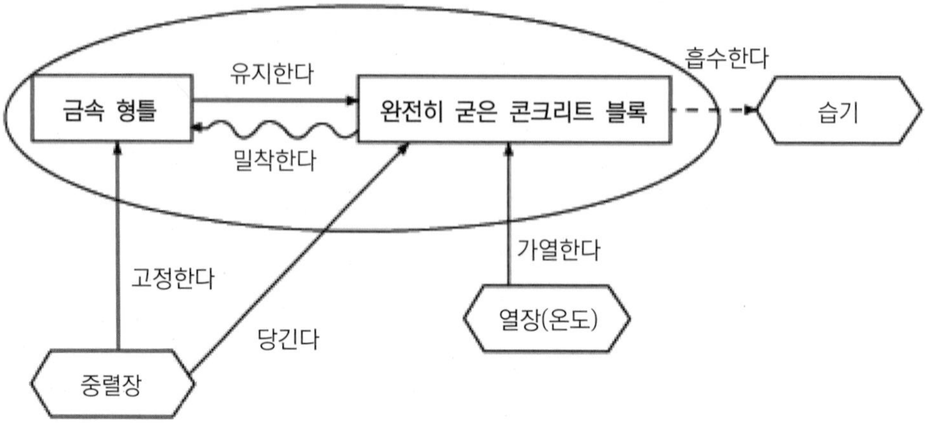

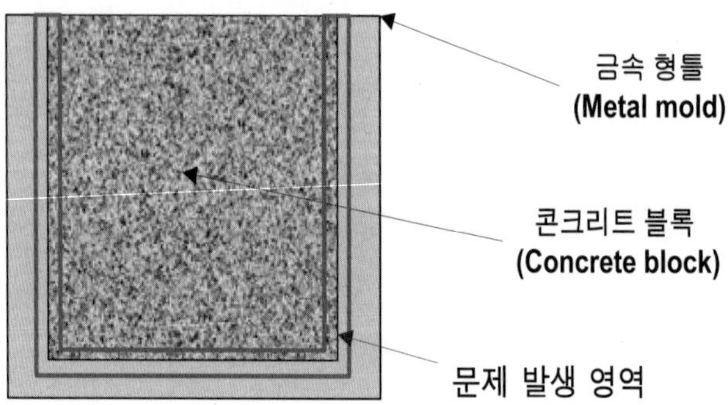

스텝 2.1 작동 영역(OZ) 정의

- 금속 형틀과 콘크리트 블록이 접촉하는 면을 포함한 영역

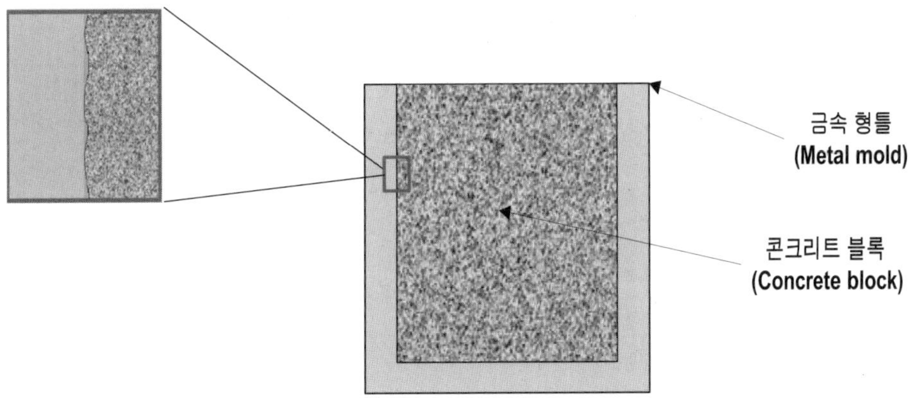

스텝 2.2 작동 시간(OT) 정의

- T1(모순 발생) : 콘크리트가 굳는 시간 T1' + 블록을 제거하는 시간 T1''
- T2 : 콘크리트를 형틀에 넣기 전 시간 (고려하지 않는다)

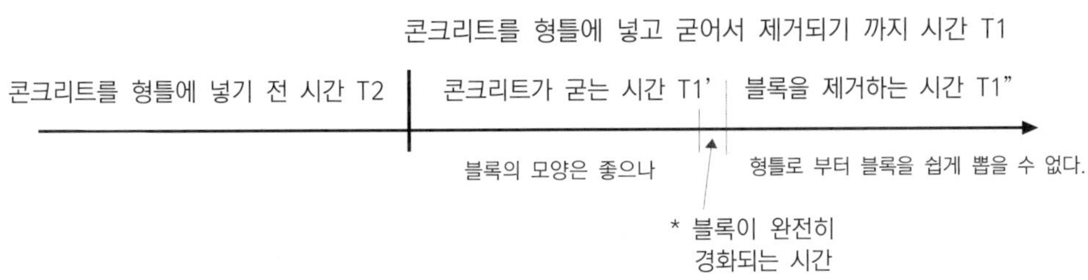

스텝 2.3 물질-장 자원(SFR) 정의

참조) 물질–장 자원 분석 표 – 다면 사고를 자원분석에 활용

<table>
<tr><td colspan="5">물질-장 자원(SFR) 분석표
콘크리트 블록 제조 공정 개선 사례 : (문제 변화: 어떻게 X-요소가 블록의 모양을 좋게 하는 완전히 굳은 상태에서 블록을 쉽게 뽑을 수 있게 할 것인가?)</td></tr>
<tr><th colspan="2">범주</th><th>물질 자원</th><th>장 자원</th><th>파생 자원</th></tr>
<tr><td rowspan="2">1. 시스템 내부자원</td><td>a) 도구(완전히 굳은 콘크리트)의 SFR :</td><td>잔류 수분,
콘크리트 블록</td><td>밀착력</td><td rowspan="6">?</td></tr>
<tr><td>b) 대상(금속 형틀)의 SFR :</td><td>금속 몸체</td><td>-</td></tr>
<tr><td rowspan="2">2. 확보 가능한 외부자원</td><td>a) 문제조건에 따라 특정하게 주어진 환경의 SFR</td><td>마찰력(밀착의 원인)</td><td>열장(온도)</td></tr>
<tr><td>b) 거의 모든 환경에서 공통적인 SFR</td><td>공기(바람), 습기</td><td>중력장, 지구 자기장</td></tr>
<tr><td rowspan="2">3. 슈퍼 시스템의 SFR</td><td>a) 슈퍼 시스템의 불필요한 부산물</td><td>-</td><td>-</td></tr>
<tr><td>b) 비용이 무시될 정도로 저렴한 슈퍼 시스템 자원</td><td>전력 장치, 물 펌프</td><td>-</td></tr>
</table>

PART 3. 물리모순과 이상적 최종 결과의 정의

3. OZ에 대한 상세한 검토 (그림)

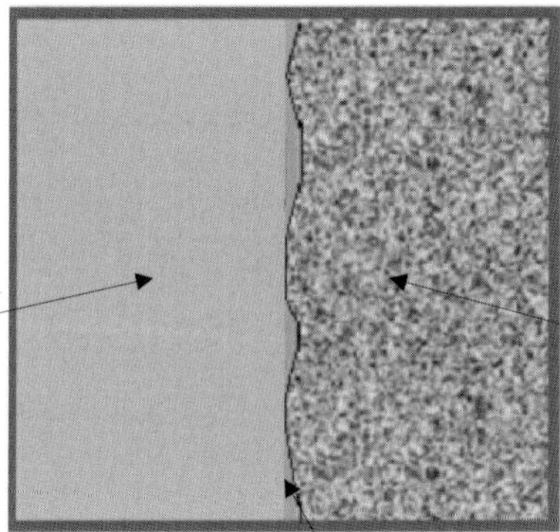

– 주의) 확대한 그림에서 나타난 접촉공간은 약 1 mm 미만으로 실제 거시 상황에서는 보이지 않는다. 그러나 영역을 확대하여 보면 그림과 같이 두 물질이 만나는 경계영역이 존재 할 것으로 미루어 짐작할 수 있다 (실제 상황을 확대한 사진 자료가 있으면 활용). 이렇게 밀착한 상황에서는 정전기력이 작용하고 결국 마찰력이 증가하게 되며 쉽게 빠지지 않게 된다.

스텝 3.1 이상적 최종 결과-1 정의(심화된 기술모순)

- X-요소는,

시스템을 복잡하게 하지않고 추가적인 유해작용 없이,

〈금속 형틀과 콘크리트 블록이 접촉하는 면을 포함한 영역〉안에서

〈콘크리트가 굳는 시간 T1’ + 블록을 제거하는 시간 T1’’〉중에

도구 (완전히 굳은 콘크리트)가 수행하는

〈블록의 모양을 좋게 함〉을 유지하면서(유익 기능 유지)

〈콘크리트 블록을 쉽게 뽑을 수 있도록 밀착 상태〉를 제거한다.(유해 기능 제거)

스텝 3.2 이상적 최종 결과 -1의 심화 (이상적 최종 결과 해결 자원 선정)

〈생각〉 어떻게 시스템 내 자원이 블록의 모양을 좋게 하는 완전히 굳은 상태에서 블록을 쉽게 뽑을 수 있게 할 것인가?

- 시스템 내 자원(잔류 수분)은,

  시스템을 복잡하게 하지 않고 추가적인 유해작용 없이,

  〈금속 형틀과 콘크리트 블록이 접촉하는 면을 포함한 영역〉안에서

  〈콘크리트가 굳는 시간 T1' + 블록을 제거하는 시간 T1''〉중에

  도구 ('완전히 굳은 콘크리트')가 수행하는

  〈블록의 모양을 좋게 함〉을 유지하면서(유익 기능 유지)

  〈콘크리트 블록을 쉽게 뽑을 수 있도록 밀착 상태〉를 제거한다. (유해 기능 제거)

✔ **참고** : 자원 선택이 어려운 상황에서는 포괄적으로 시스템 내 자원이라 하고 진행하여도 무방하다.

스텝 3.3 매크로 레벨 물리모순 정의

〈생각〉 어떻게 작용 영역 내에 고체 상태와 고체가 아닌 상태가 존재하게 할까?

- 〈금속 형틀과 콘크리트 블록이 접촉하는 면을 포함한 영역 또는 자원(잔류 수분)〉은

  〈금속 형틀과 콘크리트 블록이 접촉하는 면을 포함한 영역〉안에서

〈콘크리트가 굳는 시간 T1' + 블록을 제거하는 시간 T1'〉동안

〈블록의 모양을 좋게 함〉을 위해서는

〈고체 상태〉이어야 하고(유익 기능 유지),

〈콘크리트 블록을 쉽게 뽑을 수 있도록 밀착 상태를 제거함〉을 위해서는

〈고체 상태〉가 아니어야 한다(유해 기능 제거).

부분 해에 대한 묘사(Partial Concept Solution): 고체 상태여야하고, 고체 상태이지 말아야 하는 물리모순이다. 공간 분리 개념 활용이 필요하다. 형틀과 콘크리트가 만나는 직접적 영역이 고체 상태이지 않으면 된다. 어떻게 형틀과 콘크리트 블록이 직접적으로 만나는 영역이 고체 상태이지 않게 만들 수 있는가? Effects 표 즉, TRIZ S/W, Internet 검색, 개인 지식과 경험 등을 활용한다.

스텝 3.4 마이크로 레벨 물리모순 정의

〈생각〉 어떻게 작용 영역 내에 고체 상태와 액체나 기체 상태인 입자가 있게 할 것인가?

- 〈금속 형틀과 콘크리트 블록이 접촉하는 면을 포함한 영역 또는 자원(잔류 수분)〉은

〈콘크리트가 굳는 시간 T1' + 블록을 제거하는 시간 T1'〉동안

〈블록의 모양을 좋게 함〉을 위해서는

〈고체 상태〉인 입자가 있어야만 하고(유익 기능 유지),

〈콘크리트 블록을 쉽게 뽑을 수 있도록 밀착 상태를 제거함〉을 위해서는

〈고체 상태〉인 입자가 없어야만 한다(유해 기능 제거).

✓ **참고** : 고체 상태인 입자가 없어야 한다는 것은 반대로 액체나 기체 상태인 입자가 있어야 한다는 의미를 내포 한다.

스텝 3.5 이상적 최종 결과 -2 모델링 (물리모순, Solution Model)

〈생각〉 : 어떻게 작용 영역 내에 액체나 기체 상태의 입자가 스스로 존재하게 할 수 있는가?

◆ 〈콘크리트가 굳는 시간 T1' + 블록을 제거하는 시간 T1'〉동안

〈금속 형틀과 콘크리트 블록 영역〉은 스스로

〈고체 입자〉인 상태가 되어야만 하고,

〈금속 형틀과 콘크리트 블록이 접촉하는 면 영역〉은 스스로

〈액체나 기체 입자〉인 상태가 되어야만 한다.

새로운 문제 - 예비 해결안(Preliminary Solution) - 의미는 다음과 같다: 공간분리 개념에 의하면 금속 형틀과 콘크리트 블록은 물리적으로 고체 상태여야 한다. 그러나 쉽게 뽑히기 위해서는 금속 형틀과 콘크리트 블록 사이 틈 영역에 고체가 아닌 상태 즉 액체나 기체 상태가 존재하게 되면 마찰력이 감소하여 뽑기가 수월해 질 것이다. 어떻게 시스템 내부 자원으로부터 기체나 액체를 만들 수 있겠는가?

(반복) 스텝 3.2 ~ 스텝 3.5 과정을 반복하여 수행한다.

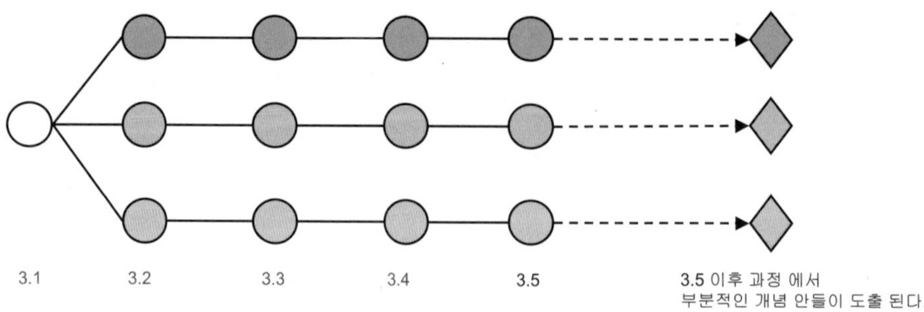

(반복) 스텝 3.2 이상적 최종 결과 1 정의 심화 해결 자원 선정)

- 시스템 내 자원(밀착력)은, 시스템을 복잡하게 하지 않고 추가적인 유해 작용 없이,

  〈금속 형틀과 콘크리트 블록이 접촉하는 면을 포함한 영역〉안에서

  〈콘크리트가 굳는 시간 T1' + 블록을 제거하는 시간 T1'〉중에

  도구 ('완전히 굳은 콘크리트')가 수행하는

  〈블록의 모양을 좋게 함〉을 유지하면서(유익 기능 유지),

  〈콘크리트 블록을 쉽게 뽑을 수 있도록 밀착 상태〉를 제거한다.(유해 기능 제거)

(반복) 스텝 3.3 매크로 레벨 물리모순 정의

- 〈금속 형틀과 콘크리트 블록이 접촉하는 면을 포함한 영역 또는 자원(밀착력)〉은

  〈콘크리트가 굳는 시간 T1' + 블록을 제거하는 시간 T1'〉동안

  〈블록의 모양을 좋게 함〉을 위해서는

  〈밀착 상태〉를 가져야만 하고, (유익 기능 유지)

  〈콘크리트 블록을 쉽게 뽑을 수 있도록 밀착 상태를 제거함〉을 위해서는

  〈밀착 상태〉를 갖지 말아야만 된다. (유해 기능 제거)

부분 해에 대한 묘사(Partial Concept Solution: 밀착 상태여야하고, 밀착 상태이지 말아야 하는 물리모순 이다. 공간 분리 개념 적용이 필요하다. 형틀과 콘크리트가 만나는 직접적 영역이 밀착 상태이지 않으면 된다. 어떻게 형틀과 콘크리트 블록이 직접적으로 만나는 영역이 밀착 상태이지 않게 만들 수 있는가?

(반복) 스텝 3.4 마이크로 레벨 물리모순 정의

- 〈금속 형틀과 콘크리트 블록이 접촉하는 면을 포함한 영역 또는 자원(밀착력)〉은

  〈콘크리트가 굳는 시간 T1' + 블록을 제거하는 시간 T1'〉동안

  〈블록의 모양을 좋게 함〉을 위해서는

  〈밀착 상태〉인 입자가 있어야만 하고, (유익 기능 유지)

  〈콘크리트 블록을 쉽게 뽑을 수 있도록 밀착 상태를 제거함〉을 위해서는

  〈밀착 상태〉인 입자가 없어야만 한다. (유해 기능 제거)

✔ **참고** : 밀착 상태인 입자가 없어야 한다는 것은 반대로 밀착 상태를 방지하는 입자가 있어야 한다는 의미를 내포 한다.

(반복) 스텝 3.5 이상적 최종 결과 -2 모델링 (물리모순, Solution Model)

- 〈콘크리트가 굳는 시간 T1' + 블록을 제거하는 시간 T1'〉동안

  〈금속 형틀과 콘크리트 블록 영역〉은 스스로

  〈밀착 입자〉인 상태가 되어야만 하고,

  〈금속 형틀과 콘크리트 블록이 접촉하는 면 영역〉은 스스로

  〈밀착 방해 입자〉인 상태가 되어야만 한다.

새로운 문제-예비 해결안(Preliminary solution)- 의미는 다음과 같다: 공간 분리 개념에 의하면 금속 형틀과 콘크리트 블록은 물리적으로 밀착 상태여야 한다. 그러나 쉽게 뽑히기 위해서는 금속 형틀과 콘크리트 블록 사이 틈 영역에 밀착을

방지하는 것이 존재하게 되면 마찰력이 감소하여 뽑기가 수월해 질 것이다. 어떻게 시스템 내부 자원으로부터 밀착을 방지하는 것을 만들 수 있겠는가?

3.2~3.5 반복 과정

스텝 3.6 2차 표준 해결법 활용 생각 (마이크로 레벨 물리모순 상황)

〈생각〉 어떻게 작용 영역 내에 액체나 기체 상태의 입자가 스스로 존재하게 할 수 있는가?

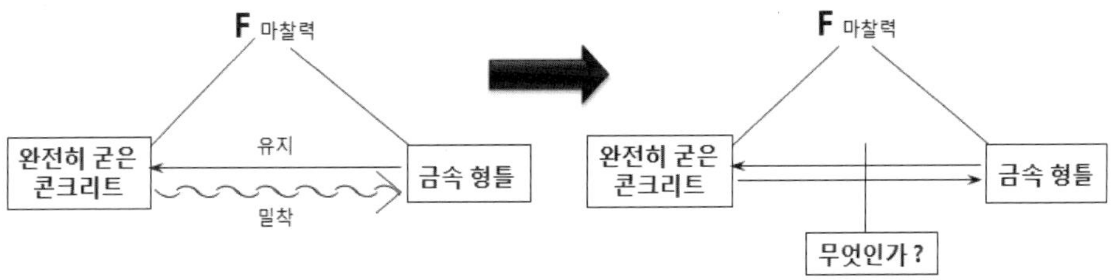

[표준해결법 1-2 Group 적용 검토]

❖ 문제상황 : 콘크리트 블록과 금속형틀 사이에 고체입자가 있어야 하고, 없어야 한다.

- 무엇인가?; 이 사항에 대해 적용할 수 있는 것에 대해 검토하라.

◆ 어떻게 기체 또는 액체 입자를 저 비용으로 추가할 수 있을까?

- X-요소 (S3, F’)
- S2(완전히 굳은 콘크리트)의 변형 : S2’
- S1(금속 형틀)의 변형 : S1’
- F’ : 마찰력을 약화시킬 수 있는 힘
- S3 : 제3의 물질 (환경 요소 포함, 최소 비용으로 권장

〈생각〉 빈공간(Void)를 형성하는 방법은 없을까?

2.0 잘 빠지는 콘크리트 블록

PART 4. 물질-장 자원의 동원과 활용

스텝 4.1 재치 있는 작은 피조물('도깨비') 모의시험

A. B.

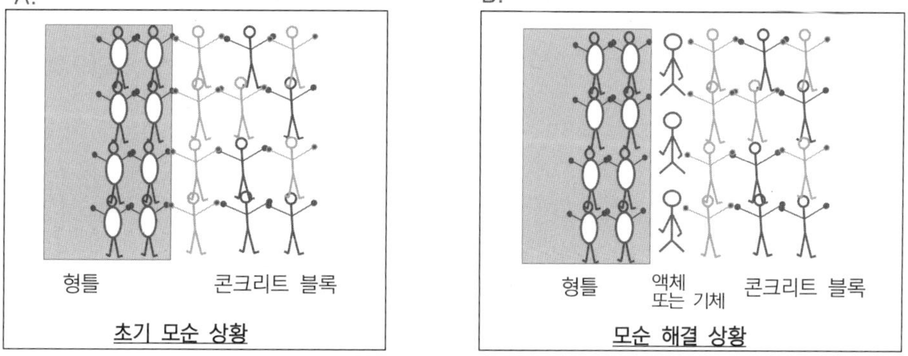

- 콘크리트 블록과 형틀 사이 영역에 액체나 기체를 저렴하게 이펙트적으로 발생하게 하는 방법을 찾아야 한다.

(참조: 작은 피조물 예시)

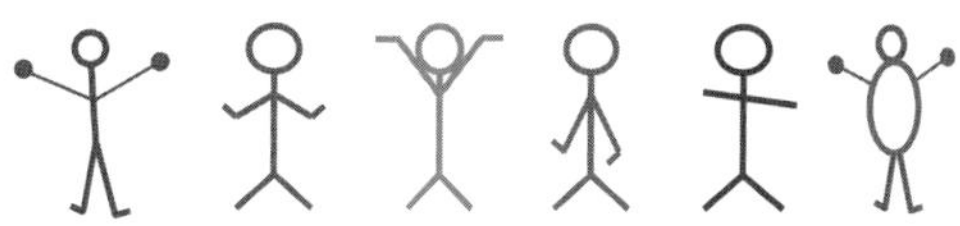

스텝 4.2 이상적 최종 결과로부터 한 발짝 물러나기

OZ내의 완전히 굳은 콘크리트가 있지만 실제로 미량의 물이 섞여 있는 상황을 생각해볼 수 있다.

스텝 4.3 물질 자원들을 결합시켜 활용하기

물질 자원들의 혼합물들을 활용할 수 있는지 고려한다.

자원의 이중-다중 Transition을 고려한다.

스텝 4.4 '빈 공간' 활용하기

OZ내에 '빈 공간'을 추가로 발생 시켜 밀착 상태를 제거할 수 있는 방법은 없는가?

스텝 4.5 유도된 자원 활용하기

'빈 공간'+ 가용 자원 등

스텝 4.6 전기장 활용하기

OZ내에 전기장을 이용하여 '빈 공간'을 추가로 형성하는 방법은 없는가?

〈생각〉 : 전기분해

스텝 4.7 장과 그 장에 민감한 물질 활용하기

2.0 잘 빠지는 콘크리트 블록

PART 5. 트리즈 지식 베이스의 적용

트리즈 지식 베이스의 확대 적용과 물질-장 자원(SFR)을 상기하여 유추 발상을 해보자.

스텝 5.1 표준 해결법 적용(3차)

76 표준 해결법을 이용한 개념 도출

3. 76 표준 해결법 -> 개념 : 표준 해결법 1.1.1 과 1.1.5

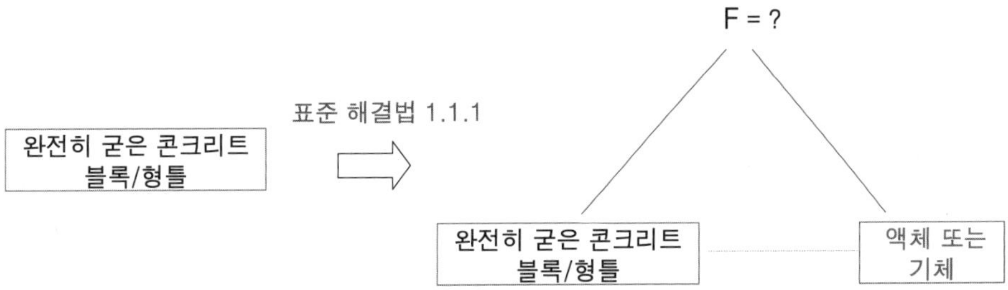

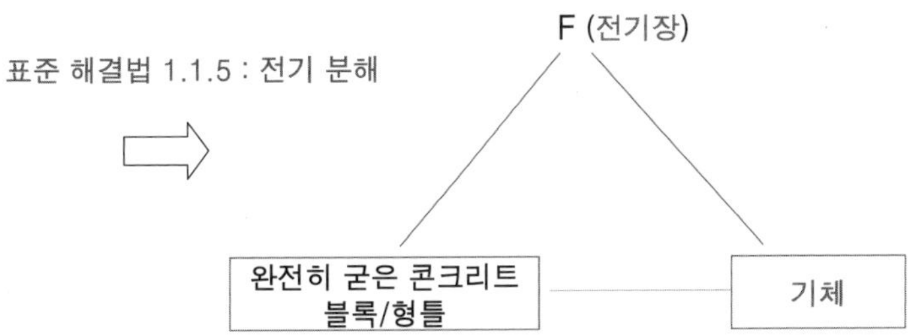

➢ 스텝 5.2 유사 문제 적용

➢ 스텝 5.3 물리모순 해결에 분리원리 적용

◆ 분리원리와 40 발명원리를 이용한 개념 도출 :

(2)추출

(24)매개물 이용

(28)기계적 원리 변경

(29)공기/유압

(36)상 변화

(37)열 팽창

표준 해결법 1.1.1 시스템 완성

Class 1	표준 해결법 1.1.1	명칭	물질-장의 합성
내용	만일 주어진 **물체**(S1)가 원하는 대로 바꾸기 어렵고 새로운 물질이나 장을 추가할 수 있으면, 이 문제는 **새로운 물체**(S2)와 **새로운 장**(F)을 **도입**하여 **물질-장을 완성**함으로써 다음의 그림과 같이 해결될 수 있다. 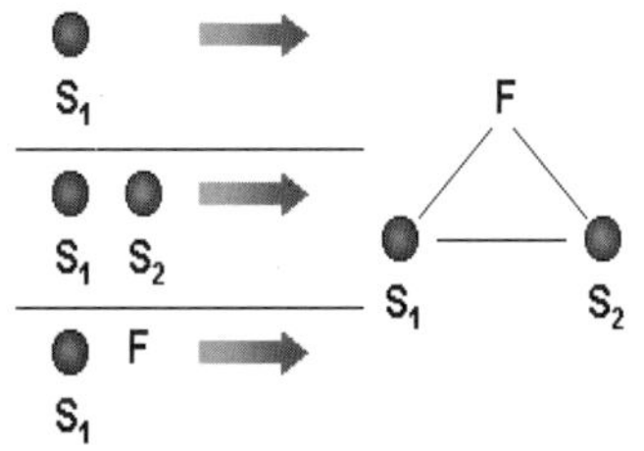		
참조	진화법칙: **시스템 완전성의 법칙**		
사례	[예제1]: **가루 물질**(S2)로 부터 **공기**(S1)를 제거하기 위해서, 물질에 **원심력**(F)을 작용시킨다. 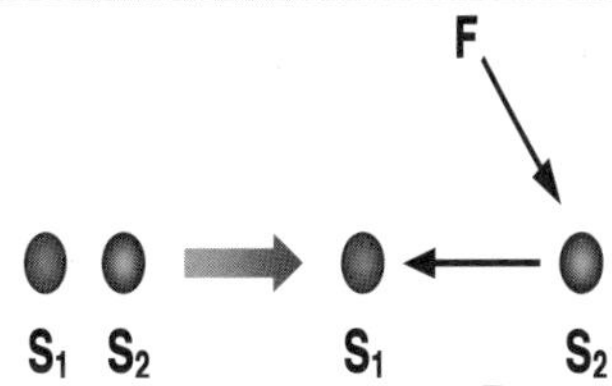 [예제2]: 벌목 된 **큰 나무**(S1)가 **중력**(F)에 의해 넘어질 때, **두 번째 물체**(S2)가 없으면, 나뭇가지를 제거할 수 없다. 따라서, **절단도구**(S2)를 추가한다. 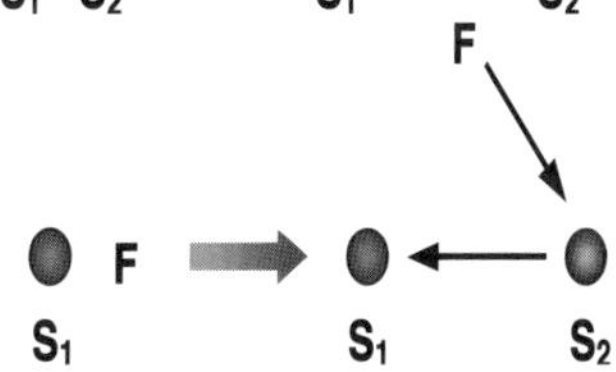		

표준 해결법 1.1.5 : 전기 분해에 의한 기포 발생

Class 1	표준 해결법 1.1.5	명칭	환경 첨가물 물질-장
내용	만일 **외부환경**이 물질-장을 합성하기 위해 요구되는 물질을 가지고 있지 않다면, 이러한 물질은 **외부 환경을 다른 것으로 대체 또는 분해하거나, 환경에 첨가 물질을 도입**함으로써 얻어질 수 있다. 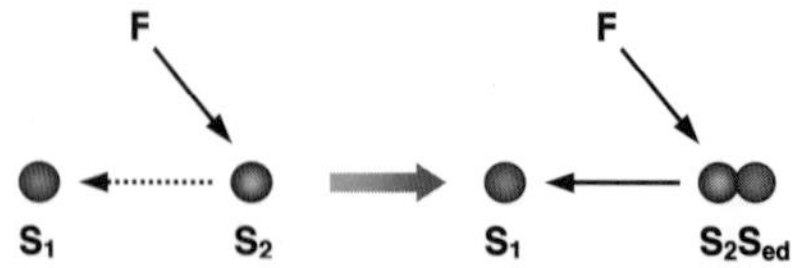		
참조	발명원리: **5. 합병, 24. 매개물, 35. 물성치 변화, 39. 불활성 환경**		
사례	**[예제]: 두 개의 실린더**(S1)가 회전하고 그 사이에 **윤활유**(S2)가 있을 때, **미끄럼 효과**(Sliding Effect)**의 계수**(Coefficient)를 개선하기 위해서, 윤활유를 **전기 분해하여 액체**(S2)**와 기체 상태**(Sed)로 만든다. 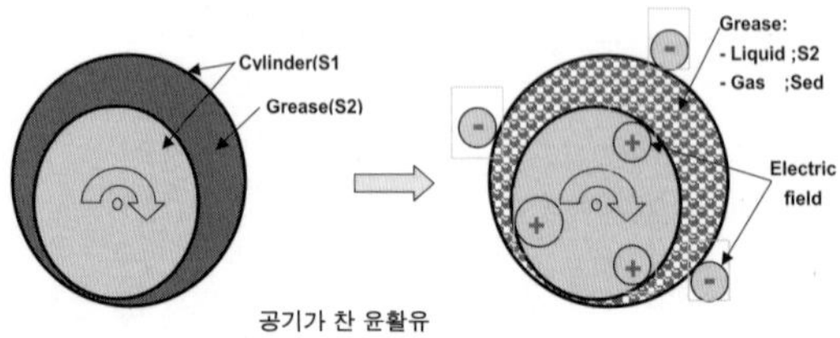		

표준 해결법 5.5.1과 5.5.2 -> 전자기장에 의한 물 분자 복합체 형성

Class 5	표준 해결법 5.5.1	명칭	분해에 의한 물질 입자 획득
내용	만일 어떤 물질 입자(예, 이온)가 문제를 해결하기 위해서 필요하지만 문제 조건에 의해 제한되면, 이 **물질 입자의 상위 구조 수준**에 존재하고 있는 **물질을 분해**함으로써 얻을 수 있다.		
참조	발명원리 : 38. **강력한 산화,** 분리원리 : **11. 물리적.화학적 전이:** 합성/분해, 이온화/재조합 등에 의한 출현/소멸하는 물질		
사례	**[예제]: 수소**를 고압으로 얻기 위해서 **밀폐용기**에서 물을 **전기분해 장치**를 추가하여 **고압의 수소**를 얻는다.		

Class 5	표준 해결법 5.5.2	명칭	합성에 의한 물질 입자 획득
내용	만일 어떤 물질입자(예, 분자)가 문제를 해결하기 위해서 필요하고 이 물질입자를 상위구조 수준의 물질을 분해해서 얻을 수 없다면, 이 물질 입자는 이온과 같이 **하부 구조 수준**에 존재하고 있는 **입자를 결합**시켜 얻는다.		
참조	발명원리 : 38. **강력한 산화,** 분리원리 : **11. 물리적.화학적 전이:** 합성/분해, 이온화/재조합 등에 의한 출현/소멸하는 물질		
사례	**[예제]: 배의 저항**을 줄이기 위해 **고분자 폴리머 화합물**을 사용할 수 있으나 많은 양의 폴리머를 필요로 한다. **전자기장 하에서 물 분자 복합체**를 형성하여 저항을 줄이는 것이 제안되었다.		

2.0 잘 빠지는 콘크리트 블록

1. 40 발명 원리- 활용 빈도에 따른 순서

발명원리	사례
35) 물성치 변화	액체 비누
10) 예비 작용	Sub Assy
1) 분리	블라인드
28) 재설계	가스 누출 탐지(냄새)
2) 추출	에어컨 압축기
15) 동력학(Dynamicity)	핸들
19) 주기적 작용	경고등
18) 기계적 진동	전기 면도기
32) 색변화	형광 첨가제
13) 거꾸로 함(Inverse)	자동 보도
26) 복사	녹화
3) 국부적 품질	식판
27) 값싸고 짧은 수명	일회용 주사기
29) 공기 및 유압 시스템	에어백
34) 폐기 및 재생	캡슐
16) 부족 또는 과동작	도장
40) 복합 재료	골프채
24) 매개물을 이용	냄비
17) 차원 변경	CD Changer
6) 보편타당성	침대 겸용 소파

발명원리	사례
14) 구형화(Sphericity)	볼펜
22) 마이너스를 플러스효과로 바꾼다	폐열난방
39) 불활성 환경	전구의 아르곤 가스
4) 대칭성 변경	반죽기
30) 유연한 얇은 막이나 얇은 필름	코팅 처리
37) 열팽창	바이메탈
36) 상변환	냉장고
25) Self-service	배설물 → 비료
11) 보상(Compensation)	보조 낙하산
31) 다공성 물질	스폰지
38) 강력한 산화(산화제	산소 용접기
8) 균형추	광고 풍선
5) 결합	컴퓨터 네트워크
7) 안에 넣기	러시아 목각 인형
21) 급히 통과하기	치과용 드릴
23) Feedback	온도센서
12) 등전위(Equipotentiality)	엔진오일 교환
33) 동질성	다이어몬드 Cutting
9) 예비 반작용	철근 콘크리트
20) 유용한 작용의 지속	프린터

스텝 5.4 물리모순 해결에 물리적 효과 및 현상 적용

- 소프트웨어 이펙트 데이터 베이스를 이용한 개념 도출: 전기 분해를 이용하여 OZ내에 추가로 빈 공간(Void)를 형성한다.
- 11 물리모순 제거 원리를 이용한 개념 도출

최종 개념 해결안

앞에서 도출한 개념들과 개념들의 조합에 대해 목록을 만들고 물리모순의 해결 유무(이상성 생각)와 적용성, 특허성 등 생각하여 선정한다.

혼합물에 electrolyte을 도입하여 그것을 통해 전류가 흐르게 한다. (Physical effect - electrolysis)

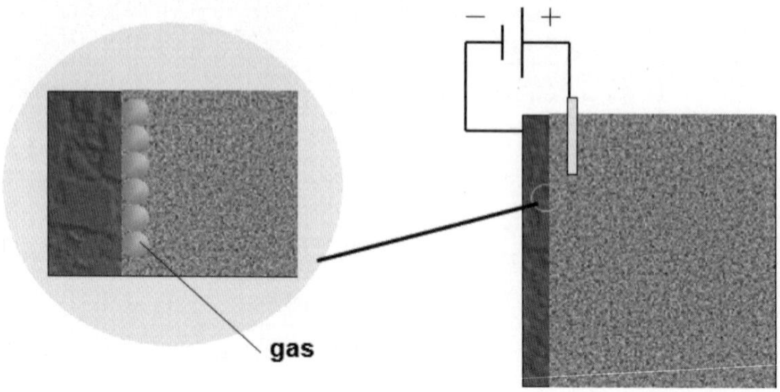

이상적 최종 결과의 명칭 : "전기 분해에 의한 기포 생성"

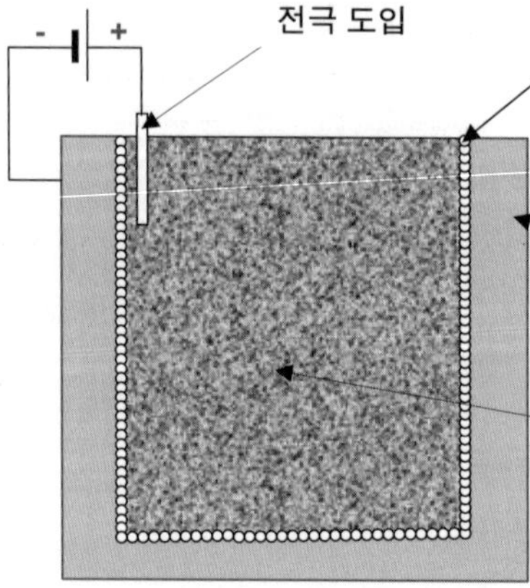

[구 소련 특허 a.c. 628266]

PART 7. 물리모순 해결 방법 분석

스텝 7.1 개념 해결안 점검

개념 해결안을 검증한다. 도입된 모든 물질과 장을 고려한다. 새로운 물질이나 장을 도입하지 않고 기존의 혹은 유도된 물질-장 자원을 활용하는 것이 가능한가? 스스로 조절하는 물질의 사용이 가능한가? 이에 따라 얻어진 기술적 해결안을 적절하게 수정한다.

- 전기 분해에 의한 기포 발생 : 잔류 수분의 전기 분해로 기포 발생, 전극부 도입, 상위시스템 요소 중에 전원 장치 활용.

스텝 7.2 개념 해결안 예비평가

1. 개념해결안이 IFR-1의 주요 요구사항을 만족 시키는가(요소는 시스템을 복잡하게 하거나?)

◆ 만족시킨다. 다만, 전극부 도입과 전원 장치 연결 등의 개선이 필요하다.

2. 물리모순이 개념 해결안에 의해 해결되었나?

◆ 해결됨 : 내부 자원인 잔류수분을 이용하여 기포 발생.

3. 새로운 시스템이 최소한 하나 이상의 손쉽게 제어되는 요소를 가지고 있는가? 어느 요소? 어떻게 제어되는가?

◆ 전기 분해 전압/전류 제어를 통해 기포 발생량 제어 가능함

4. 단일 사이클 문제모델을 위해 발견한 개념 해결안이 실제 조건인 여러 사이클에도 적합한가(실제 상황에 대한 내구성 평가)?

◆ OZ내에서 뿐만 아니라 전체에서도 이펙트적으로 작동 예상, 실험에 의한 검증 필요.

5. 모든 질문에 만족한다.

스텝 7.3 특허 베이스를 검색하여 개념 해결안의 우선권 점검

얻어진 개념 해결안의 신규성을 특허 베이스를 통해 점검한다.

◆ 구 소련 특허 a.c. 628266

스텝 7.4 얻어진 개념 해결안을 실행할 때 발생할 수 있는 하위문제 추정

새로운 시스템의 설계 구체화 스텝에서 발생할 수 있는 하위 문제를 추정한다. 하위 문제의 목록을 만든다: (추가발명, 설계도, 계산, 조직의 변화에 대한 저항극복 등).

◆ 전극의 형태/분포 결정, 전기분해 조건 결정 등

Using ARIZ 3.0
생활속의 불편함

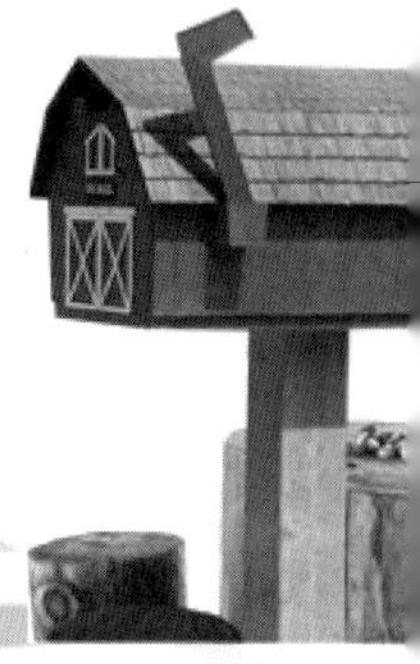

물안경의 렌즈는 Why 있는 것일까?

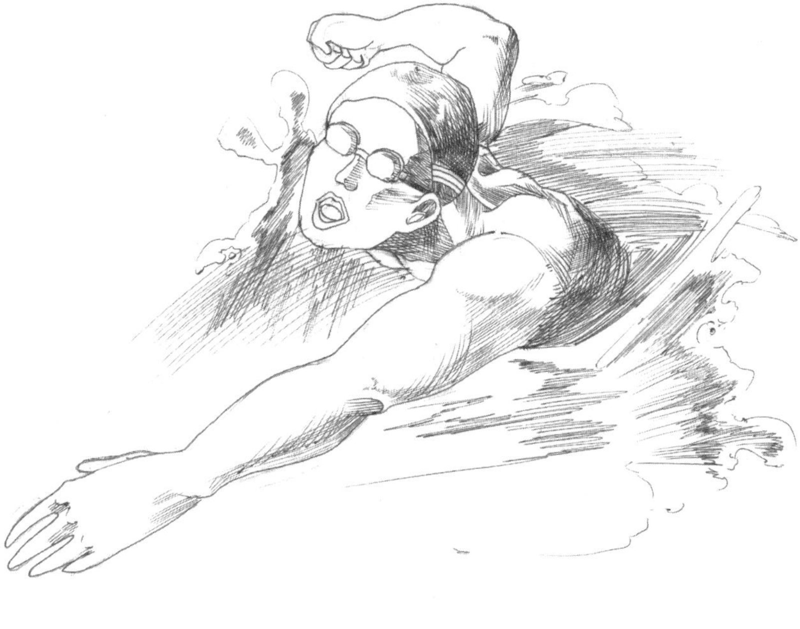

❖ 문제 상황:

물속에서 수영을 할 때, 시간이 지날수록 물안경의 렌즈가 뿌옇게 되는 경우가 많다. 그러면, 수영을 하는데 잘 안보여서 불편함을 많이 느꼈을 것이다. 이런 경우 대부분 잘 보이도록 하기 위해 렌즈에 생긴 김서림을 없애려고 렌즈를 수영장 물에 자주 닦는 경험이 있을 것이다.

이 불편함을 해결하려면 어떻게 하는 것이 좋을까?

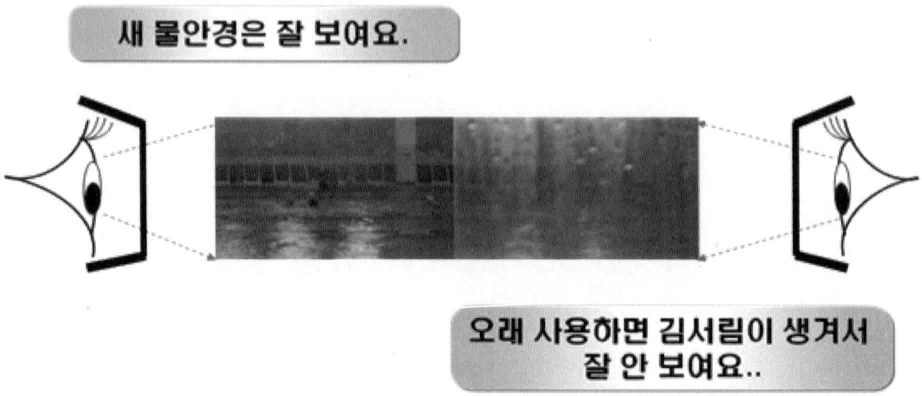

❖ 나의 아이디어

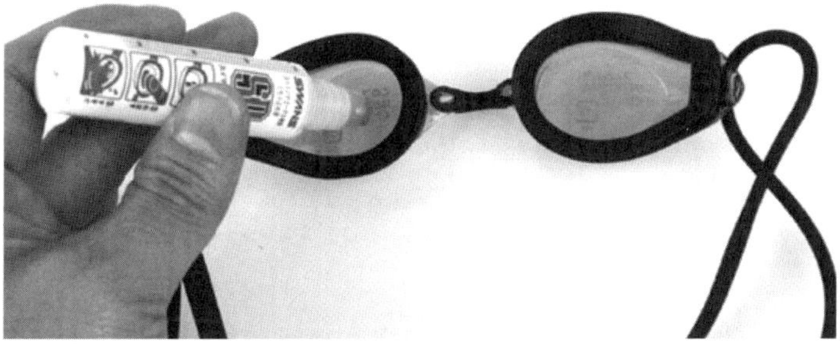

기존의 지식과 경험을 바탕으로 나온 직관적인 아이디어와 다른 아이디어와 무엇이 다르며 어떤 과정이 다른지 비교해 보기 바란다.

수영을 시작하기 전 또는 수영을 하다가 물안경이 뿌옇게 될 경우 해결방법을 나열하시오.

아이디어 1. (   )

아이디어 2. (   )

아이디어 3. (   )

아이디어 4. (   )

아이디어 5. (   )

아이디어 6. (   )

아이디어 7. (   )

아이디어 8. (   )

아이디어 9. (   )

아이디어10. (   )

❖ 일반적인 방법 :

수영을 시작하기 전 또는 수영을 하다가 물안경이 뿌옇게 될 경우 일반적으로 아래와 같은 방법으로 해결하는 경우가 많다.

아이디어 1. 새로운 물안경으로 교체한다.

아이디어 2. 수영장 물에 씻는다.

아이디어 3. 물이 마를 때까지 기다린다.

아이디어 4. 김서림 방지액을 (다시) 바른다.

아이디어 5. 렌즈의 안과 밖의 온도를 같게 한다.

아이디어 6. 렌즈를 뺀다.

아이디어 7. 시원한 바람을 불어 넣는다.

아이디어 8. 냉매제를 주입한다.

아이디어 9. 처음 새것에서 관리를 잘 한다.

아이디어 10. 세제 같은 것(침, 샴푸, 주방세제, 미역)을 바른다.

아이디어 11. 아예 눈을 감고 수영한다.

아이디어 12. 앞에 무엇이 있는지 귀로 들을 수 있도록 한다.

아이디어 13. 적외선 카메라를 착용한다.

❖ 일반적인 방법에 발생하는 2차적 문제 :

아이디어 1. 새로운 물안경을 교체한다. ⇒ 돈이 필요하다.

아이디어 2. 수영장 물에 씻는다. ⇒ 자주하여 귀찮다.

아이디어 3. 물이 마를 때까지 기다린다. ⇒ 언제까지

아이디어 4. 김서림 방지액을 (다시) 바른다. ⇒ 챙겨야하고, 수영장 물이 더러워진다.

아이디어 5. 렌즈의 안과 밖의 온도를 같게 한다. ⇒ 어떻게 해야 할지 모른다.

아이디어 6. 렌즈를 뺀다. ⇒ 물이 들어온다.

아이디어 7. 시원한 바람을 불어 넣는다. ⇒ 쉽지 않다.

아이디어 8. 냉매제를 주입한다. ⇒ 구체적이지 않거나 부적합하다.

아이디어 9. 처음 새것에서 관리를 잘 한다. ⇒ 관리하는 자체가 어렵다.

아이디어 10. 방지액 같은 것(침, 샴푸, 주방세제, 미역)을 바른다. ⇒ 비위생적이다.

아이디어 11. 아예 눈을 감고 수영한다. ⇒ 위험할 수 있다.

아이디어 12. 앞에 무엇이 있는지 귀로 들을 수 있도록 한다. ⇒ 다른 뭔가가 필요하다.

아이디어 13. 적외선 카메라를 착용한다. ⇒ 적외선 카메라는 물에 약하다. 크다.

어떠한 해결책이라도 본래의 문제가 해결되더라도 2차 3차적 문제가 발생하는 법이다. 그 전보다 문제가 작아졌다면 한층 해결하기가 쉬워진 것이므로 지속적인 해결 노력을 한다면, 실현 가능한 해결책 또는 근본 해결책까지 갈 수가 있는 것이다. 그래서 **문제해결에는 지속적인 관심의 자원이 필요**하다.

❖ 기술시스템 요소들 :

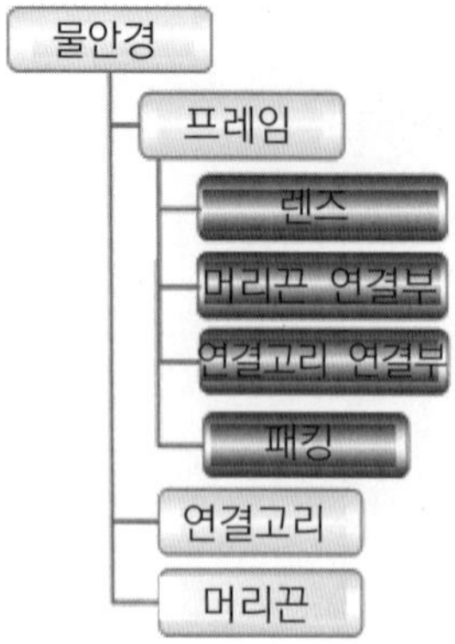

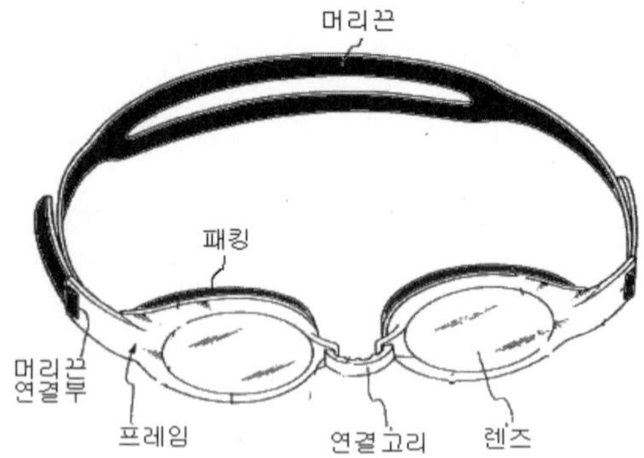

❖ 기능 분석도 :

시스템의 구성요소는 일반적인 범위에서 전개를 하고, 관심사항에 따라 상세하게 전개하는 것도 좋다. 기능 분석도는 문제해결 방향에 따라 디테일 정도가 높아지는 경우가 많다. 물안경의 렌즈는 시야확보를 위해 수영장 물이 눈에 들어가는 것을 차단하는 기능과 빛을 통과시키는 기능을 하고 있다. 각 구성요소는 여러가지의 기능이 있는데, 관심 사항에 영향을 미치는 것을 위주로 나타내면 된다. 완벽할 필요가 있어야 한다는 것을 의미하진 않는다. 전체적인 기능 모델은 노하우에 해당하는 것으로 갖추고 있어야 할 것이다. 또한 안경을 사용하는 사람을 위한 빛의 굴절 기능은 여기서는 관심 사항이 아니므로 보조적인 기능, 추가적인 기능에 대해서는 언급하지 않는다. 내부습기의 경우 이해를 돕기 위한 도식 형태 변경을 권장한다. 기능에 대해 이해를 돕기 위해 기능 분석도를 5가지로 나누어 표현했다.

[기능 분석도 1]은 물안경의 기본기능을 나타내며,

[기능 분석도 2]는 사용시의 기능을 나타낸다.

[기능 분석도 3]은 문제와 관련있는 슈퍼시스템까지 기능 분석도를 확장한 것이다.

[기능 분석도 4]은 김서림 방지액의 기능이 약해지는 것을 나타내며,

[기능 분석도 5]은 김서림 방지액의 기능이 약해지면서 파생되는 부작용을 나타낸 것이다.

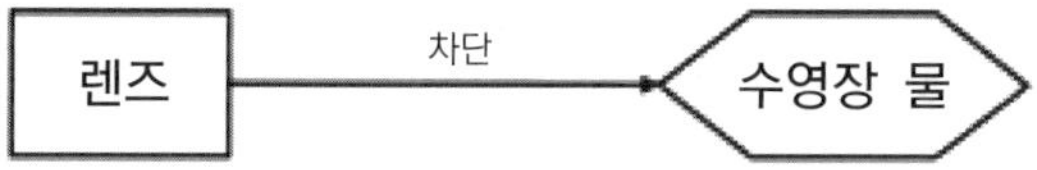

[기능 분석도 1] 기본기능

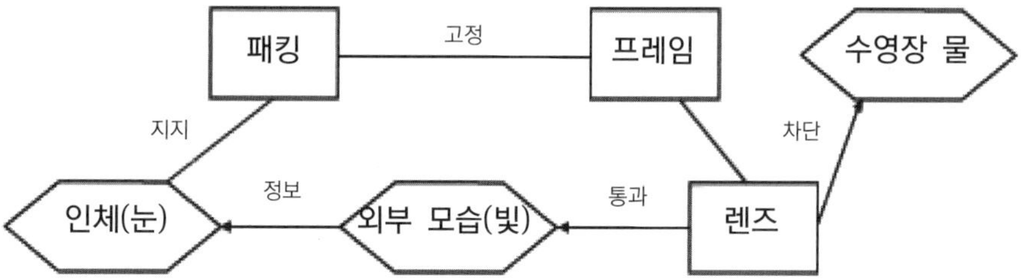

[기능 분석도 2] 사용시 기능

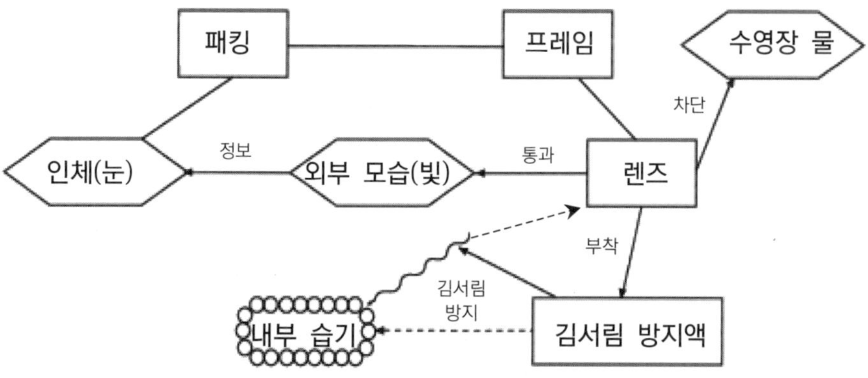

[기능 분석도 3] 슈퍼시스템 포함

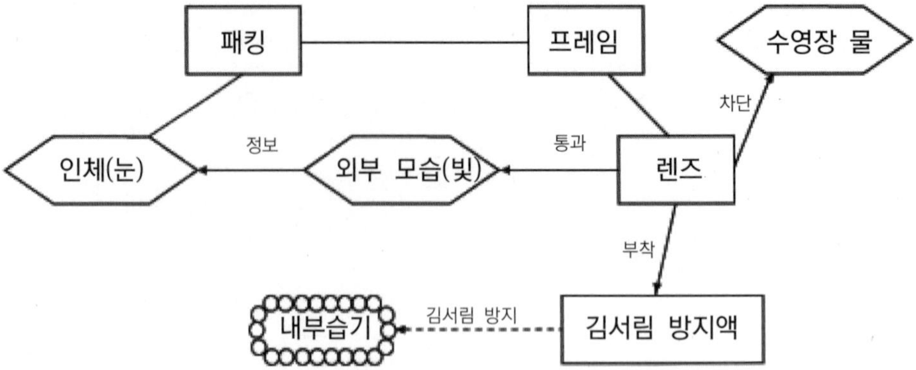

[기능 분석도 4] 김서림 방지액의 기능이 약할 때

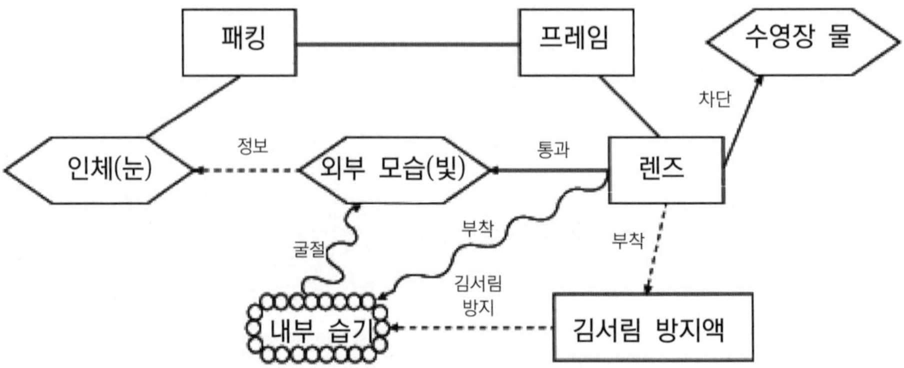

[문제 상황 1] 현재 상태 유지를 위한 김서림 방지액

❖ 문제 해결 관점을 위한 가정 만들기

다양한 기능 분석도를 바탕으로 요소간 문제를 발생시키고 있는 것과 관련이 있는 요소를 선정하여 다양한 문제 관점을 만들어 보면 아래와 같다.

가정 1 : 김서림 방지액이 충분한 기능을 할 수 있도록 현재 상태를 유지할 수 있다면, 좋겠다.

가정 2 : 문제를 발생하고 있는 물안경 내부에 습기를 없게 유지할 수 있다면, 좋겠다.

가정 3 : 문제를 발생시키고 있는 물안경의 렌즈를 없앨 수 있다면,좋겠다.

가정 4 : 외부 모습(빛)의 정보를 인체(눈)이 아닌 다른 무엇인가로 얻을 수만 있다면, 좋겠다.

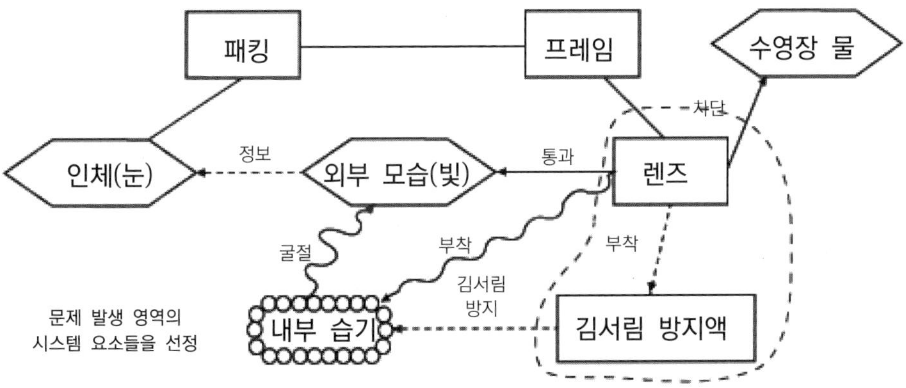

[문제 상황 1] 현재 상태 유지를 위한 김서림 방지액

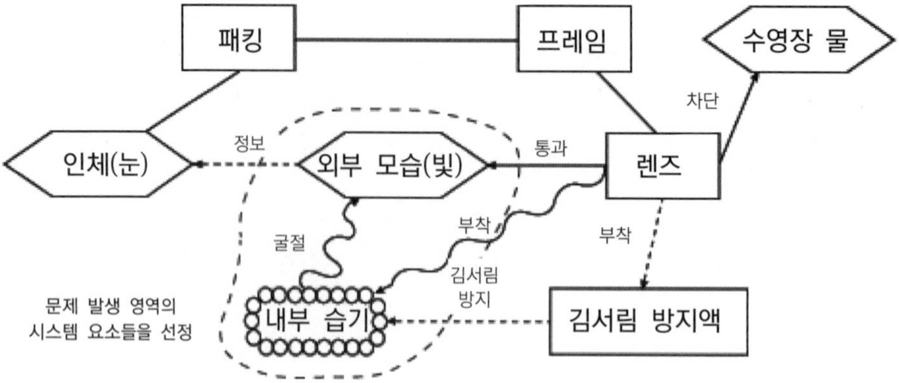

[문제 상황 2] 문제를 발생시키는 내부 습기

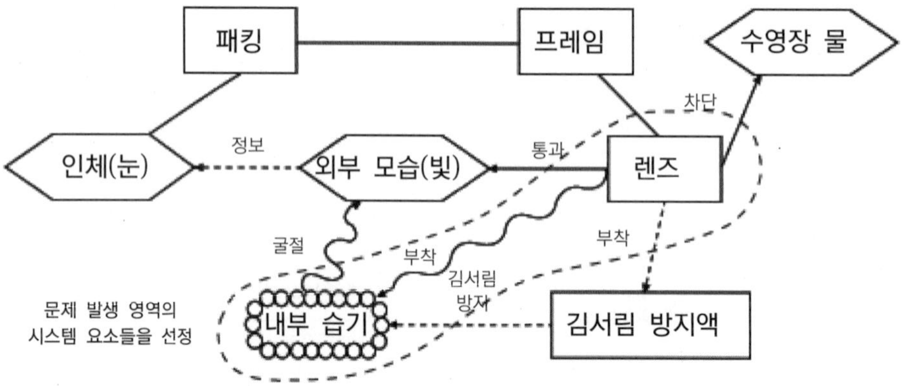

[문제 상황 3] 문제를 발생기키는 물안경 렌즈

3.0 생활속의 불편함

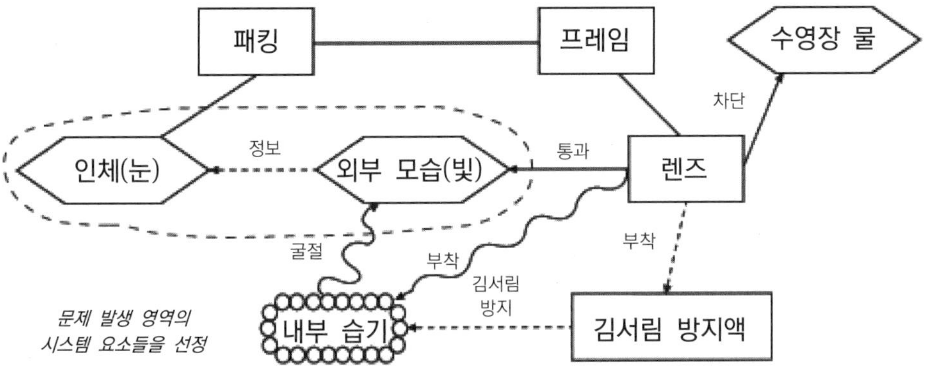

[문제 상황 4] 부적절한 정보전달 수단

[문제 상황 4]는 아이디어 발상의 상황으로 진행이 되는 것이 바람직하기에 본서에서는 더 이상 다루지는 않으므로 각자의 아이디어로 만들어 보기 바란다.

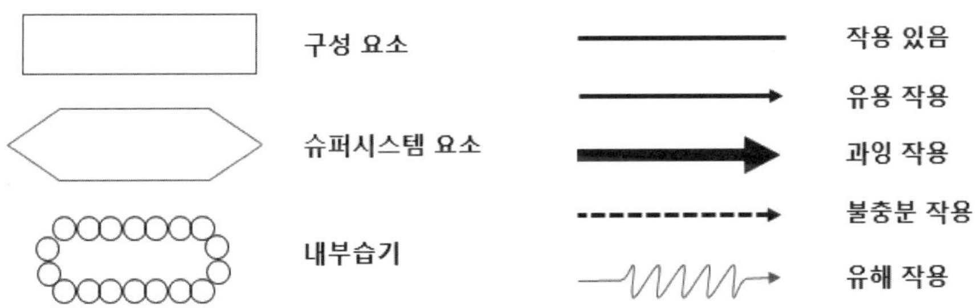

[도형 및 작용선의 설명]

PART 1. 문제 분석

스텝 1.1 최소 변경 문제 모델링

〈생각〉 : 가정에서 문제상황으로 전환하기

문제 상황 1 : 김서림 방지액이 렌즈에 부착이 충분하지 않아서 김서림 방지액을 처음처럼 유지 할 수 없는 상황이다.

김서림 방지액은 있어야 하면서도 없어야 한다.

문제 상황 2 : 물안경 내부에 습기가 없다면 문제발생을 원천적으로 방지 할 수 있지만 물안경 내부의 습기를 없게 할 수 없는 상황이다.

내부습기는 없어야하면서도 있어야 한다.

문제 상황 3 : 내부 습기가 부착되도록 하는 렌즈가 물의 유입을 방지하는 기본 기능을 하고 있어서 문제가 발생되는 물안경의 렌즈를 제거할 수 없는 상황이다.

렌즈는 있어야 하면서도 없어야한다.

1. 〈시야 확보〉를 위한 물안경은
2. 〈프레임, 렌즈, 패킹, 내부 습기, 김서림 방지액〉로 구성되어 있다.

❖ 문제 상황 1 (김서림 방지액은 있어야하면서도 없어야 한다.)

3. **기술모순-1** : 김서림 방지액을 현재 상태로 유지하면, 김서림 방지를 하나(+), 유지(관리)하기가 어렵다(-).

기술모순-2 : 김서림 방지액을 현재 상태로 유지하지 않으면, 유지(관리)하기는 쉬우나(+), 김서림 발생을 방지할 수가 없다(-).

4. 물안경 내의 최소 변경으로 렌즈에 김서림 방지액이 잘 부착되어 있으면서(+), 유지(관리)하기 쉽게(+) 하기 위한 상황을 얻고자 한다.

❖ 문제 상황 2 (내부 습기는 없어야 하면서도 있어야 한다.)

3. **기술모순-1** : 내부 습기를 없애면, 렌즈에 김서림이 발생하지 않으나(+), 복잡해진다(-).

   기술모순-2 : 내부 습기를 방치하면, 복잡해지지 않으나(+), 김서림 발생을 방지할 수가 없다(-).

4. 물안경 내의 최소 변경으로 렌즈에 김서림이 발생하지 않고(+), 복잡해지지 않게(+) 하기 위한 상황을 얻고자 한다.

❖ 문제 상황 3 (렌즈는 있어야 하면서도 없어야 한다.)

3. **기술모순-1**: 물안경의 렌즈를 없게 하면, 렌즈에 김서림이 발생하지 않으나(+), 물을 차단할 수 없다.(-).

   기술모순-2: 물안경의 렌즈를 있게 하면, 물을 차단할 수 있는데(+), 김서림 발생을 방지할 수가 없다(-).

4. 물안경 내의 최소 변경으로 렌즈에 김서림이 발생하지 않고(+), 시야 확보가 가능(+) 하기 위한 상황을 얻고자 한다.

> ◆ 용어의 일반화 생각 여부 : O
>
> ↳ 어린이도 알 수 있도록 쉬운 단어를 써서 상황을 표현하세요.

스텝 1.2 모순 요소들 정의

❖ 문제 상황 1 (김서림 방지액은 있어야 하면서도 없어야 한다.)

1. **대상** : 김서림 방지액 (현재 상태로 렌즈에 있어야 한다.)
2. **도구** : 렌즈

- 렌즈에 잘 부착되어 있는 김서림 방지액

  원하는 상황은 방지액을 유지하는 것으로 렌즈가 부착 작요을 하는 관점으로 도구로 선정하고 김서림 방지액이 줄어들므로 대상으로 선정하였다.

❖ 문제 상황 2 (내부 습기는 없어야 하면서도 있어야 한다.)

1. **대상** : 빛(외부 모습)
2. **도구** : 내부 습기 (착용시 내부에 있다.)

- 내부 습기(커진 물방울)는 대상인 빛의 방향을 바꾸므로 도구로 선정한다.

  도구로 내부 습기(커진 물방울), 대상으로 빛(외부 모습)인 경우는 물방울이 빛을 굴절시키는 것은 자연 현상으로 문제해결에 적절한 방법이 없을 경우 마지막에 선택하여 해결하는 것이 좋다.

❖ 문제 상황 3 (렌즈는 있어야 하면서도 없어야 한다.)

1. **대상** : 김서림 방지액, 수영장 물, 빛(외부 모습)
2. **도구** : 렌즈 (물안경의 중요한 요소로 있어야 한다.)

- 렌즈는 빛을 통과 시키고, 수영장의 물도 차단시키고, 김서림 방지액을 부착시킨다.

  [주석7, 도구, 대상이 2개일 경우 참고]

스텝 1.3 기술모순의 도식 모델 묘사

❖ 문제 상황 1 (김서림 방지액은 있어야 하면서도 없어야 한다.)

1. **기술모순-1** : 김서림 방지액이 현재 상태를 유지하면,

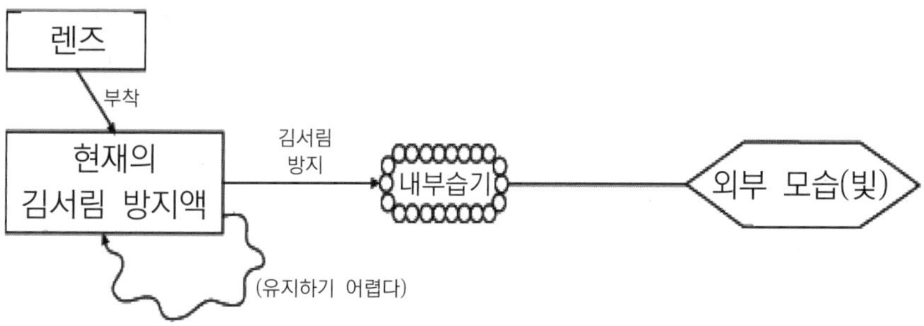

2. **기술모순-2** : 김서림 방지액이 현재 상태 유지가 안 된다면,

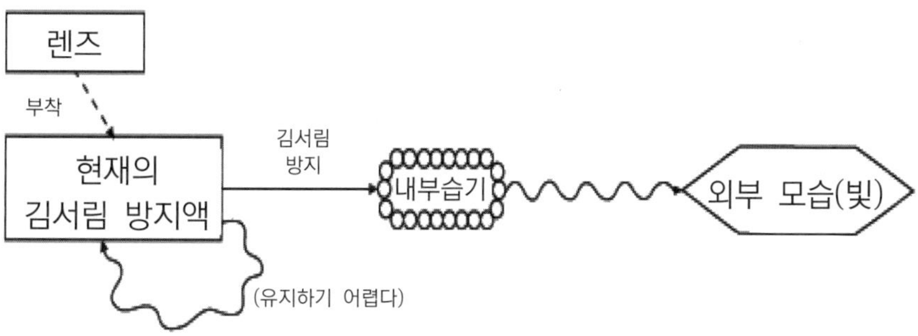

❖ 문제 상황 2 (내부 습기는 없어야 하면서도 있어야 한다.)

1. **기술모순-1** : 내부의 습기가 적다면,

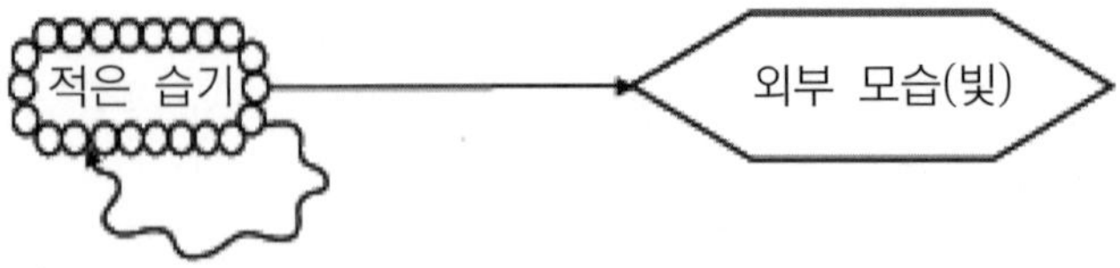

2. **기술모순-2** : 내부의 습기가 있다면,

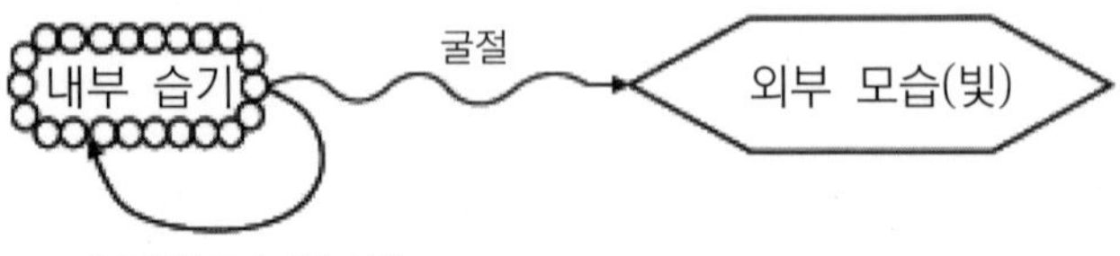

❖ 문제 상황 3 (렌즈는 있어야 하면서도 없어야 한다.)

1. **기술모순-1** : 렌즈가 없다면,

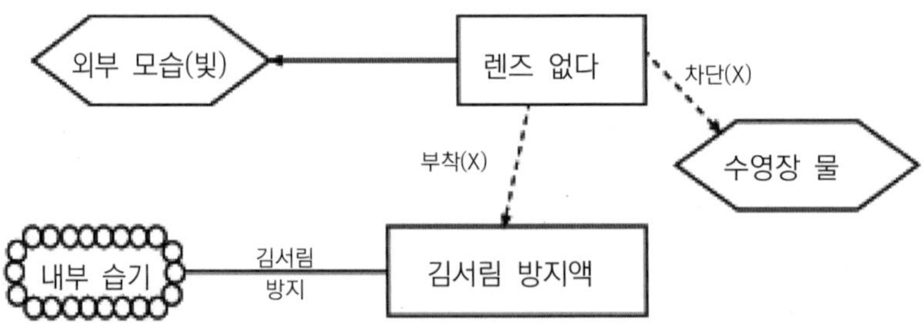

2. **기술모순-2** : 렌즈가 있다면

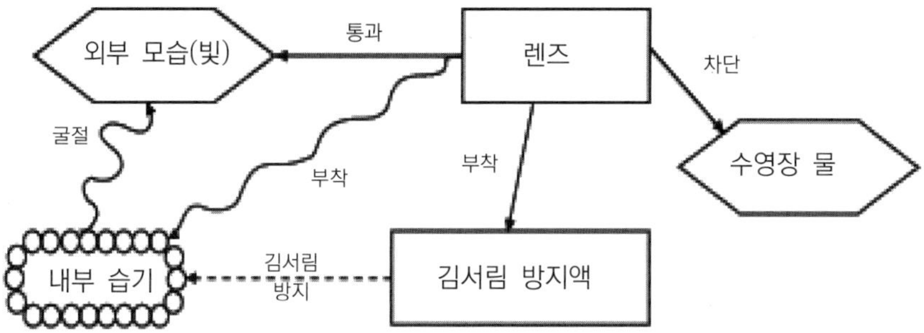

1.1~1.3 과정 논리 점검

스텝 1.4 심화 분석을 위한 도식 모델 선정

❖ 문제 상황 1 (김서림 방지액은 있어야 하면서도 없어야 한다.)

〈생각〉 어떻게 김서림 방지액을 현재 상태로 유지시킬 수 있을까?

1. **주요 기능 생각** : 물안경의 주요 기능은 시야 확보이다. 따라서, 기술모순-1이 선정되어야 한다. 이럴 경우 김서림 방지액을 현재 상태처럼 유지하기가 어렵다.

2. **선택** : (기술모순-1) 김서림 방지액을 현재 상태로 유지하면, 렌즈에 김서림 방지액이 부착되어 있으나(+), 유지(관리)하기가 어렵다(-).

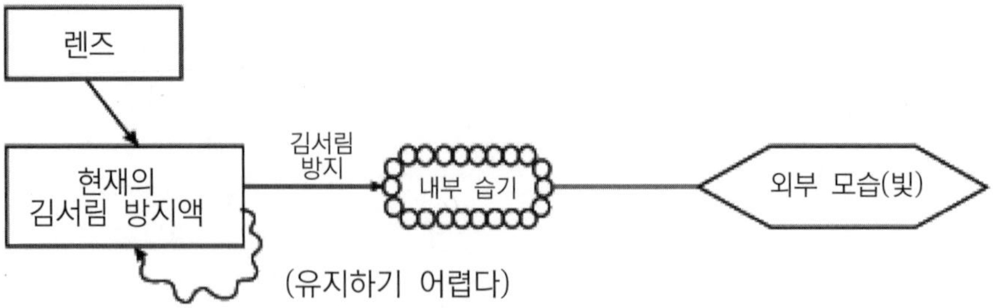

❖ 문제 상황 2 (내부 습기는 없어야 하면서도 있어야 한다.)

〈생각〉 어떻게 내부의 습기를 적게 유지시킬 수 있을까?

1. **주요 기능 생각** : 물안경의 주요기능은 시야 확보이다. 따라서, 기술모순-1이 선정되어야 한다. 이럴 경우 물안경 내부 습기를 적게 유지하기 위해서는 물안경이 복잡해진다.
2. **선택** : (기술모순-1) 내부 습기를 없게 하면, 렌즈에 김서림이 발생하지 않으나(+), 복잡해진다(-).

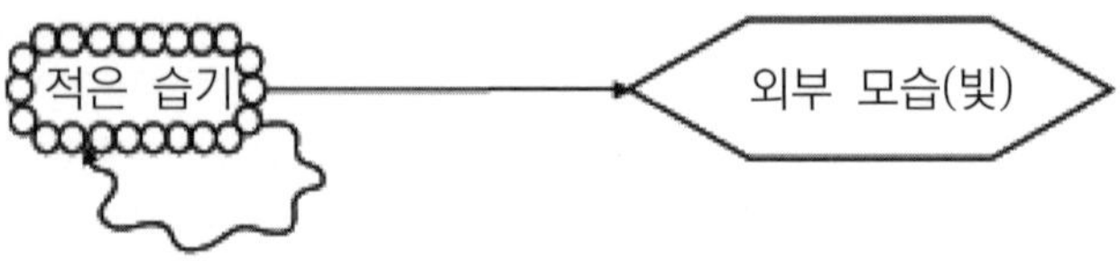

❖ 문제 상황 3 (렌즈는 있어야 하면서도 없어야 한다.)

〈생각〉 어떻게 렌즈를 없애면서도 렌즈 기능을 하게 할까?

1. **주요 기능 생각** : 물안경의 주요기능은 시야 확보이다. 따라서, 기술모순-2이 선정되어야 하나, 초기 문제 상황으로 돌아가기 때문에 다른 기술모순을 선택했다. 이럴 경우 시야확보를 위해서 수영장 물을 차단하는 어떠한 방법이 있어야 한다.

2. **선택** : (기술모순-1) 물안경의 렌즈를 없게 하면, 김서림이 발생하지 않으나(+), 수영장 물을 차단할 수가 없다(-).

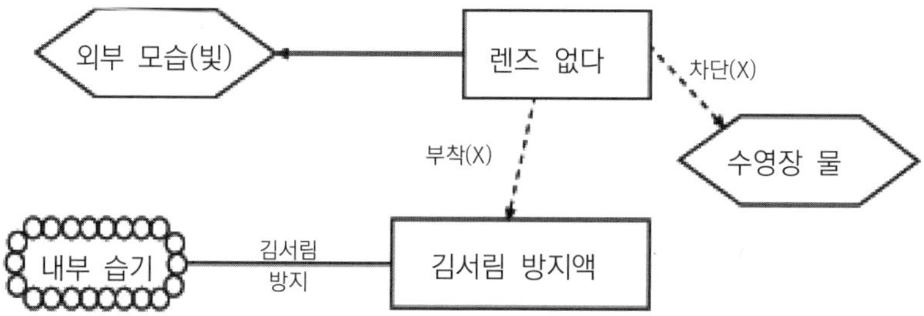

- 심화분석을 위한 도식 모델 선정은 문제 묘사에서 지적한 주요 기능을 잘 수행할 수 있는 기술 모순하나를 선정하고, 해결한 후에 반대의 경우도 선정해 해결할 것을 권장한다.

스텝 1.5 모순 심화

❖ 문제 상황 1 (김서림 방지액은 있어야 하면서도 없어야 한다.)

- 선택된 기술 모순-1에서 물안경의 김서림 방지액은 [현재의 김서림 방지액]이라는 상황 대신에 [초기상태의 김서림 방지액]으로 심화되어 있다.

1. **심화된 기술모순-1** : 김서림 방지액을 초기 상태로 유지하면, 렌즈에 김서림 방지액이 부착되어 있으나(+), 유지(관리)하기가 어렵다(-).

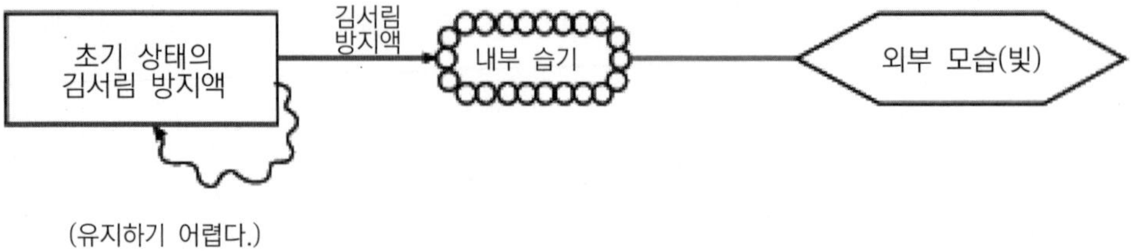

❖ 문제 상황 2 (내부 습기는 없어야 하면서도 있어야 한다.)

- 선택된 기술 모순-1에서 물안경 내부의 습기는 [적은 습기]이라는 상황 대신에 [습기 없는] 상태로 심화되어 있다.

1. **심화된 기술모순-1** : 물안경 내부 습기를 없게 유지하면, 빛의 방향을 유지시키면서(+), 복잡해진다(-).

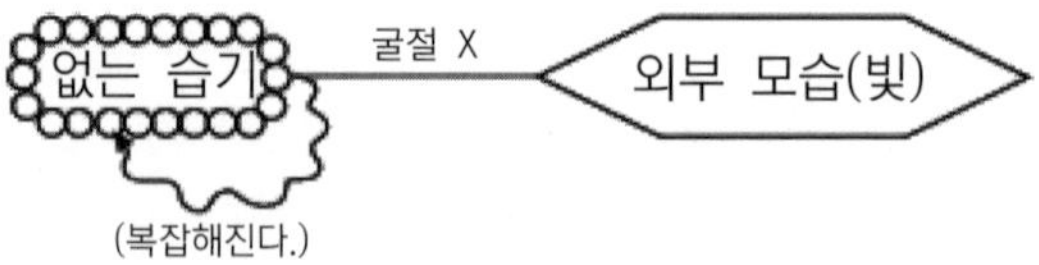

❖ 문제 상황 3 (렌즈는 있어야 하면서도 없어야 한다.)

- 선택된 기술 모순-1에서 물안경의 렌즈는 없는 것으로 심화된 상태이다.

1. **심화된 기술모순-1** : 물안경의 렌즈를 없게 하면, 렌즈에 김서림이 발생하지 않으나(+), 수영장 물을 차단할 수가 없다.(-).

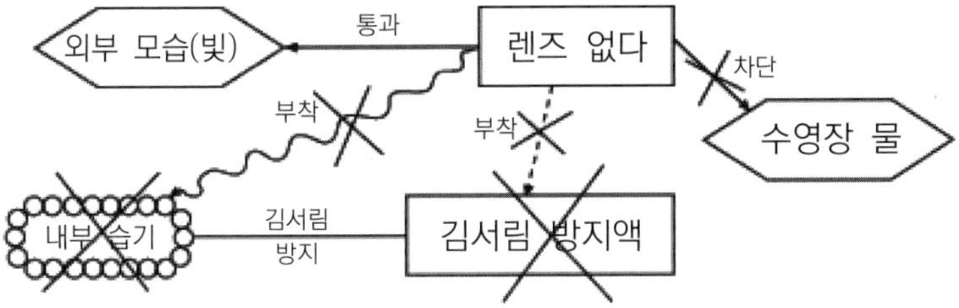

스텝 1.6 문제모델 요약

❖ 문제 상황 1 (김서림 방지액은 있어야하면서도 없어야 한다.)

〈생각〉 어떻게 X-요소가 김서림 방지액이 초기 상태로 유지할 수 있게 할 것인가?

1. **심화된 모순 쌍** : 초기 상태의 김서림 방지액(S2)과 내부 습기(S1)
2. **심화된 모순** : 김서림 방지액을 초기 상태로 유지하면, 렌즈에 김서림 방지액이 부착되어 있으나(+), 유지(관리)하기가 어렵다(-).
3. **X-요소의 도입** : 김서림 방지를 하면서, 김서림 방지액을 초기 상태로 유지하기가 쉽게 할 수 있는 어떤 X-요소가필요하다.

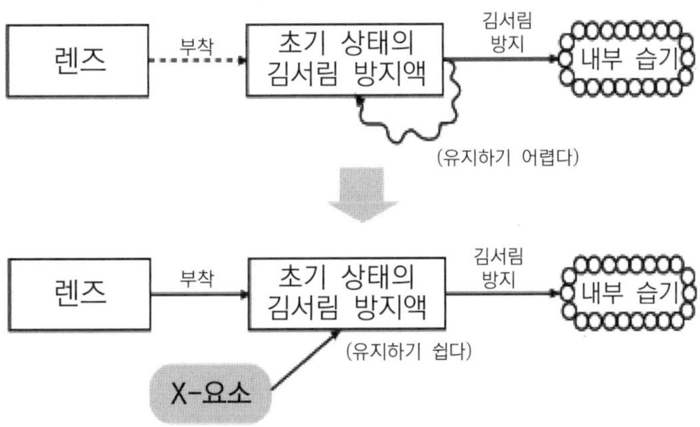

❖ 문제 상황 2 (내부 습기는 없어야 하면서도 있어야 한다.)

〈생각〉 어떻게 X-요소가 물안경 내부의 습기를 없는 상태로 유지할 수 있게 할 것인가?

1. **심화된 모순 쌍** : 물안경 내부의 없는 습기(S2)과 빛(S1)
2. **심화된 모순** : 물안경 내부의 습기를 없게 유지하면, 빛은 굴절을 하지 않으나(+), 복잡해진다(-).
3. **X-요소의 도입** : 빛을 굴절하지 않게 하면서, 물안경 내부의 습기를 없는 상태로 쉽게 유지할 수 있는 어떤 X-요소가필요하다.

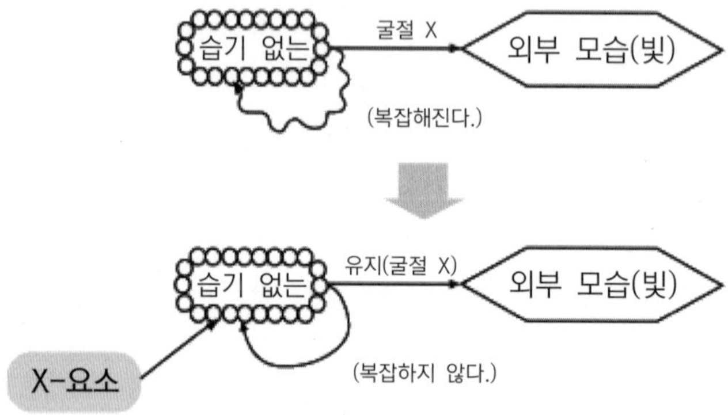

❖ 문제 상황 3 (렌즈는 있어야 하면서도 없어야 한다.)

〈생각〉 어떻게 X-요소가 물안경의 렌즈처럼 빛을 통과시키면서, 수영장 물을 차단시킬 것인가?

1. 심화된 모순 쌍 : 없는 렌즈(S2)와 빛(S1), 수영장 물(S1)
2. 심화된 모순 : 물안경의 렌즈를 없게 하면, 렌즈에 김서림이 발생하지 않으나(+), 수영장 물을 차단할 수가 없다.(-)

3. X-요소의 도입 : 빛을 통과시키면서, 물안경 내부로 수영장 물을 차단하는 어떤 X-요소가필요하다.

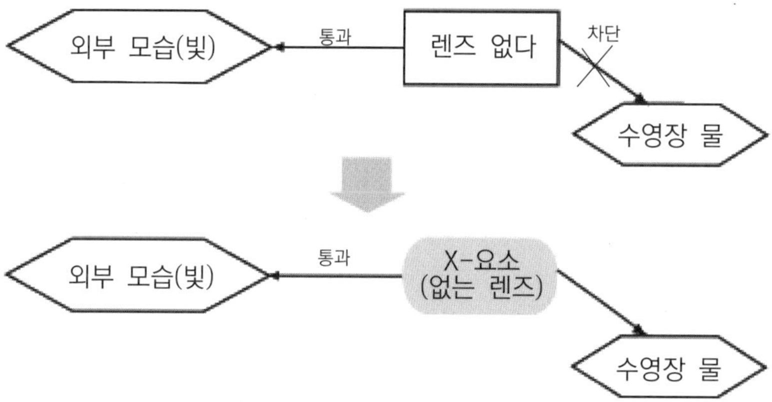

스텝 1.7 1차 표준 해결법 활용 (심화된 기술모순 상황)

해결을 위한 X-요소의 도입을 내부의 자원 S1'(대상의 변형), S2'(도구의 변형), F'(장의 변형), 그리고 외부의 자원 S3(새로운 물질), F2(새로운 장)로 다양하게 모델링 해 본다.

❖ 문제 상황 1 (김서림 방지액은 있어야하면서도 없어야 한다.)

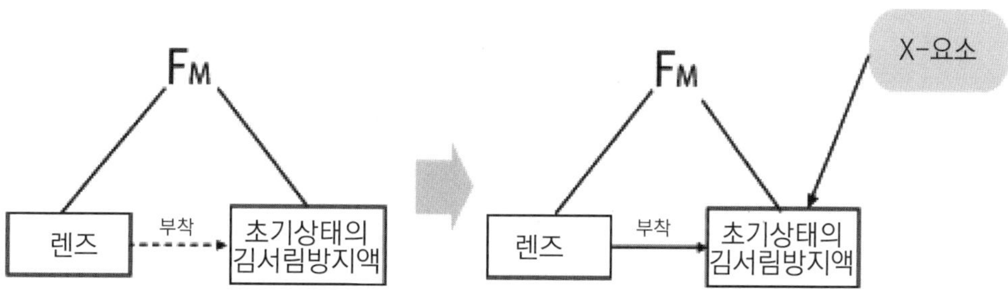

◆ X-요소? 아래 사항에 대해 활용할 수 있는 것에 대해 생각하라.

X-요소 : S1', S2', F', S3, F2

- S1' : S1(렌즈)의 변형
- S2' : S2(김서림 방지액)의 변형
- F' : F(부착력)의 변형
- S3 : 제3의 물질 (환경 요소 포함, 최소 비용으로 권장)
- F2 : 제2의 장

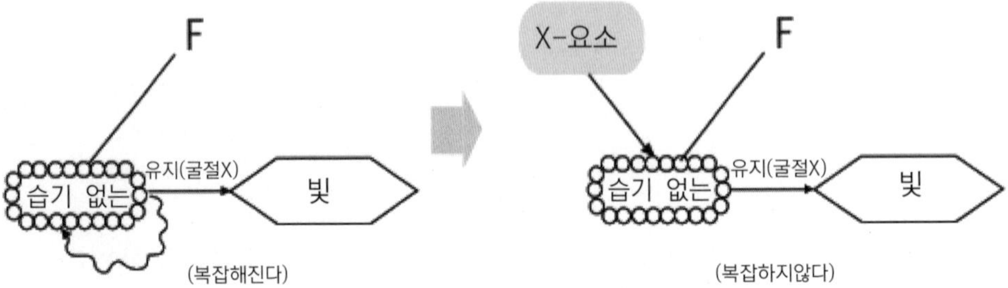

❖ 문제 상황 2 (내부 습기는 없어야 하면서도 있어야 한다.)

◆ X-요소? 아래 사항에 대해 활용할 수 있는 것에 대해 생각하라.

X-요소 : S1', S2', F', S3, F2

- S1' : S1(습기없는)의 변형, 상태변화도 생각해 본다.
- S2' : S2(빛)의 변형
- F' : F의 변형
- S3 : 제3의 물질 (환경 요소 포함, 최소 비용으로 권장)
- F2 : 제2의 장

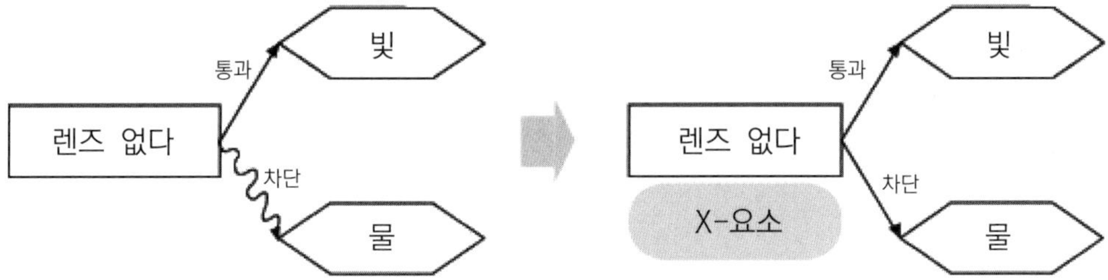

❖ 문제 상황 3 (렌즈는 있어야 하면서도 없어야 한다.)

- X-요소 : S1', S2', F', S3, F2
- S1' : S1(습기없는)의 변형, 상태변화도 생각해 본다.
- S2' : S2(빛)의 변형
- F' : F의 변형
- S3 : 제3의 물질 (환경 요소 포함, 최소 비용으로 권장)
- F2 : 제2의 장

PART 2. 문제 모델 분석

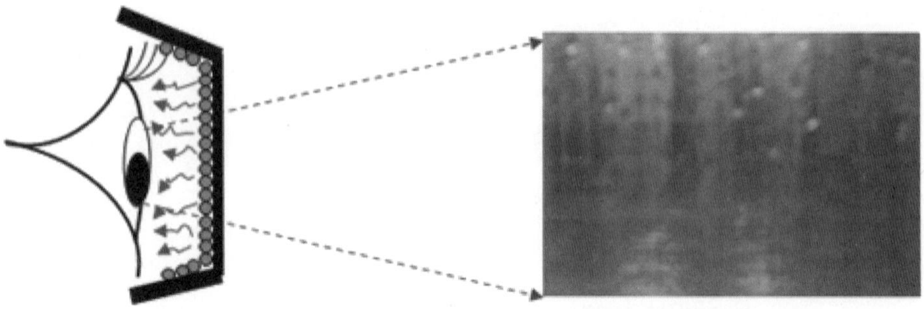

굴절

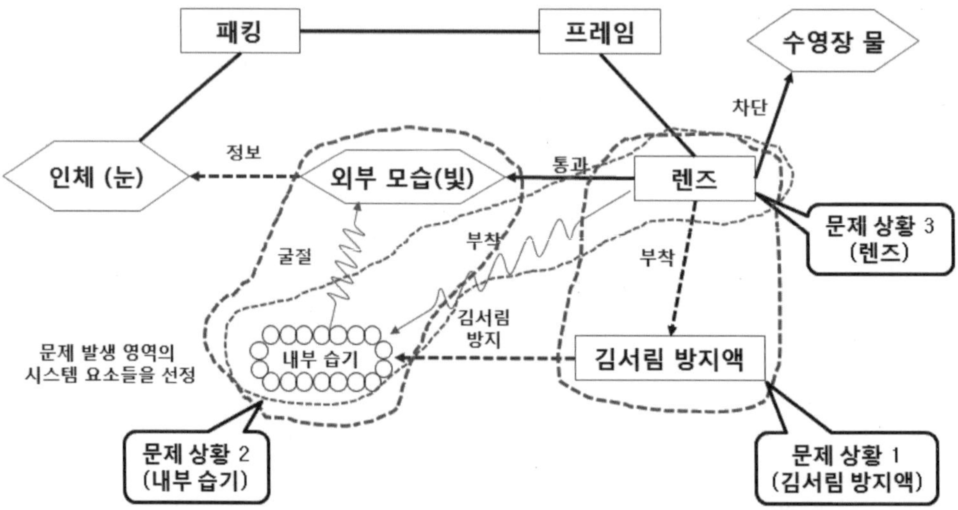

➤ 스텝 2.1 작용 영역(OZ) 정의

❖ 문제 상황 1 (김서림 방지액은 있어야하면서도 없어야 한다.)

김서림 방지액과 렌즈가 접촉하는 면을 포함한 영역

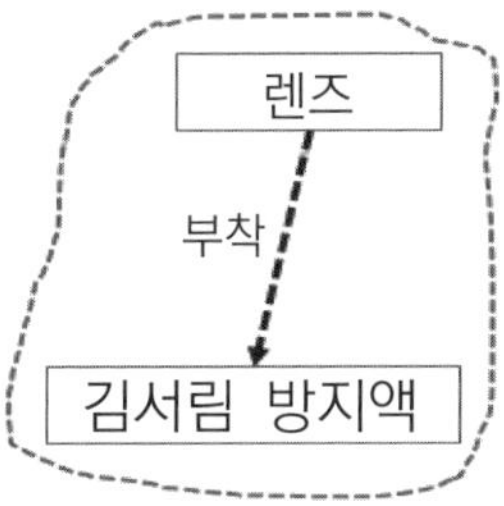

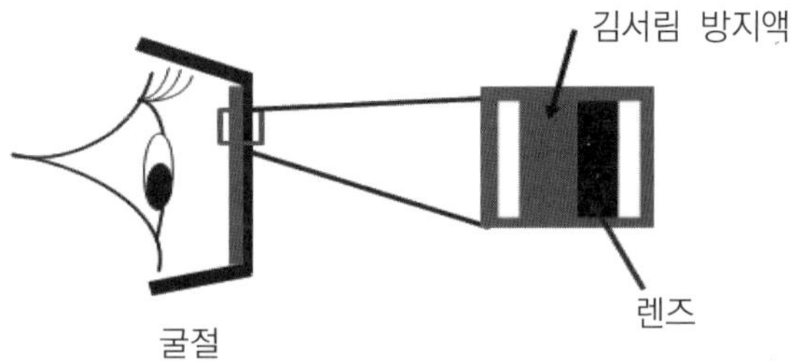

❖ 문제 상황 2 (내부 습기는 없어야 하면서도 있어야 한다.)

내부 습기와 빛이 접촉하는 면을 포함한 영역

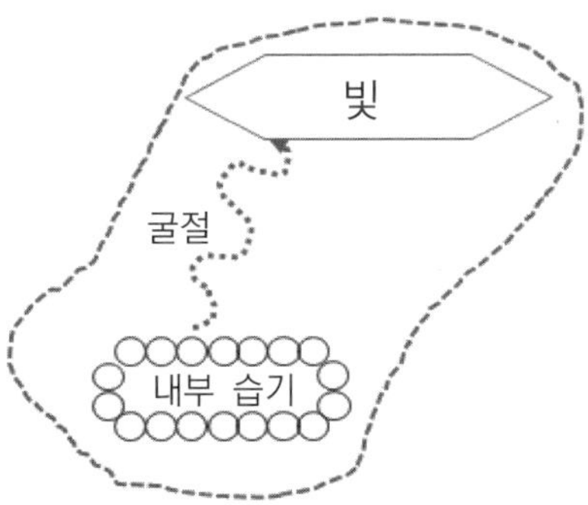

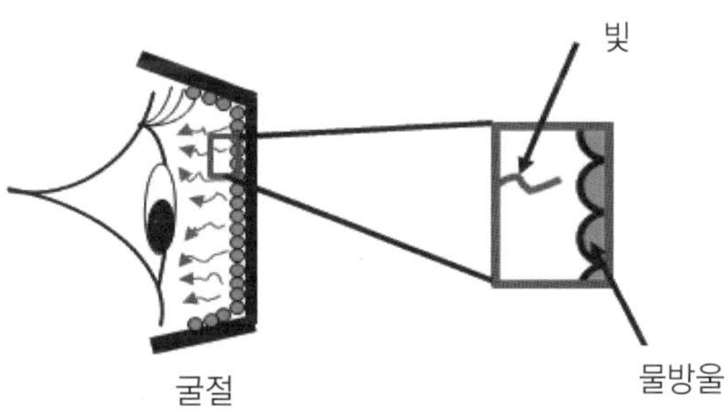

❖ 문제 상황 3 (렌즈는 있어야 하면서도 없어야 한다.)

렌즈와 내부 습기가 접촉하는 면을 포함한 영역

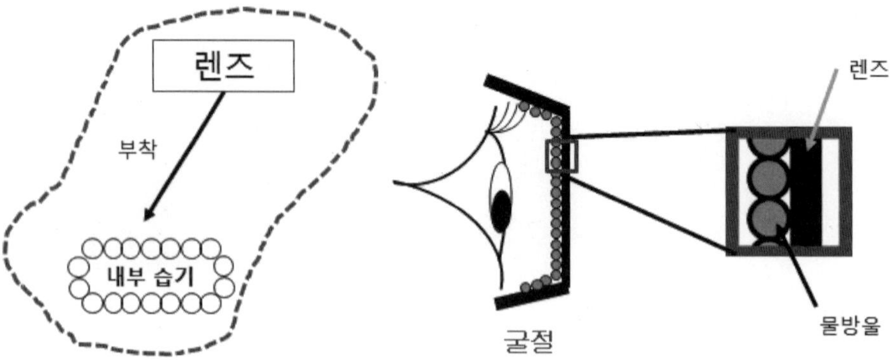

➤ 스텝 2.2 작용 시간(OT) 정의

❖ 문제 상황 1 (김서림 방지액은 있어야하면서도 없어야 한다.)

- T1(**모순 발생**) : 김서림 방지액이 없을 때 + 수영을 할 때
  T2 : 수영을 하기 전

❖ 문제 상황 2 (내부 습기는 없어야 하면서도 있어야 한다.)

- T1(**모순 발생**) : 내부 습기가 렌즈에 일정 크기 이상일 때
  T2 : 내부 습기가 렌즈에 일정 크기 이하일 때

❖ 문제 상황 3 (렌즈는 있어야 하면서도 없어야 한다.)

- T1(**모순 발생**) : 내부 습기가 렌즈에 붙을 때

  T2 : 습기가 렌즈에 붙어 있지 않을 때

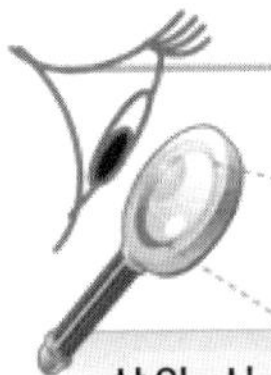

		보관 [사용 전]	착용중				보관 [사용 후]
			휴식 (물밖)	수영중		휴식 (물속)	
				수영(시작)	수영(계속)		
상위 시스템		Case. Air	Air	Water	Water	Air	Case. Air
시스템	프레임		내부 김서림 발생	내부 김서림 발생	내부 김서림 발생	내부 김서림 발생	
	렌즈		내부 김서림 발생	내부 김서림 발생	내부 김서림 발생	내부 김서림 발생	
	패킹		내부 김서림 발생	내부 김서림 발생	내부 김서림 발생	내부 김서림 발생	
하위 시스템		김서림 방지액	수경 내부 물	수경 내부 물	수경 내부 물	수경 내부 물	김서림 방지액
유해 에너지			체온공급	체온 공급과 수영장 물이 물안경을 통해 내부열을 뺏어감		체온공급	
			인체(안구,피부)에서도 습기 공급				
환경요소		공기중	공기중	체온보다 수영장 물 온도 낮음 물속	물속	공기중	공기중
제약조건			수경 내부, 외부공기와 차단				

[그림 스텝 2.2] 물안경의 다면적 분석

➤ 스텝 2.3 물질-장 자원들의 정의

◆ 활용 가능한 시스템 내 기존 물질-장 자원들.

a. 시스템 내부 자원들 : 프레임, 렌즈, 머리끈 연결부, 연결고리 연결부, 패킹, 연결고리, 머리끈, 김서림 방지액

b. 확보 가능한 외부 환경 자원들 : 물, 사람, 습기, 공기

c. 슈퍼시스템의 물질-장 자원들 : 열(인체)

◆ 시스템 내 기존 자원을 활용하기 위해서 물질이 가지고 있는 장의 종류와 물질의 특성, 존재하는 장소, 시간, 에너지량도 포함하는 것이 좋다.

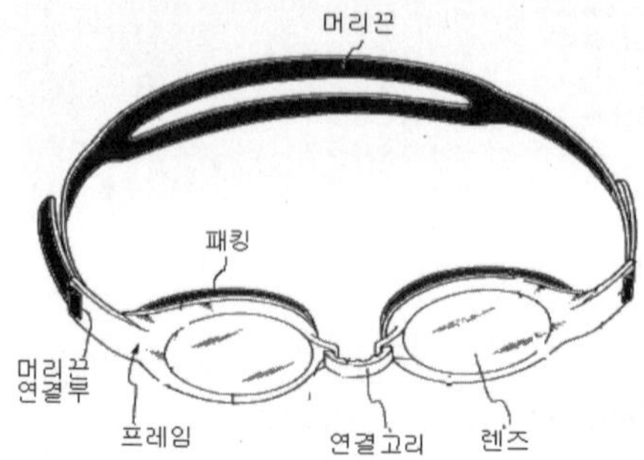

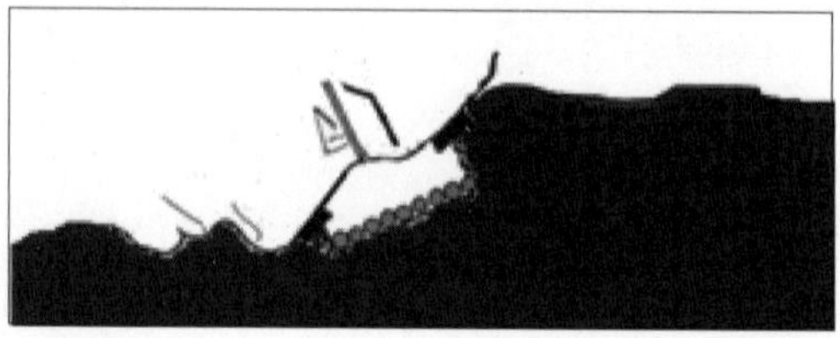

❖ 문제 상황 1 (김서림 방지액은 있어야하면서도 없어야 한다.)

- 김서림 방지액과 렌즈가 접촉하는 면을 포함한 영역에서의 가용 자원들

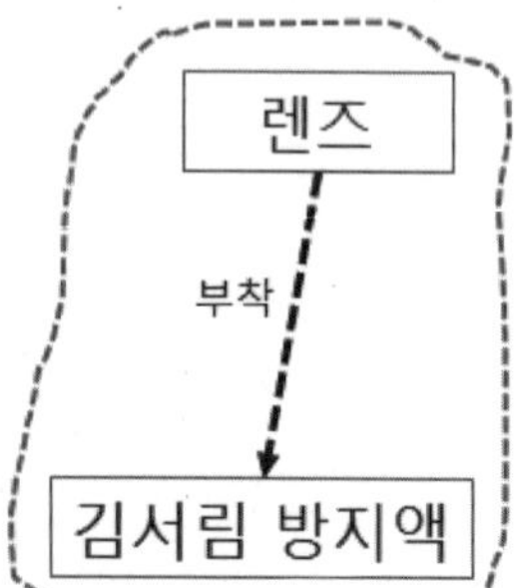

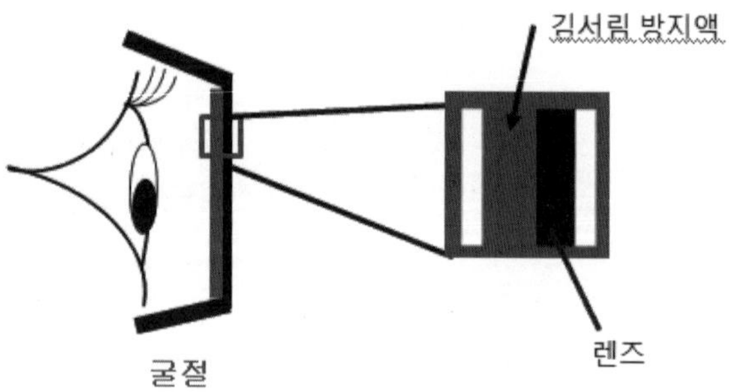

범 주		물질, 장, 파생자원	속성	속성값	
				전$_{T1}$	후$_{T2}$
1. 시스템 내부자원	a) 도구의 물질-장	렌즈	부착력 표면조도	- -	- -
	b) 대상의 물질-장	김서림 방지액	부착력 양	크다 많다	작다 적다
2. 확보 가능한 외부자원	a) 문제와 관련된 환경의 물질-장	물	-	-	-
	b) 일반적인 환경의 물질-장	공기	-	-	-
3. 슈퍼시스템의 물질-장	a) 슈퍼시스템의 불필요한 부산물				
	b) 저렴한 슈퍼시스템 자원				

❖ 문제 상황 2 (내부 습기는 없어야 하면서도 있어야 한다.)

- 내부 습기와 빛이 접촉하는 면을 포함한 영역에서의 가용 자원들

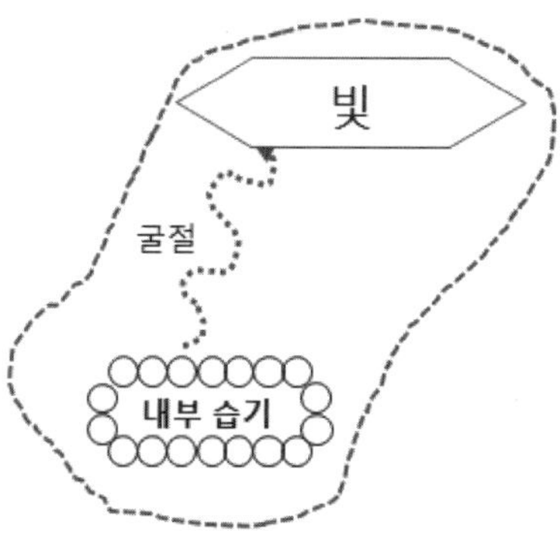

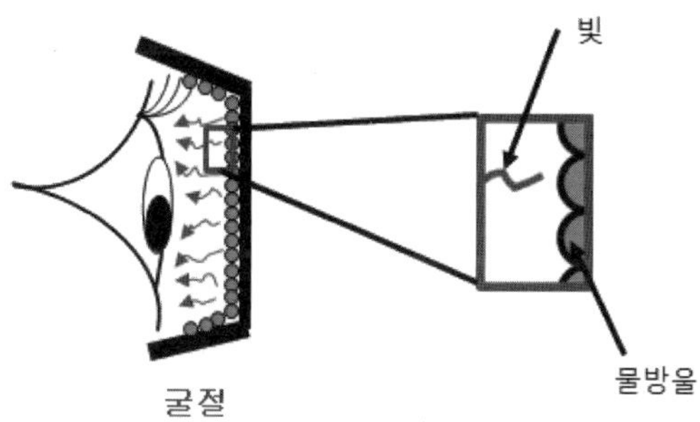

범 주		물질,장, 파생자원	속성	속성값	
				전$_{T1}$	후$_{T2}$
1. 시스템 내부자원	a) 도구의 물질-장	렌즈	부착력 표면조도	- -	- -
	b) 대상의 물질-장	김서림 방지액	부착력	크다	작다
2. 확보 가능한 외부자원	a) 문제와 관련된 환경의 물질-장	물	-	-	-
	b) 일반적인 환경의 물질-장	공기	-	-	-
3. 슈퍼시스템의 물질-장	a) 슈퍼시스템의 불필요한 부산물				
	b) 저렴한 슈퍼시스템 자원				

❖ 문제 상황 3 (렌즈는 있어야 하면서도 없어야 한다.)

- 렌즈와 내부 습기가 접촉하는 면을 포함한 영역에서의 가용 자원들

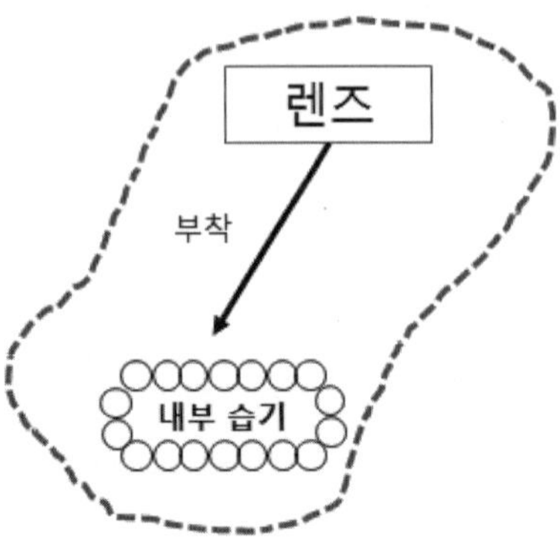

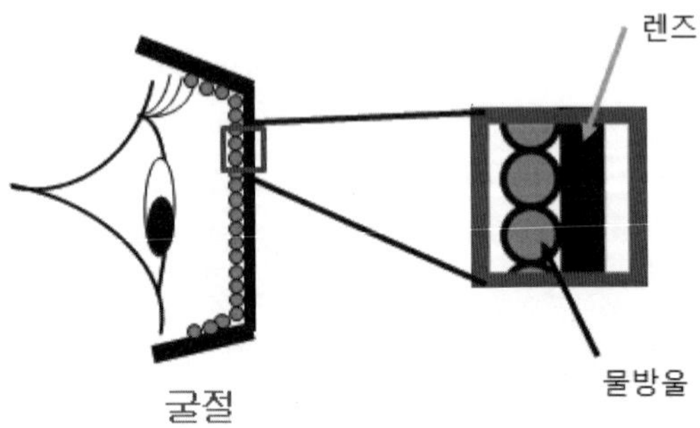

범 주		물질,장, 파생자원	속성	속성값	
				전$_{T1}$	후$_{T2}$
1. 시스템 내부자원	a) 도구의 물질-장	렌즈	부착력 표면조도 온도	- - 높다	- - 낮다
	b) 대상의 물질-장	김서림 방지액	부착력 양	크다 많다	작다 적다
2. 확보 가능한 외부자원	a) 문제와 관련된 환경의 물질-장	물	온도	차갑다	차갑다
	b) 일반적인 환경의 물질-장	공기	-	-	-
3. 슈퍼시스템의 물질-장	a) 슈퍼시스템의 불필요한 부산물	열(인체)	온도	높다	높다
	b) 저렴한 슈퍼시스템 자원				

✔ **참고:** 속성값은 세밀한 해결책을 찾고자 할 경우 구체적인 값을 권장하고 개념해 단계에서는 비교값을 사용해도 좋다.

PART 3. 물리모순과 이상적 최종 결과의 정의

➢ 스텝 3.1 이상적 최종 결과-1 정의 (심화된 기술모순)

❖ 문제 상황 1 (김서림 방지액은 있어야하면서도 없어야 한다.)

〈생각〉 X-요소는 어떻게 김서림 방지액이 없으면서도 그 기능을 할 것인가?

- X-요소는,
  시스템을 복잡하게 하지 않고 추가적인 유해작용 없이,
  〈김서림 방지액과 렌즈가 접촉하는 면을 포함한 영역〉안에서
  〈김서림 방지액이 없을 때 + 수영을 하는〉동안에
  도구(렌즈)가 수행하는
  〈김서림 방지액의 초기상태〉를 유지하면서(유익 기능 유지)
  〈유지하기가 어려운 상태〉를 제거한다.(유해 기능 제거)

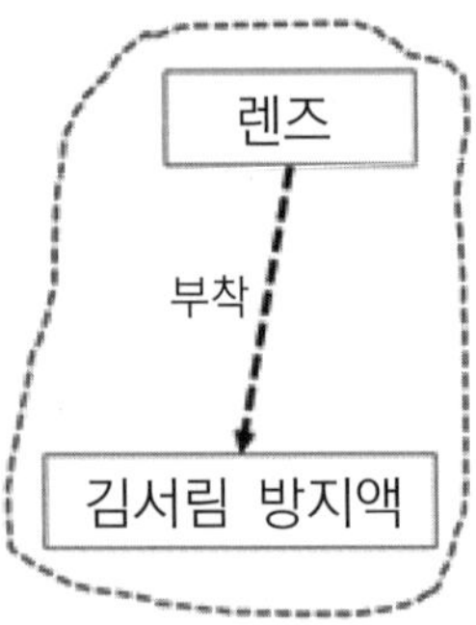

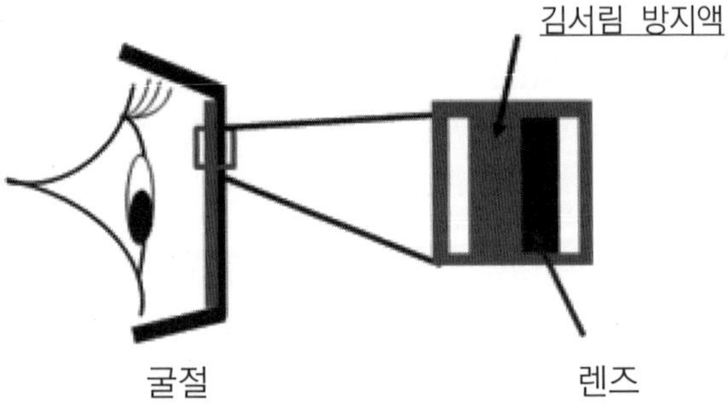

❖ 문제 상황 2 (내부 습기는 없어야 하면서도 있어야 한다.)

〈생각〉 X-요소는 어떻게 빛이 굴절되지 않게 하거나, 내부 습기를 쉽게 없애는 기능을 할 것인가?

- X- 요소는,

  시스템을 복잡하게 하지 않고 추가적인 유해작용 없이,

  〈내부 습기와 빛이 접촉하는 면을 포함한 영역〉안에서

  〈내부 습기가 렌즈에 일정 크기 이상일 때 + 내부 습기가 렌즈에 일정 크기 이하일 때〉동안에

  도구(내부 습기)가 수행하는

  〈빛을 굴절하지 않게 하는 상태〉를 유지하면서(유익 기능 유지)

  〈물안경 내부의 습기를 없는 상태로 유지하기가 어려 상태〉를 제거한다. (유해 기능 제거)

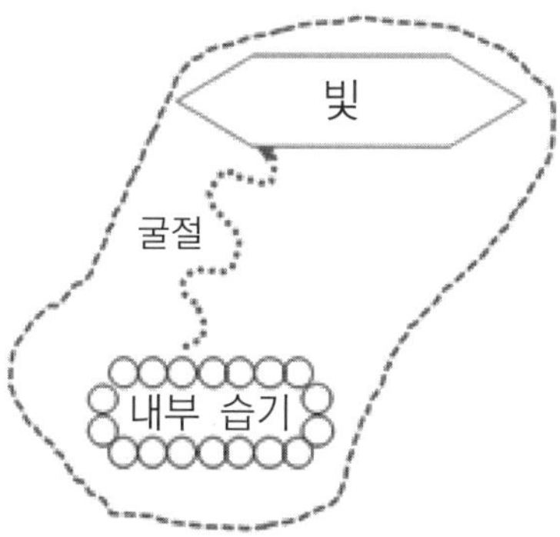

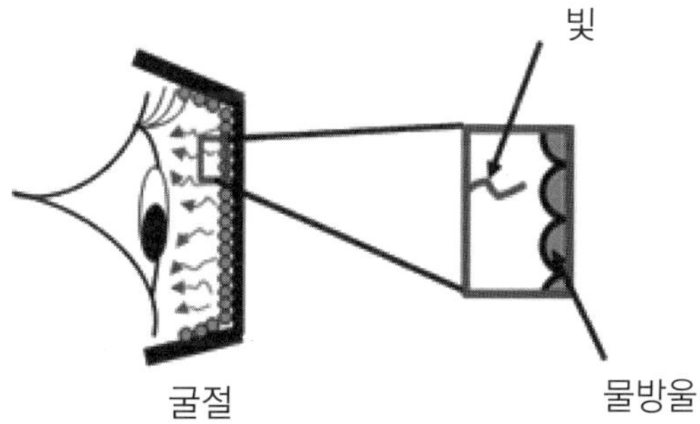

❖ 문제 상황 3 (렌즈는 있어야 하면서도 없어야 한다.)

〈생각〉 X-요소는 어떻게 빛을 통과시키면서도 수영장 물이 들어오지 않는 기능을 할 것인가?

- X- 요소는,

  시스템을 복잡하게 하지 않고 추가적인 유해작용 없이,

  〈렌즈와 내부 습기가 접촉하는 면을 포함한 영역〉안에서

  〈내부 습기가 렌즈에 붙을 때 + 습기가 렌즈에 붙어 있지 않을 때〉동안에

  도구(렌즈)가 수행하는

  〈빛을 통과시키는 상태〉를 유지하면서(유익 기능 유지)

  〈물안경 내부로 수영장 물이 들어오는 상태〉를 제거한다.(유해 기능 제거)

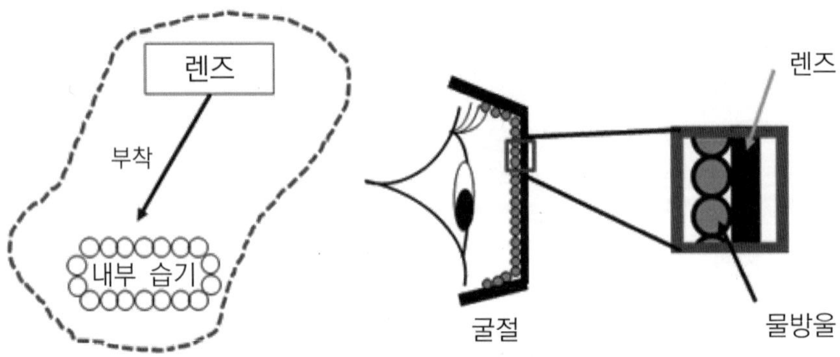

스텝 3.2 이상적 최종 결과-1의 심화 (이상적 최종 결과 해결 자원 선정)

◆ **물질-장 자원들** : 프레임, 렌즈, 머리끈 연결부, 연결고리 연결부, 패킹, 연결고리, 머리끈, 김서림 방지액, 물, 사람, 습기, 공기, 열(인체)

❖ 문제 상황 1 (김서림 방지액은 있어야하면서도 없어야 한다.)

〈생각〉 어떻게 시스템 내 자원이 김서림 방지액이 없으면서도 그 기능을 할 것인가?

- 시스템 내 기존자원(스텝 2.3의 물질-장 자원들)은
  시스템을 복잡하게 하지 않고 추가적인 유해작용 없이,
  〈김서림 방지액과 렌즈가 접촉하는 면을 포함한 영역〉안에서
  〈김서림 방지액이 없을 때 + 수영을 하는〉동안에
  도구(렌즈)가 수행하는
  〈김서림 방지액의 초기상태〉를 유지하면서(유익 기능 유지)
  〈유지하기가 어려운 상태〉를 제거한다.(유해 기능 제거)

❖ 문제 상황 2 (내부 습기는 없어야 하면서도 있어야 한다.)

〈생각〉 어떻게 시스템 내 자원이 빛이 굴절되지 않게 하거나, 내부 습기를 쉽게 없애는 기능을 할 것인가?

- 시스템 내 기존자원(스텝 2.3의 물질-장 자원들)은
  시스템을 복잡하게 하지 않고 추가적인 유해작용 없이,

〈내부 습기와 빛이 접촉하는 면을 포함한 영역〉안에서

〈내부 습기가 렌즈에 일정 크기 이상일 때 + 내부 습기가 렌즈에 일정 크기 이하일 때〉동안에

도구(내부 습기)가 수행하는

〈빛을 굴절하지 않게 하는 상태〉를 유지하면서(유익 기능 유지)

〈물안경 내부의 습기를 없는 상태로 유지하기가 어려 상태〉를 제거한다.(유해 기능 제거)

❖ 문제 상황 3 (렌즈는 있어야 하면서도 없어야 한다.)

〈생각〉 어떻게 시스템 내 자원이 빛을 통과시키면서도 수영장 물이 들어오지 않는 기능을 할 것인가?

- 시스템 내 기존자원(스텝 2.3의 물질-장 자원들)은

  시스템을 복잡하게 하지 않고 추가적인 유해작용 없이,

  〈렌즈와 내부 습기가 접촉하는 면을 포함한 영역〉안에서

  〈내부 습기가 렌즈에 붙을 때 + 습기가 렌즈에 붙어 있지 않을 때〉동안에

  도구(렌즈)가 수행하는

  〈빛을 통과시키는 상태〉를 유지하면서(유익 기능 유지)

  〈물안경 내부로 수영장 물이 들어오는 상태〉를 제거한다.(유해 기능 제거)

스텝 3.3. 매크로 레벨의 물리모순 정의]

〈생각〉 넓은 범위에서의 시야를 얻을 수 있는지 생각해 본다.

❖ 문제 상황 1 (김서림 방지액은 있어야 하면서도 없어야 한다.)

- 〈김서림 방지액〉은
  〈김서림 방지액과 렌즈가 접촉하는 면을 포함한 영역〉안에서
  〈김서림 방지액이 없을 때 + 수영을 하는〉동안에
  〈김서림 방지액의 초기상태〉를 유지하기 위해서는
  〈있어〉야 하고(유익 기능 유지),
  〈유지하기가 어려운 상태 〉를 제거하기 위해서는
  〈없어〉야 한다(유해 기능 제거).

〈생각〉 어떻게 작용 영역 내에 김서림 방지액이 있어야 하면서도 없는 상태로 존재하게 할 수 있을 것인가?

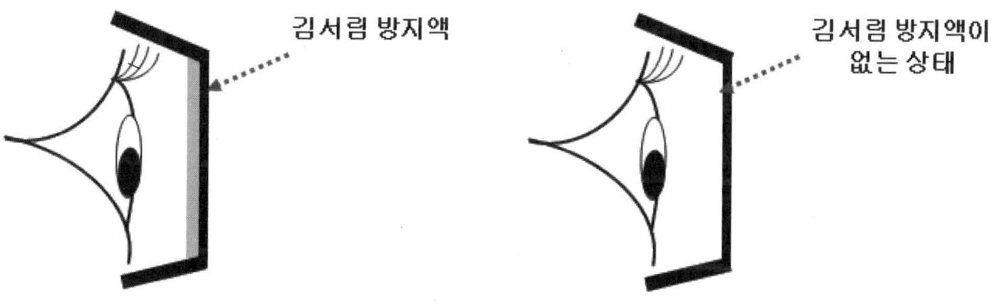

❖ 문제 상황 2 (내부 습기는 없어야 하면서도 있어야 한다.)

- 〈물안경 내부의 습기〉는
  〈내부 습기와 빛이 접촉하는 면을 포함한 영역 〉안에서
  〈내부 습기가 렌즈에 일정 크기 이상일 때 + 내부 습기가 렌즈에 일정 크기 이하일 때〉동안에
  〈빛을 굴절하지 않게 하는 상태〉를 유지하기 위해서는
  〈없어〉야 하고(유익 기능 유지),
  〈물안경 내부의 습기를 없는 상태로 유지하기가 어려 상태〉를 제거하기 위해서는
  〈있어〉야 한다(유해 기능 제거).

💡 **〈생각〉** 어떻게 작용 영역 내에 내부 습기가 없어야 하면서도 있는 상태로 존재하게 할 수 있을 것인가?

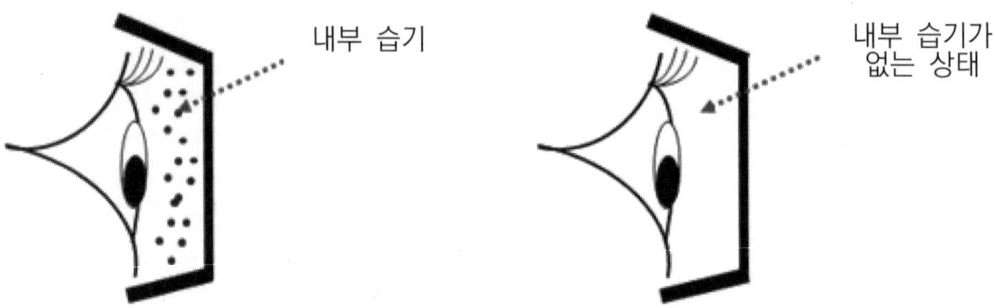

❖ 문제 상황 3 (렌즈는 있어야 하면서도 없어야 한다.)

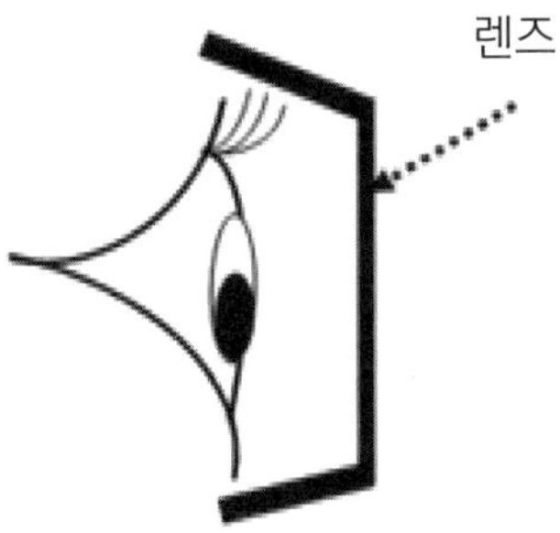

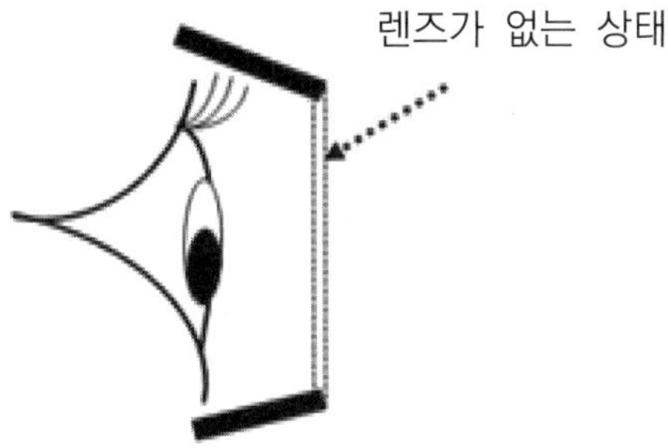

- 〈렌즈〉는
  〈렌즈와 내부 습기가 접촉하는 면을 포함한 영역 〉안에서
  〈내부 습기가 렌즈에 붙을 때 + 습기가 렌즈에 붙어 있지 않을 때〉동안에
  〈빛을 통과시키는 상태〉를 유지하기 위해서는
  〈있어〉야 하고(유익 기능 유지),
  〈물안경 내부로 수영장 물이 들어오는 상태〉를 제거하기 위해서는
  〈없어〉야 한다(유해 기능 제거).

〈생각〉 어떻게 작용 영역 내에 렌즈가 없어야 하면서도 있는 상태로 존재하게 할 수 있을 것인가?

- 문제상황 1, 2, 3은 물리모순을 가지고 있다. 분리원리(공간, 시간, 조건, 전 체와부분)를 차례대로 자연과학지식 인터넷 검색, 개인/집단의 지식과 경험 등과 활용하여 개념아이디어를 만들어 본다.

스텝 3.4. 마이크로 레벨의 물리모순 정의

❖ 문제 상황 1 (김서림 방지액은 있어야하면서도 없어야 한다.)

- 〈김서림 방지액의 초기상태〉를 제공하기 위해서
  〈김서림 방지액과 렌즈가 접촉하는 면을 포함한 영역 〉안에서
  〈김서림 방지액〉인 물질 입자가 있어야 하고,
  〈유지하기가 쉬운 상태〉를 제공하기 위해서
  〈김서림 방지액〉인 물질 입자가 없어야만 한다.

〈생각〉 어떻게 작용 영역 내에 김서림 방지액의 물질이 있게도 하고 없게도 할 것인가?

❖ 문제 상황 2 (내부 습기는 없어야 하면서도 있어야 한다.)

- 〈빛을 굴절하지 않게 하는 상태〉를 제공하기 위해서
  〈내부 습기와 빛이 접촉하는 면을 포함한 영역〉안에서
  〈내부 습기〉인 물질 입자가 없어야 하고,
  〈물안경 관리하기가 쉬운 상태〉를 제공하기 위해서
  〈내부 습기〉인 물질 입자가 있어야만 한다.

〈생각〉 어떻게 작용 영역 내에 내부 습기의 물질이 없게도 하고 있게도 할 것인가?

❖ 문제 상황 3 (렌즈는 있어야 하면서도 없어야 한다.)

- 〈빛을 통과시키는 상태〉를 제공하기 위해서
  〈렌즈와 내부 습기가 접촉하는 면을 포함한 영역〉안에서
  〈렌즈〉인 물질 입자가 없어야 하고,
  〈물안경 내부로 수영장 물이 들어오지 못하는 상태〉를 제공하기 위해서
  〈렌즈〉인 물질 입자가 있어야만 한다.

〈생각〉 어떻게 작용 영역 내에 렌즈의 물질이 있게도 하고 없게도 할 것인가?

스텝 3.5. 이상적 최종 결과-2 모델링 (물리모순, Solution Model)

❖ 문제 상황 1 (김서림 방지액은 있어야하면서도 없어야 한다.)

- 〈김서림 방지액〉은
  〈수영을 하는〉동안, 스스로
  〈있어〉야 하고,
  〈수영을 하지 않는〉동안은 스스로
  〈없는 상태〉이어야 한다.

〈생각〉 어떻게 수영을 하는 과정에서 김서림 방지액 또는 김서림 방지액의 물질이 스스로 있는 상태가 되었다가 없는 상태로 할 수 있는가?

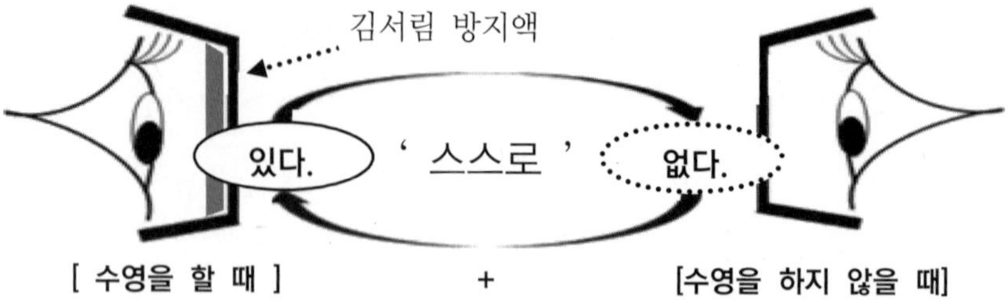

[그림 스텝 3.5-1]

❖ 문제 상황 2 (내부 습기는 없어야 하면서도 있어야 한다.)

- 〈내부 습기〉는
  〈수영을 하는〉동안, 스스로
  〈있어〉야 하고,
  〈수영을 하지 않는〉동안은 스스로
  〈없는 상태〉이어야 한다.

〈생각〉 어떻게 수영을 하는 과정에서 내부 습기는 스스로 있는 상태가 되었다가 없는 상태로 할 수 있는가?

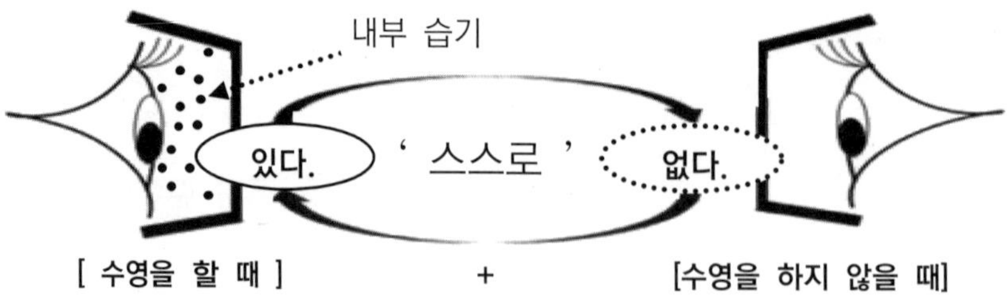

❖ 문제 상황 3 (렌즈는 있어야 하면서도 없어야 한다.)

- 〈렌즈〉는

  〈수영을 하는〉동안, 스스로

  〈있어〉야 하고,

  〈수영을 하지 않는〉동안은 스스로

  〈없는 상태〉이어야 한다.

〈생각〉 어떻게 수영을 하는 과정에서 렌즈 또는 렌즈의 물질이 스스로 있는 상태가 되었다가 없는 상태로 할 수 있는가?

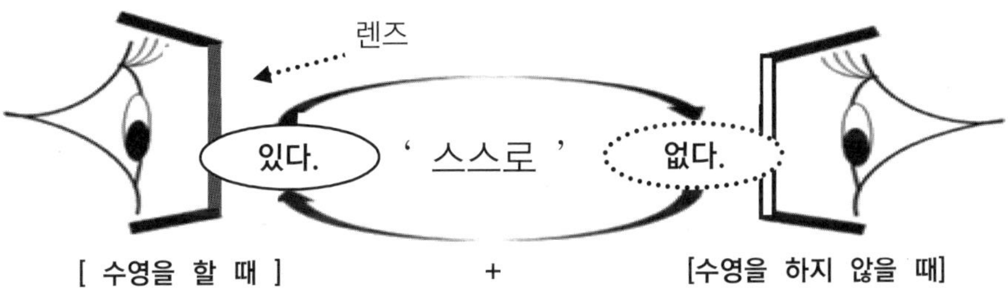

스텝 3.6 2차 표준 해결법 활용 생각 (마이크로 레벨의 물리모순 상황)

❖ 문제 상황 1 (김서림 방지액은 있어야하면서도 없어야 한다.)

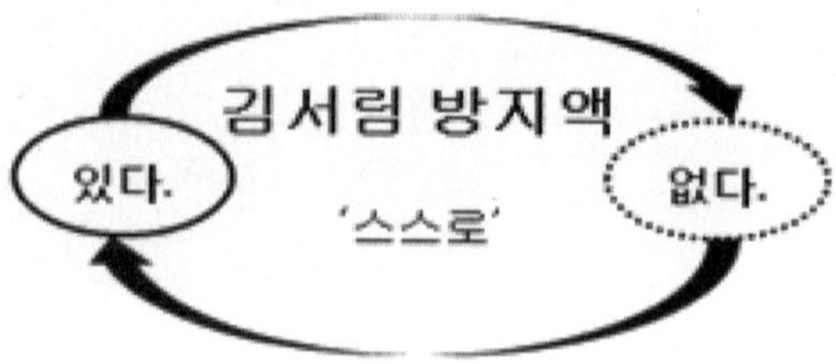

〈생각〉 어떻게 수영을 하는 과정에서 김서림 방지액 또는 김서림 방지액의 물질이 스스로 있는 상태가 되었다가 없는 상태로 할 수 있는가?

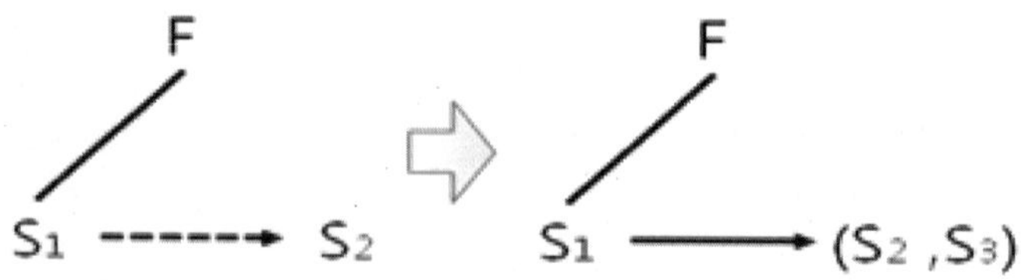

[그림 스텝 3.6-1, 내부 결합 물질-장 모델]

◆ 표준해결법을 활용할 수 있는지를 생각해 본다.

- S1' : S1(도구)의 변형
- S2' : S2(대상)의 변형
- F' : F의 변형
- S3 : 제3의 물질 도입
- F2 : 제2의 장 도입

- 주어진 자원(S1, S2)가 원하는 대로 바꾸기 어렵다고 판단을 하고 영구 또는 일시적으로 내부 결합 물질-장 모델로 새로운 물질이나 장을 추가 할 수 있는 표준해결법1-1-2[그림 스텝 3.6-1]을 활용하여 (S2,S3)의 조합을 생각해 볼 것을 권장한다.

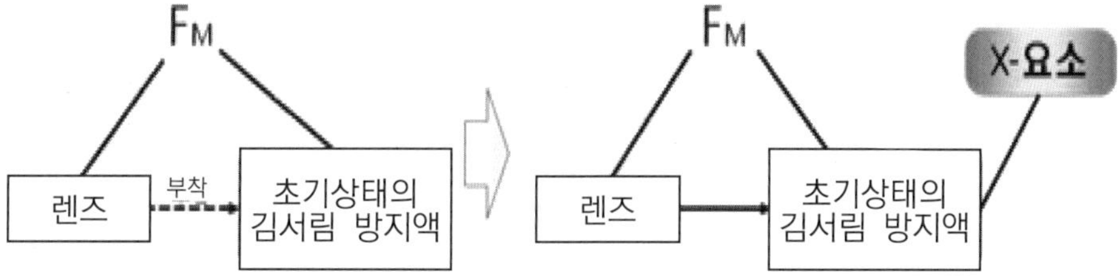

❖ 문제 상황 2 (내부 습기는 없어야 하면서도 있어야 한다.)

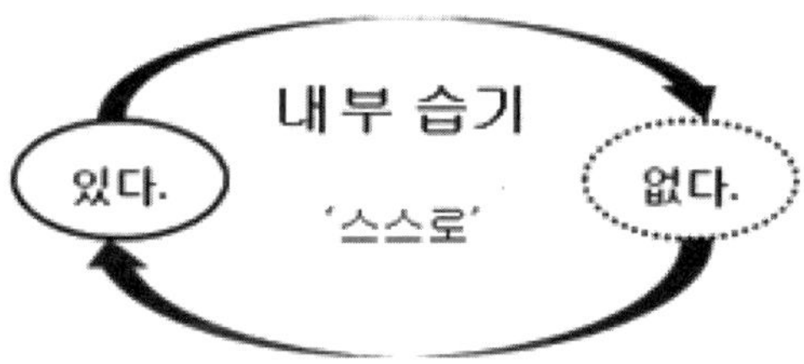

〈**생각**〉 어떻게 수영을 하는 과정에서 내부 습기는 스스로 있는 상태가 되었다가 없는 상태로 할 수 있는가?

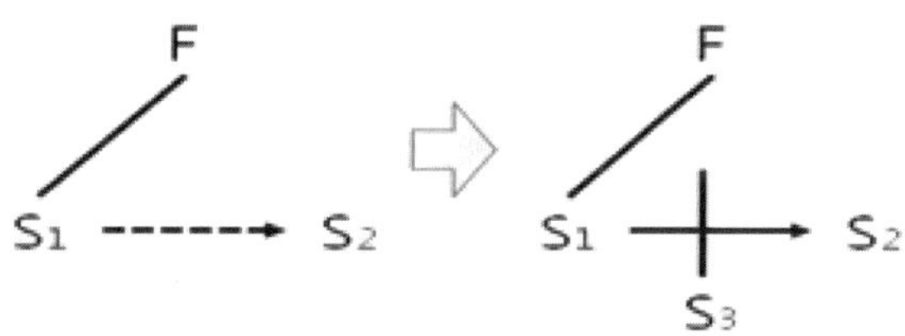

[그림 스텝 3.6-3, 제3의 물질 도입을 통한 유해작용 제거]

◆ **표준해결법을 활용할 수 있는지를 생각해 본다.**

- S1' : S1(도구)의 변형
- S2' : S2(대상)의 변형
- F' : F의 변형
- S3 : 제3의 물질 도입
- F2 : 제2의 장 도입

- 주어진 자원(S1, S2)의 두 물질 사이에 유익, 유해작용이 있고 두 물질 사이에 직접적인 접촉을 유지할 필요가 없으면, 제3의 물질을 두 물질 사이에 도입하여 해결할 수 있는 표준해결법1-2-1[그림 스텝 3.6-1]을 활용하여 생각해 볼 것을 권장한다.

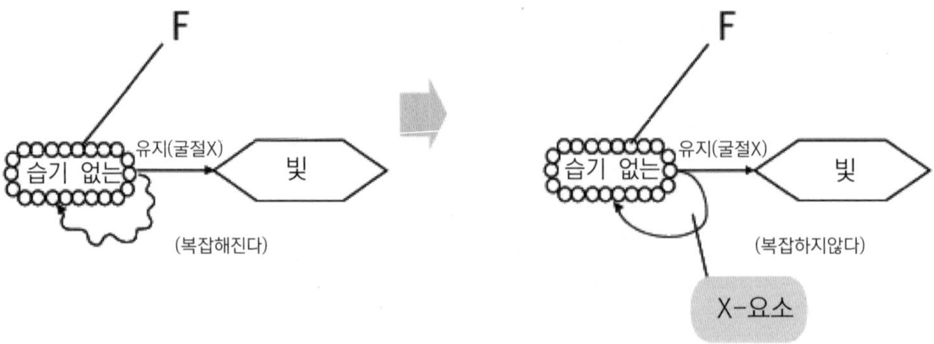

❖ 문제 상황 3 (렌즈는 있어야 하면서도 없어야 한다.)

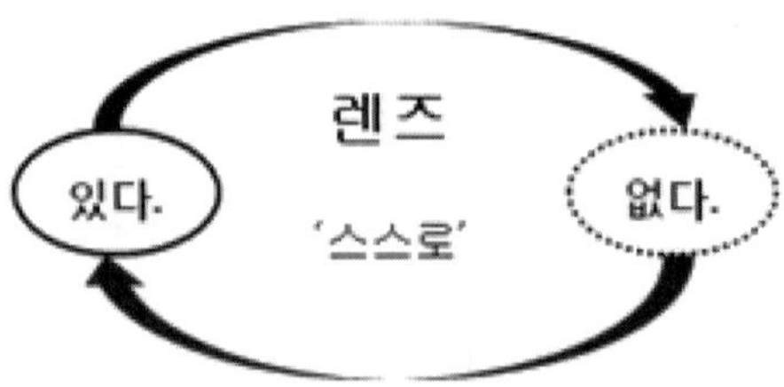

💡 **〈생각〉** 어떻게 수영을 하는 과정에서 렌즈 또는 렌즈의 물질이 스스로 있는 상태가 되었다가 없는 상태로 할 수 있는가?

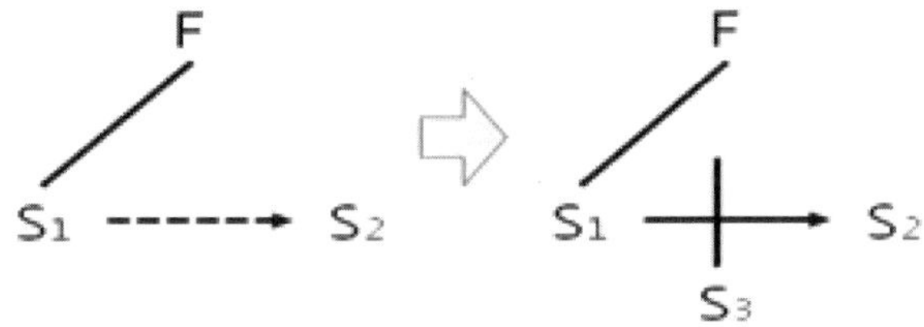

[그림 스텝 3.6-5, 제3의 물질 도입을 통한 유해작용 제거]

◆ **표준해결법을 활용할 수 있는지를 생각해 본다.**

- S1' : S1(도구)의 변형
- S2' : S2(대상)의 변형
- F' : F의 변형
- S3 : 제3의 물질 도입
- F2 : 제2의 장 도입

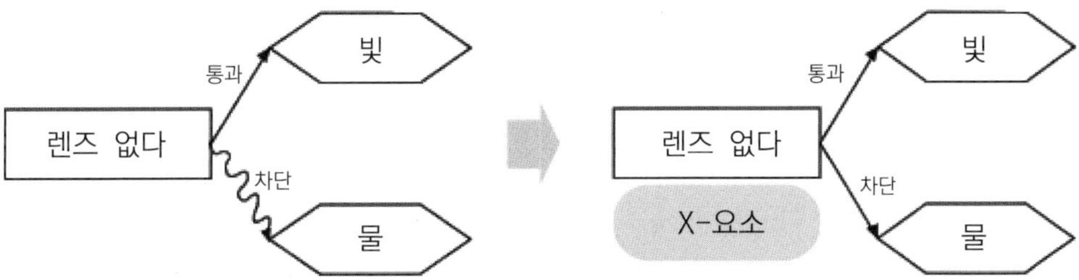

[그림 스텝 3.6-6]

- Class 1를 활용하여 시스템을 완성하거나, Class 2를 통한 시스템을 발전

진화시켜보는 방법을 권장한다. 본서에서는 다양한 표준해결법의 사용 측면으로 Class 4의 관점에서 접근을 하면 빛이라는 것은 사람에게 무엇인가의 정보를 전달 해주는 기능을 하고 있다. 그렇다면, 빛을 통과시켜주면서 물을 차단하는 기능에 국한되기 보다는 X-요소를 앞의 사물에 대한 존재여부를 알려줄 수 있는 새로운 시스템의 개념으로 확장을 하는 것이 좋을 것 같다. Class 1,2,4로부터 어느 정도 만족스러운 해결안을 도출해 낸 다음에 Class 3를 사용하여 외부자원을 적극 사용함으로 개념 해결안을 더욱 발전 진화시키기를 권장한다.

3.0 생활속의 불편함

PART 4. 물질-장 자원의 동원과 활용

스텝 4.1 재치 있는 작은 스마트맨 모의시험

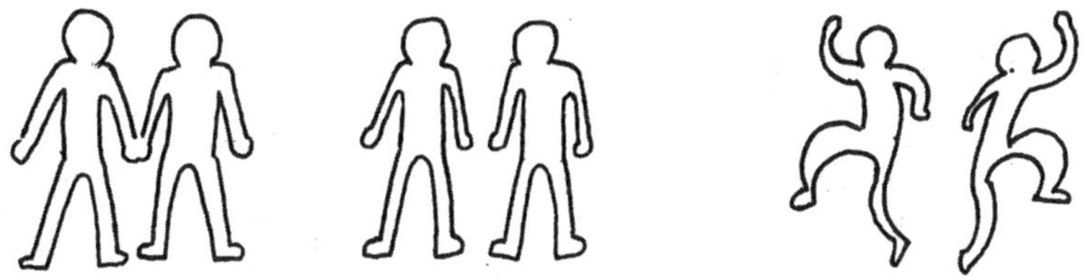

고체 엑체 기체

❖ 문제 상황 1 (김서림 방지액은 있어야하면서도 없어야 한다.)

- 이상적 최종결과-2 상황의 〈김서림 방지액〉은
  〈수영을 하는 〉동안, 스스로 〈있어〉야 하고, [그림 스텝 4.1-1]
  〈수영을 하지 않는〉동안은 스스로 〈없는 상태〉이어야 한다.[그림 스텝 4.1-2]

〈생각〉 어떻게 수영을 하는 과정에서 김서림 방지액 또는 김서림 방지액의 물질이 스스로 있는 상태가 되었다가 없는 상태로 할 수 있는가?

[그림 스텝 4.1-1, 2]를 바탕으로 상상력을 동원하여 아이디어를 유추해 본다.

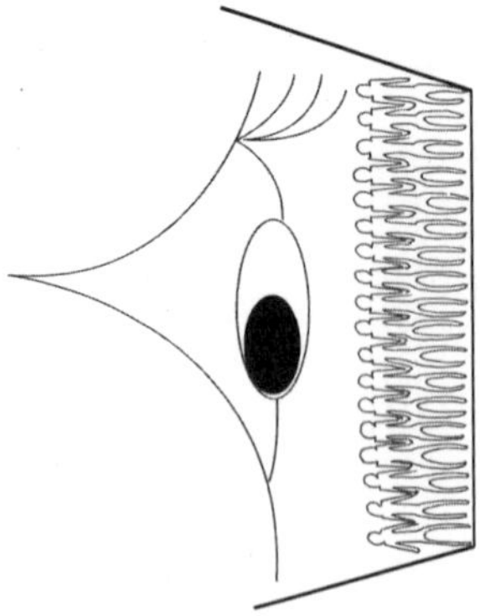

[그림 스텝 4.1-1] 스마트맨이 있는 상황

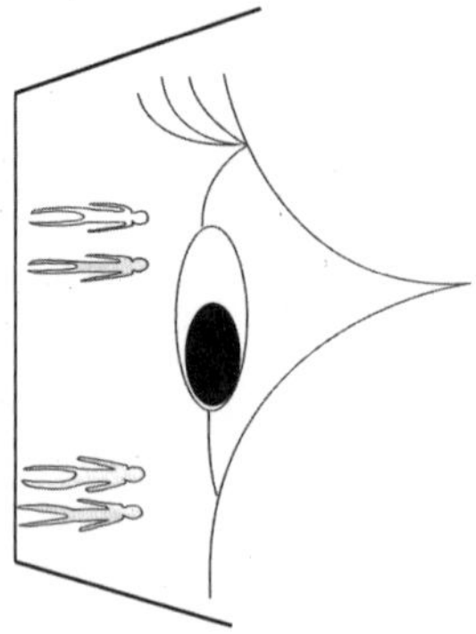

[그림 스텝 4.1-2] 스마트맨이 없는 상황

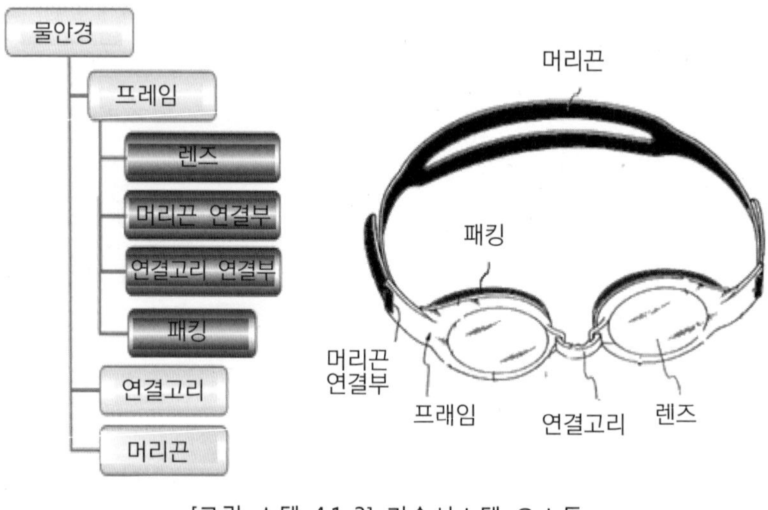

[그림 스텝 4.1-3] 기술시스템 요소들

김서림 방지액이 없다(無)라는 것은 재치 있는 작은 스마트맨들이 손을 놓고 어디론가 가기 때문에 렌즈의 표면에 없는 것으로 생각해 보자. [그림 스텝 4.1-2]

재치 있는 작은 스마트맨은 렌즈에서 다른 곳으로 옮겨간다고 생각하자. 그럼 렌즈에서 다른 어느 곳으로 재치 있는 작은 스마트맨들이 갈 수 있는가? 기술시스템 요소[그림 스텝 4.1-3]들이라고 분류한 모든 요소에 갈 수가 있다.

그럼 재치 있는 작은 스마트맨들이 쉽고 간편하게 있을 수 있는 곳이 어딘가를 생각해보자. 렌즈가 아닌 다른 어딘가에 재치 있는 작은 스마트맨은 매달려 있기도 하고 거나, 숨어 있기도 하고, 어느 한 요소에 머물기 보다는 슈퍼맨처럼 공간을 빠르게 돌아다녀서 보는데 지장 없게도 하고, 투명인간처럼 실물은 있지만 보이지 않게 하거나 등등의 상상력을 동원해 보기를 바란다. [그림 스텝 4.1-4]

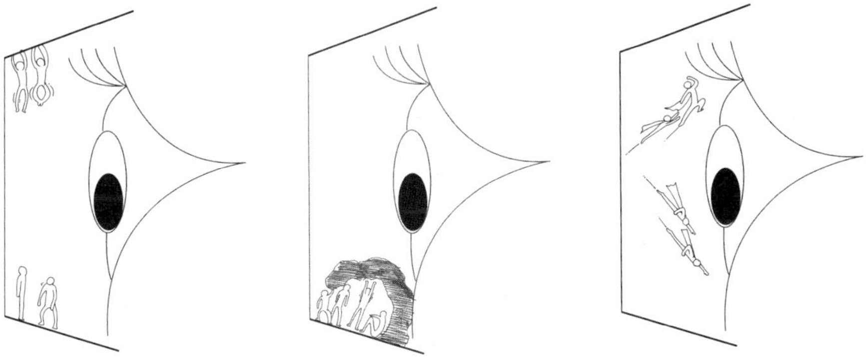

[그림 스텝 4.1-4]

❖ 문제 상황 2 (내부 습기는 없어야 하면서도 있어야 한다.)

- 이상적 최종결과-2 상황의 〈내부 습기〉는
  〈수영을 하는〉동안, 스스로 〈있어〉야 하고,
  〈수영을 하지 않는〉동안은 스스로 〈없는 상태〉이어야 한다.

〈생각〉 어떻게 수영을 하는 과정에서 내부 습기는 스스로 있는 상태가 되었다가 없는 상태로 할 수 있는가?

[그림 스텝 4.1-5, 6]를 바탕으로 상상력을 동원하여 아이디어를 유추해 본다.

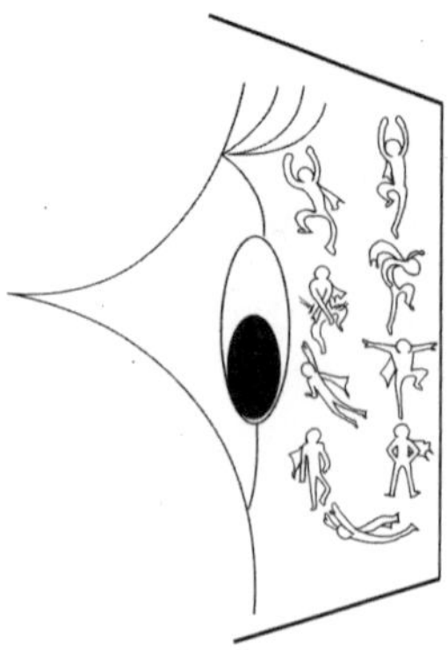

[그림 스텝 4.1-5] 공중에 날고 있는 모습

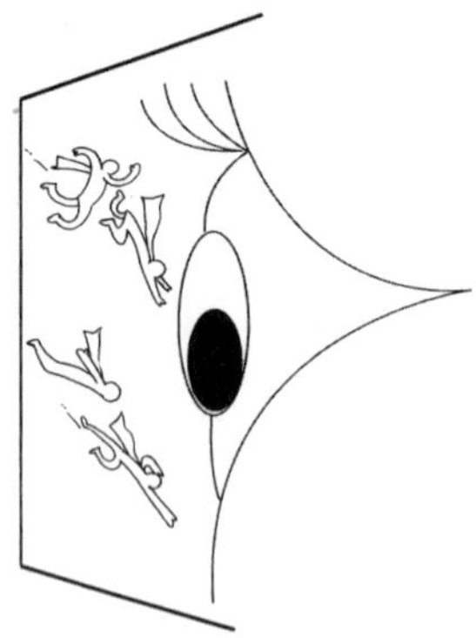

[그림 스텝 4.1-6] 어디론가 날아가는 모습

물안경에 내부 습기가 있다(有)라는 것은 재치 있는 작은 스마트맨들이 자유롭게 날아다니고 있거나 손을 잡고 있는 모습이라고 생각해 보자. [그림 스텝 4.1-5]

물안경에 내부 습기가 없다(無)라는 것은 재치 있는 작은 스마트맨들이 어디론가 날아가기 때문에 물안경 내부에 재치 있는 작은 스마트맨들이 없는 것으로 생각해 보자. [그림 스텝 4.1-6]

물안경 내부에 있는 재치 있는 작은 스마트맨은 내부에서 다른 곳으로 옮겨간다고 생각해보자. 내부에서 다른 어느 곳으로 재치 있는 작은 스마트맨들이 갈 수 있는가? 내부 공간이 아닌 다른 어딘가에 재치 있는 작은 스마트맨들은 내부에서 외부로?, 3D 공간에서 2D인 면으로? 기술시스템 요소[그림 스텝 4.1-3]들이라고 분류한 모든 요소에 갈 수가 있다. 그럼 재치 있는 작은 스마트맨들이 쉽고 간편하게 있을 수 있는 곳이 어딘가? 놀기를 좋아해서 철봉에 매달려 있거나, 찍찍이에 걸리거나, PC방처럼 모여 있거나, 새처럼 날아가다 그물에 거리거나, 구덩이에 빠지거나, 블랙홀 같은 곳으로 빨려 들어가거나, 무엇인가 좋아하는 커피향에 이끌려가거나 등등 상상력을 동원해 보기를 바란다. [그림 스텝 4.1-7]

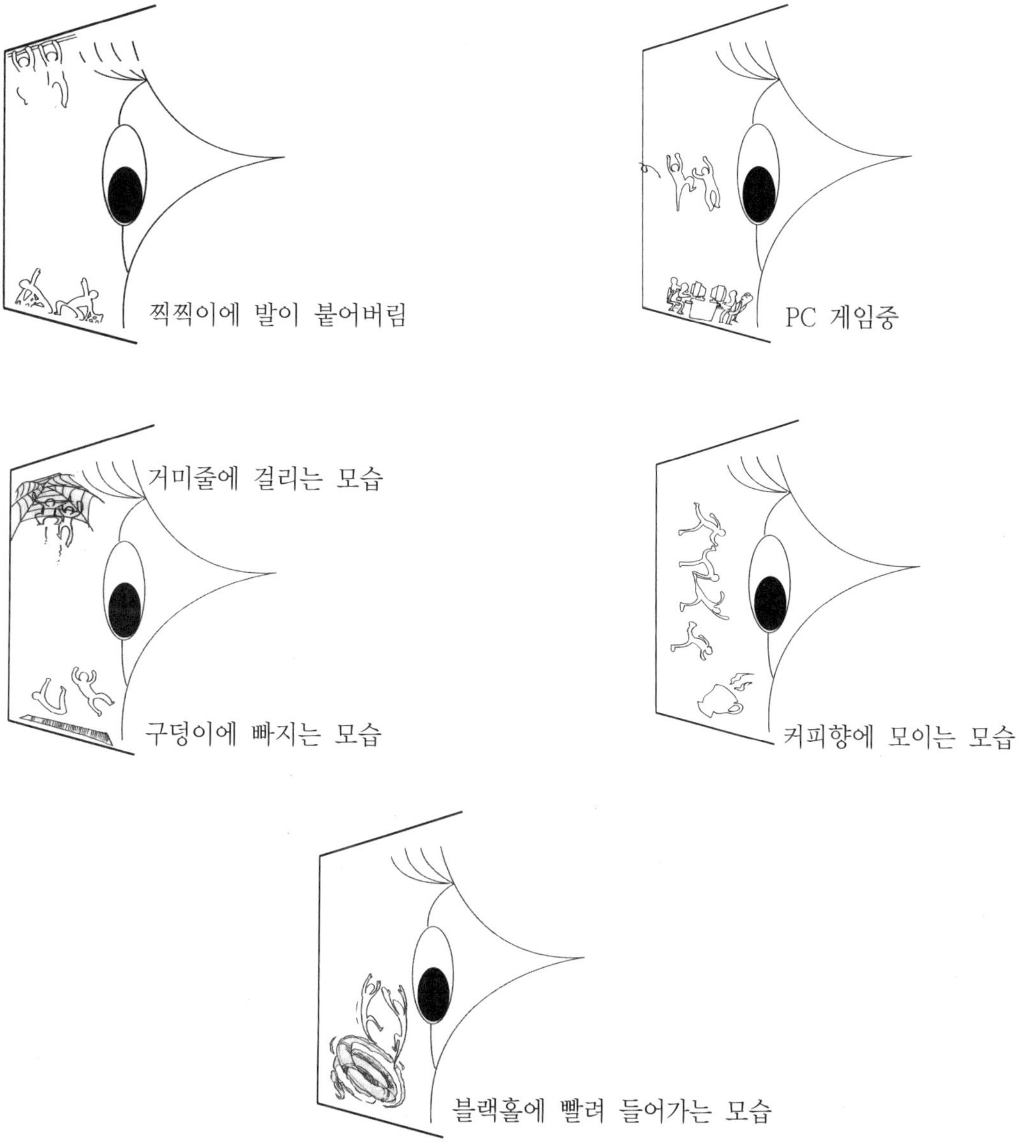
찍찍이에 발이 붙어버림
PC 게임중
거미줄에 걸리는 모습
구덩이에 빠지는 모습
커피향에 모이는 모습
블랙홀에 빨려 들어가는 모습

[그림 스텝 4.1-7]

❖ 문제 상황 3 (렌즈는 있어야 하면서도 없어야 한다.)

- 이상적 최종결과-2 상황의 〈렌즈〉는
  〈수영을 하는〉동안, 스스로 〈있어〉야 하고,
  〈수영을 하지 않는〉동안은 스스로 〈없는 상태〉이어야 한다.

💡 **〈생각〉** 어떻게 수영을 하는 과정에서 렌즈 또는 렌즈의 물질이 스스로 있는 상태가 되었다가 없는 상태로 할 수 있는가?

[그림 스텝 4.1-8, 9]를 바탕으로 상상력을 동원하여 아이디어를 유추해 본다.

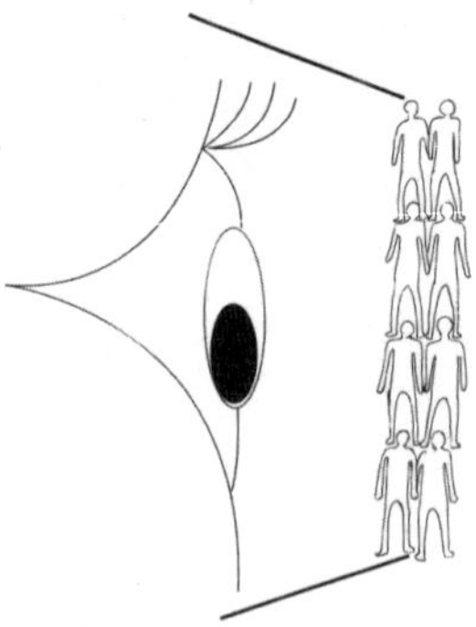

[그림 스텝 4.1-8]

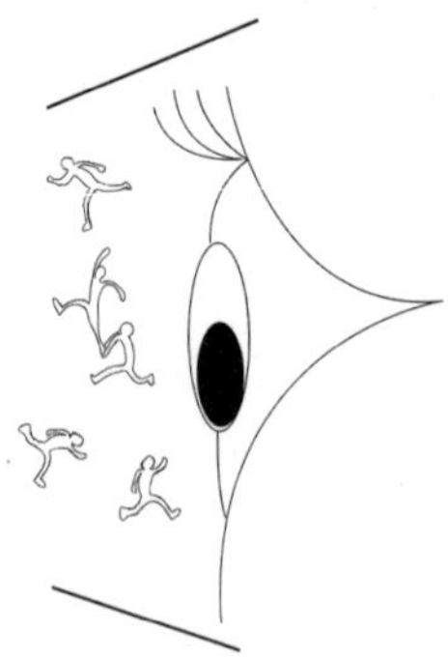

[그림 스텝 4.1-9]

물안경에 렌즈가 있다(有)라는 것은 재치 있는 작은 스마트맨들이 촘촘하게 손을 잡고 있는 모습이라고 생각해 보자. [그림 스텝 4.1-8]

물안경에 렌즈가 없다(無)라는 것은 재치 있는 작은 스마트맨들이 어디론가 가기 때문에 물안경 내부에 재치 있는 작은 스마트맨들이 없는 것으로 생각해 보자.

[그림 스텝 4.1-9] 물안경의 렌즈는 수영장 물이 내부로 들어오는 것을 막기 위해서는 있어야 하고, 빛을 통과시키면서, 김서림이 생기는 것을 방지하기 위해서는 없어야 한다. 물은 막으면서도 재치 있는 작은 스마트맨들이 빛을 통과 시켜주거나, 앞의 정보를 말해주거나 등등 상상력을 동원해 보기를 바란다.[그림 스텝 4.1-10]

〈**생각**〉 재치 있는 작은 스마트맨은 독립적인 해결안 도출도 가능하기 때문에 기존의 것을 바탕으로 다양한 조합에 의한 개념해결안을 도출하고 구체화 시켜나가기 바란다.

스텝 4.2 이상적 최종 결과로부터 한 발짝 물러나기

❖ 문제 상황 1 (김서림 방지액은 있어야하면서도 없어야 한다.)

- 이상적 최종결과-2 상황의 〈김서림 방지액〉은

  〈수영을 하는〉동안, 스스로 〈있어〉야 하고, [그림 스텝 4.2-1]

  〈수영을 하지 않는〉동안은 스스로 〈없는 상태〉이어야 한다. [그림 스텝 4.2-2]

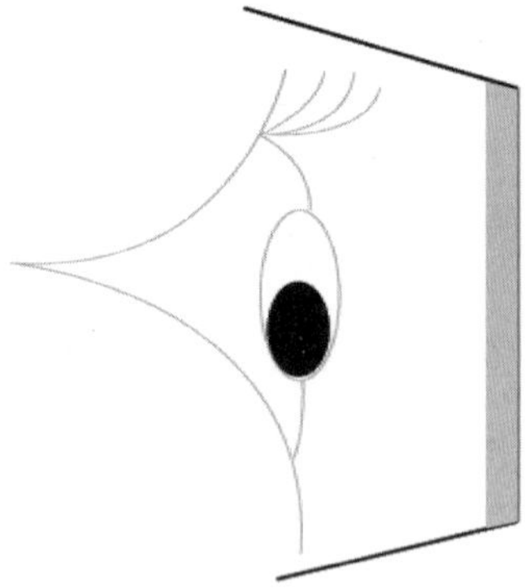

[그림 스텝 4.2-1]

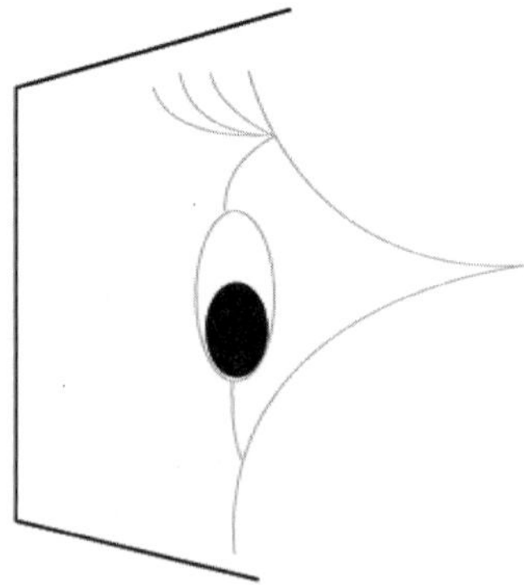

[그림 스텝 4.2-2]

〈생각〉 공간을 차지하지 않고 무게도 전혀 나가지 않으며, 에너지를 소비하지도 않는 방법에 대한 아이디어에서 한 발작 현실적으로 물러나서 최소한의 변화로 어떻게 수영을 하는 과정에서 김서림 방지액 또는 김서림 방지액의 물질이 스스로 있는 상태가 되었다가 없는 상태로 할 수 있는가? [그림 스텝 4.2-1]과 [그림 스텝 4.2-2]를 바탕으로 상상력을 동원하여 아이디어를 유추해 본다.

❖ 문제 상황 2 (내부 습기는 없어야 하면서도 있어야 한다.)

- 이상적 최종결과-2 상황의 〈내부 습기〉는
  〈수영을 하는〉동안, 스스로 〈있어〉야 하고, [그림 스텝 4.2-3]
  〈수영을 하지 않는〉동안은 스스로 〈없는 상태〉이어야 한다. [그림 스텝 4.2-4]

〈생각〉 공간을 차지하지 않고 무게도 전혀 나가지 않으며, 에너지를 소비하지도 않는 방법에 대한 아이디어에서 한 발작 현실적으로 물러나서 최소한의 변화로 어떻게 수영을 하는 과정에서 내부 습기는 스스로 있는 상태가 되었다가 없는 상태로 할 수 있는가? [그림 스텝 4.2-3]와 [그림 스텝 4.2- 4]를 바탕으로 상상력을 동원하여 아이디어를 유추해 본다.

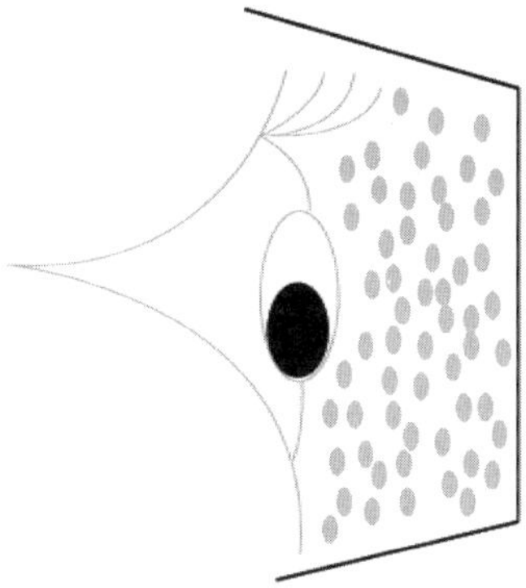

[그림 스텝 4.2-3]

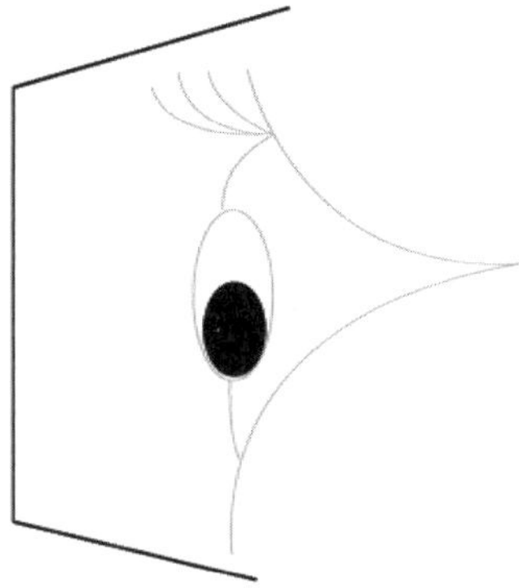

[그림 스텝 4.2-4]

❖ 문제 상황 3 (렌즈는 있어야 하면서도 없어야 한다.)

- 이상적 최종결과-2 상황의 〈렌즈〉는
  〈수영을 하는〉동안, 스스로 〈있어〉야 하고, [그림 스텝 4.2-5]
  〈수영을 하지 않는〉동안은 스스로 〈없는 상태〉이어야 한다. [그림 스텝 4.2-6]

〈생각〉 공간을 차지하지 않고 무게도 전혀 나가지 않으며, 에너지를 소비하지도 않는 방법에 대한 아이디어에서 한 발작 현실적으로 물러나서 최소한의 변화로 어떻게 수영을 하는 과정에서 렌즈 또는 렌즈의 물질이 스스로 있는 상태가 되었다가 없는 상태로 할 수 있는가?

[그림 스텝 4.2-5]와 [그림 스텝 4.2-6]를 바탕으로 상상력을 동원하여 아이디어를 유추해 본다.

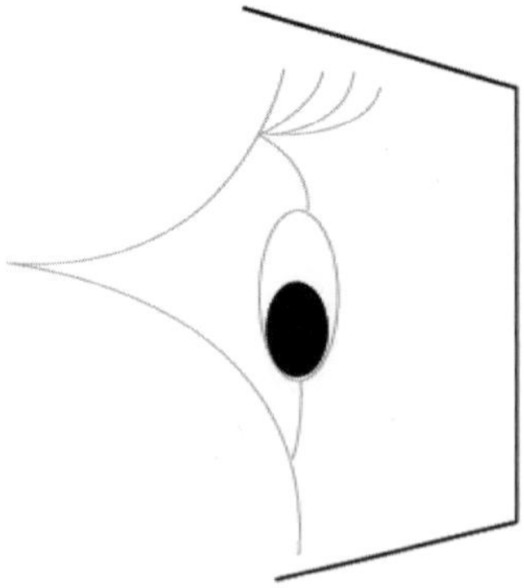

[그림 스텝 4.2-5]

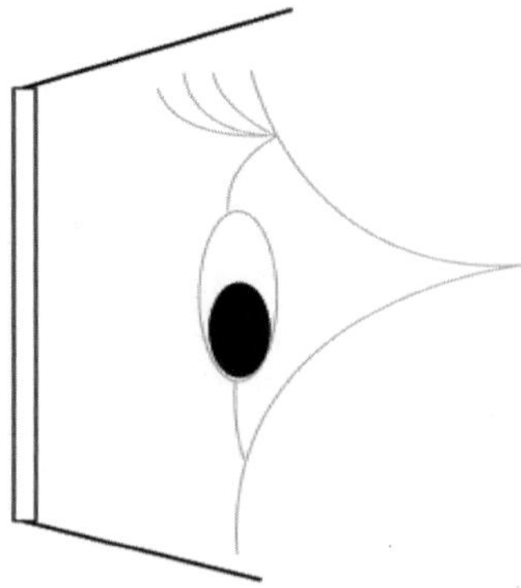

[그림 스텝 4.2-6]

스텝 4.3 물질 자원들을 결합시켜 활용하기

- 물질-장 자원들의 정의[스텝 2.3]을 바탕으로 새로운 물질의 도입 없이 물질 자원들을 결합시켜 본다. 자원의 이중-다중 전이, 물질이 가지고 있는 속성의 값도 변화를 주며 다양한 아이디어를 유추해본다.
- 활용 가능한 시스템 내 기존 물질-장 자원들.

a. 시스템 내부 자원들 : 프레임, 렌즈, 머리끈 연결부, 연결고리 연결부, 패킹, 연결고리, 머리끈, 김서림 방지액

b. 확보 가능한 외부 환경 자원들 : 물, 사람, 습기, 공기

c. 슈퍼시스템의 물질-장 자원들 : 열(인체)

❖ 문제 상황 1 (김서림 방지액은 있어야 하면서도 없어야 한다.)

- 이상적 최종결과-2 상황의 〈김서림 방지액〉은
〈수영을 하는〉동안, 스스로 〈있어〉야 하고, [그림 스텝 4.2-1]

〈수영을 하지 않는〉동안은 스스로 〈없는 상태〉이어야 한다. [그림 스텝 4.2-2]

〈생각〉 물질-장 자원들을 도입하여 김서림 방지액은 있어야하면서도 없어야 하는 상태를 만족하는 아이디어를 유추해 본다.

❖ 문제 상황 2 (내부 습기는 없어야 하면서도 있어야 한다.)

- 이상적 최종결과-2 상황의 〈내부 습기〉는

  〈수영을 하는〉동안, 스스로 〈있어〉야 하고, [그림 스텝 4.2-3]

  〈수영을 하지 않는〉동안은 스스로 〈없는 상태〉이어야 한다. [그림 스텝 4.2-4]

〈생각〉 물질-장 자원들을 도입하여 내부 습기는 없어야 하면서도 있어야 하는 상태를 만족하는 아이디어를 유추해 본다.

❖ 문제 상황 3 (렌즈는 있어야 하면서도 없어야 한다.)

- 이상적 최종결과-2 상황의 〈렌즈〉는

  〈수영을 하는〉동안, 스스로 〈있어〉야 하고, [그림 스텝 4.2-5]

  〈수영을 하지 않는〉동안은 스스로 〈없는 상태〉이어야 한다. [그림 스텝 4.2-6]

〈생각〉 물질-장 자원을 도입하여 렌즈는 없어야 하면서도 있어야 하는 상태를 만족하는 아이디어를 유추해 본다.

스텝 4.4 '빈 공간' 활용하기

- 기존의 물질-장, 자원에 빈 공간을 활용해본다.
- 빈 공간Void는 일반적으로 공기 또는 물체의 빈 공간이다. 가스 상태의 물질도 상대적인 빈 공간을 의미한다. 문제를 해결하기 위한 방법으로 기존의 물질 자원을 '빈 공간' 또는 '빈 공간 + 기존 물질과의 혼합물'로 대체시킬 수 있는지 다양한 조합을 통해 문제를 해결할 수 있는지 생각해 본다.
- 빈 공간은 40가지 발명원리 속에 29번 공기 역학, 31번 다공성 물질, 40번 복합재료등에 다양하게 응용되고 있는 저렴한 자원 중 하나이다.

❖ 문제 상황 1 (김서림 방지액은 있어야하면서도 없어야 한다.)

- 이상적 최종결과-2 상황의 〈김서림 방지액〉은

〈수영을 하는〉동안, 스스로 〈있어〉야 하고, [그림 스텝 4.2-1]

〈수영을 하지 않는〉동안은 스스로 〈없는 상태〉이어야 한다. [그림 스텝 4.2-2]

〈생각〉 빈 공간을 도입하여 김서림 방지액은 있어야하면서도 없어야 하는 상태를 만족하는 아이디어를 유추해 본다.

❖ 문제 상황 2 (내부 습기는 없어야 하면서도 있어야 한다.)

- 이상적 최종결과-2 상황의 〈내부 습기〉는

〈수영을 하는〉동안, 스스로 〈있어〉야 하고, [그림 스텝 4.2-3]

〈수영을 하지 않는〉동안은 스스로 〈없는 상태〉이어야 한다. [그림 스텝 4.2-4]

💡 **〈생각〉** 빈 공간을 도입하여 내부 습기는 없어야 하면서도 있어야 하는 상태를 만족하는 아이디어를 유추해 본다.

❖ 문제 상황 3 (렌즈는 있어야 하면서도 없어야 한다.)

- 이상적 최종결과-2 상황의 〈렌즈〉는

  〈수영을 하는〉동안, 스스로 〈있어〉야 하고, [그림 스텝 4.2-5]

  〈수영을 하지 않는〉동안은 스스로 〈없는 상태〉이어야 한다. [그림 스텝 4.2-6]

💡 **〈생각〉** 빈 공간을 도입하여 렌즈는 없어야 하면서도 있어야 하는 상태를 만족하는 아이디어를 유추해 본다.

스텝 4.5 유도된 자원 활용하기

◆ 기존 자원에서 '유도된 물질' 또는 '유도된 자원 + 빈 공간'의 혼합물을 사용하여 문제를 해결할 수 있는지 고려한다.

❖ 문제 상황 1 (김서림 방지액은 있어야하면서도 없어야 한다.)

- 이상적 최종결과-2 상황의 〈김서림 방지액〉은

  〈수영을 하는〉동안, 스스로 〈있어〉야 하고, [그림 스텝 4.2-1]

  〈수영을 하지 않는〉동안은 스스로 〈없는 상태〉이어야 한다. [그림 스텝 4.2-2]

💡 **〈생각〉** 기존 자원에서 '유도된 물질' 또는 '유도된 자원 + 빈 공간'의 혼합물을 사용하여 김서림 방지액은 있어야하면서도 없어야 하는 상태를 만족하는 아이디어를 유추해 본다.

❖ 문제 상황 2 (내부 습기는 없어야 하면서도 있어야 한다.)

- 이상적 최종결과-2 상황의 〈내부 습기〉는

  〈수영을 하는〉동안, 스스로 〈있어〉야 하고, [그림 스텝 4.2-3]

  〈수영을 하지 않는〉동안은 스스로 〈없는 상태〉이어야 한다. [그림 스텝 4.2-4]

💡 **〈생각〉** 기존 자원에서 '유도된 물질' 또는 '유도된 자원 + 빈 공간'의 혼합물을 사용하여 내부 습기는 없어야 하면서도 있어야 하는 상태를 만족하는 아이디어를 유추해 본다.

❖ 문제 상황 3 (렌즈는 있어야 하면서도 없어야 한다.)

- 이상적 최종결과-2 상황의 〈렌즈〉는

  〈수영을 하는〉동안, 스스로 〈있어〉야 하고, [그림 스텝 4.2-5]

  〈수영을 하지 않는〉동안은 스스로 〈없는 상태〉이어야 한다. [그림 스텝 4.2-6]

💡 **〈생각〉** 기존 자원에서 '유도된 물질' 또는 '유도된 자원 + 빈 공간'의 혼합물을 사용하여 렌즈는 없어야 하면서도 있어야 하는 상태를 만족하는 아이디어를 유추해 본다.

스텝 4.6 전기장 활용하기

- 물질 대신에 하나의 전기장 또는 두개의 상호작용하는 전기장을 사용하여 문제를 해결할 수 있는지를 고려한다.

❖ 문제 상황 1 (김서림 방지액은 있어야하면서도 없어야 한다.)

- 이상적 최종결과-2 상황의 〈김서림 방지액〉은
  〈수영을 하는〉동안, 스스로 〈있어〉야 하고, [그림 스텝 4.2-1]
  〈수영을 하지 않는〉동안은 스스로 〈없는 상태〉이어야 한다. [그림 스텝 4.2-2]

〈생각〉 전기장을 사용하여 김서림 방지액은 있어야하면서도 없어야 하는 상태를 만족하는 아이디어를 유추해 본다.

❖ 문제 상황 2 (내부 습기는 없어야 하면서도 있어야 한다.)

- 이상적 최종결과-2 상황의 〈내부 습기〉는
  〈수영을 하는〉동안, 스스로 〈있어〉야 하고, [그림 스텝 4.2-3]
  〈수영을 하지 않는〉동안은 스스로 〈없는 상태〉이어야 한다. [그림 스텝 4.2-4]

〈생각〉 전기장을 사용하여 내부 습기는 없어야 하면서도 있어야 하는 상태를 만족하는 아이디어를 유추해 본다.

❖ 문제 상황 3 (렌즈는 있어야 하면서도 없어야 한다.)

- 이상적 최종결과-2 상황의 〈렌즈〉는

  〈수영을 하는〉동안, 스스로 〈있어〉야 하고, [그림 스텝 4.2-5]

  〈수영을 하지 않는〉동안은 스스로 〈없는 상태〉이어야 한다. [그림 스텝 4.2-6]

〈생각〉 전기장을 사용하여 렌즈는 없어야 하면서도 있어야 하는 상태를 만족하는 아이디어를 유추해 본다.

스텝 4.7 장과 그 장에 민감한 물질 활용하기

◆ '장과 그 장에 민감한 물질' 쌍을 사용하여 문제를 해결할 수 있는지를 고려한다(과학적 효과 고려).

❖ 문제 상황 1 (김서림 방지액은 있어야하면서도 없어야 한다.)

- 이상적 최종결과-2 상황의 〈김서림 방지액〉은

  〈수영을 하는〉동안, 스스로 〈있어〉야 하고, [그림 스텝 4.2-1]

  〈수영을 하지 않는〉동안은 스스로 〈없는 상태〉이어야 한다. [그림 스텝 4.2-2]

〈생각〉 열장과 민감한 물질을 사용하여 김서림 방지액은 있어야하면서도 없어야 하는 상태를 만족하는 아이디어를 유추해 본다.

❖ 문제 상황 2 (내부 습기는 없어야 하면서도 있어야 한다.)

- 이상적 최종결과-2 상황의 〈내부 습기〉는

  〈수영을 하는〉동안, 스스로 〈있어〉야 하고, [그림 스텝 4.2-3]

  〈수영을 하지 않는〉동안은 스스로 〈없는 상태〉이어야 한다. [그림 스텝 4.2-4]

〈생각〉 열장과 민감한 물질을 사용하여 내부 습기는 없어야 하면서도 있어야 하는 상태를 만족하는 아이디어를 유추해 본다.

❖ 문제 상황 3 (렌즈는 있어야 하면서도 없어야 한다.)

- 이상적 최종결과-2 상황의 〈렌즈〉는

  〈수영을 하는〉동안, 스스로 〈있어〉야 하고, [그림 스텝 4.2-5]

  〈수영을 하지 않는〉동안은 스스로 〈없는 상태〉이어야 한다. [그림 스텝 4.2-6]

〈생각〉 열장과 민감한 물질을 사용하여 렌즈는 없어야 하면서도 있어야 하는 상태를 만족하는 아이디어를 유추해 본다.

PART 5. 트리즈 지식 베이스의 활용

문제와 관련된 가용한 모든 정보를 활용하기 위한 것으로 각종 기술적 지식들을 이용하여 물질-장 자원을 바탕으로 유추 발상하기를 권장한다.

스텝 5.1 표준 해결법 활용(3차)

- 파트4에서 정립된 IFR-2와 물질-장 자원을 바탕으로 76가지 표준해결법을 활용하여 문제를 해결할 수 있는 아이디어를 유추해 본다.
- 스텝 4.6과 4.7에서 기존 또는 유도 물질-장들을 선택하여 활용했으므로 S3에 새로운 물질-장을 도입하는 것이 필요하다. 만약 새로운 물질-장 도입이 어려울 경우 빈 공간 도입을 다시 생각해 보는 것도 좋다. (스텝 4.4 참고)

❖ 문제 상황 1 (김서림 방지액은 있어야 하면서도 없어야 한다.)

- 이상적 최종결과-2 상황의 〈김서림 방지액〉은

  〈수영을 하는〉동안, 스스로 〈있어〉야 하고, [그림 스텝 4.2-1]

  〈수영을 하지 않는〉동안은 스스로 〈없는 상태〉이어야 한다. [그림 스텝 4.2-2]

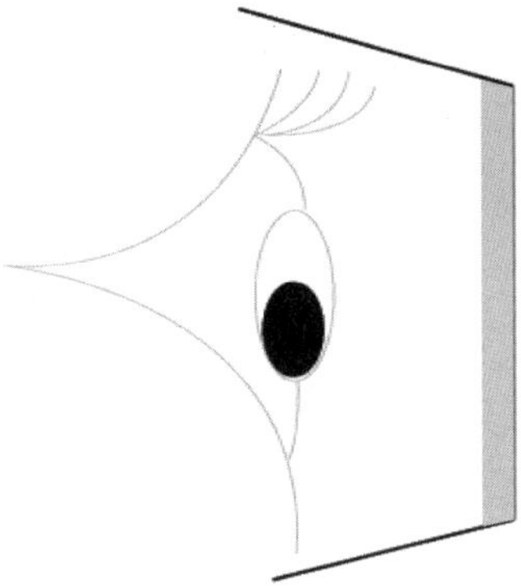

[그림 스텝 4.2-1]

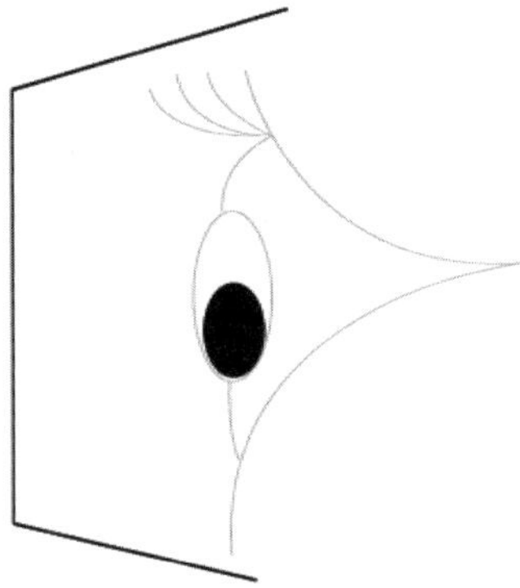

[그림 스텝 4.2-2]

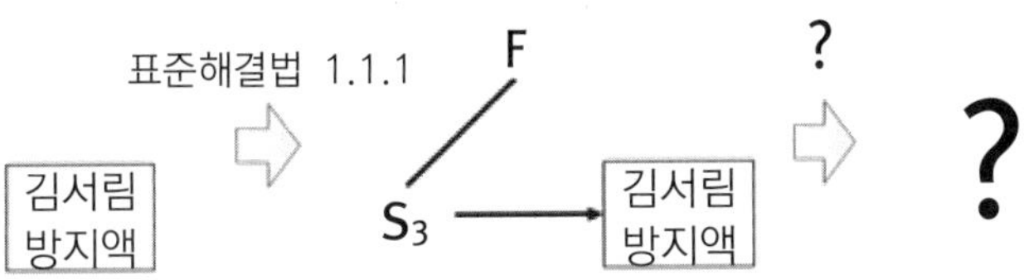

[그림 스텝 5.1]

💡 **〈생각〉** 물질-장을 원하는 대로 변경하지 못하고 기존 물질에 첨가물질을 도입하는 것이 불가능하면, 일시적으로 외부결합 물질-장 모델로 바꾸는 것으로 김서림 방지액은 있어야하면서도 없어야 하는 상태를 만족하는 아이디어를 유추해 본다.

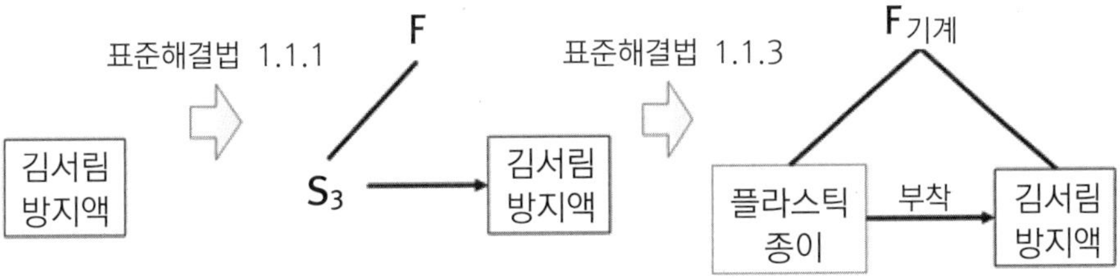

[그림 스텝 5.2]

❖ 문제 상황 2 (내부 습기는 없어야 하면서도 있어야 한다.)

- 이상적 최종결과-2 상황의 〈내부 습기〉는

  〈수영을 하는〉동안, 스스로 〈있어〉야 하고, [그림 스텝 4.2-3]

  〈수영을 하지 않는〉동안은 스스로 〈없는 상태〉이어야 한다. [그림 스텝 4.2-4]

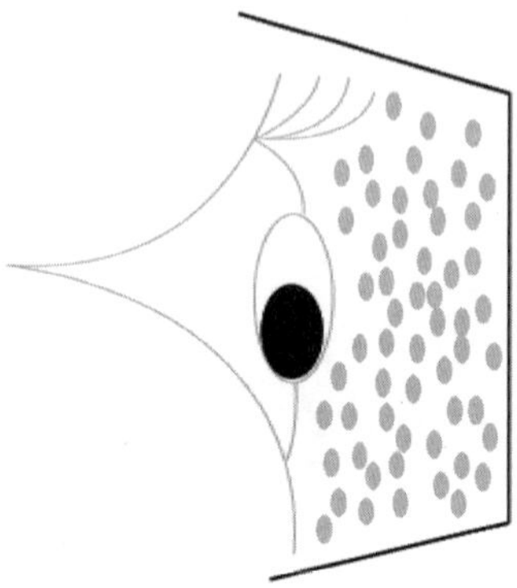

[그림 스텝 4.2-3]

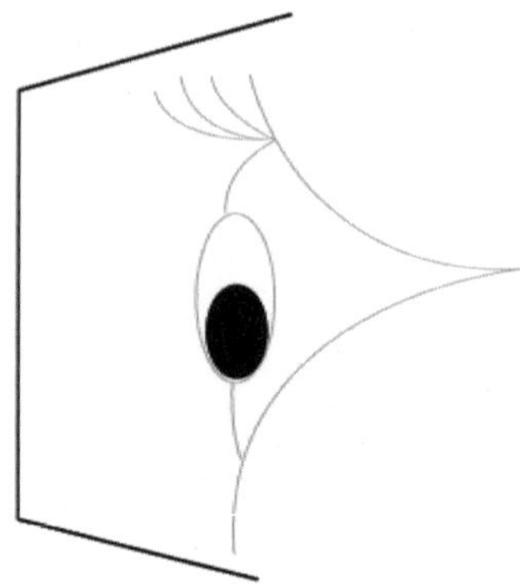

[그림 스텝 4.2-4]

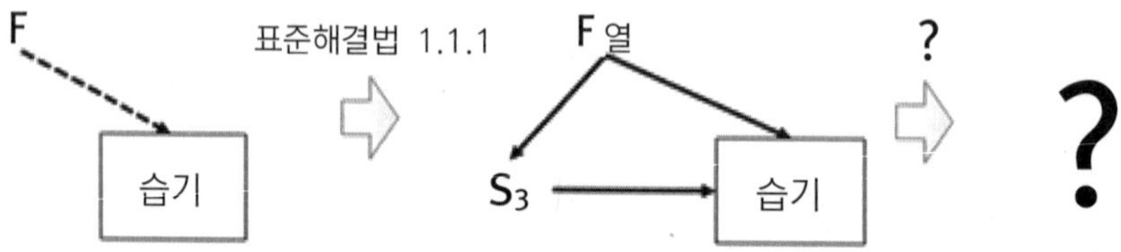

[그림 스텝 5.3]

💡 **〈생각〉** 내부 자원을 최대한 활용하면서 최소한의 변화로 어떻게 수영을 하는 과정에서 내부 습기는 있는 상태가 되었다가 없는 상태로 할 수 있는가? [그림 스텝 4.2-3]와 [그림 스텝 4.2- 4]를 바탕으로 상상력을 동원하여 아이디

어를 유추해 본다.

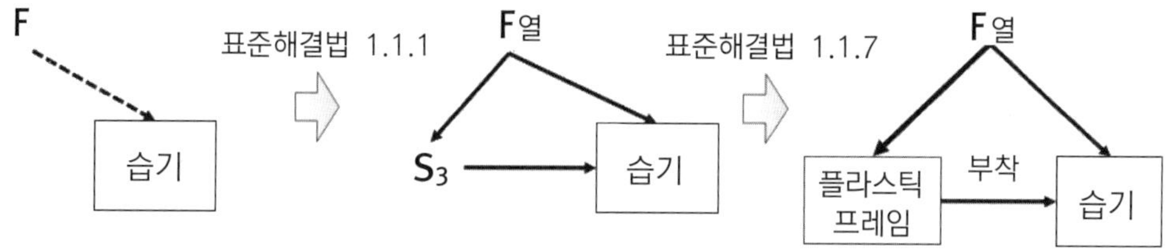

[그림 스텝5.4]

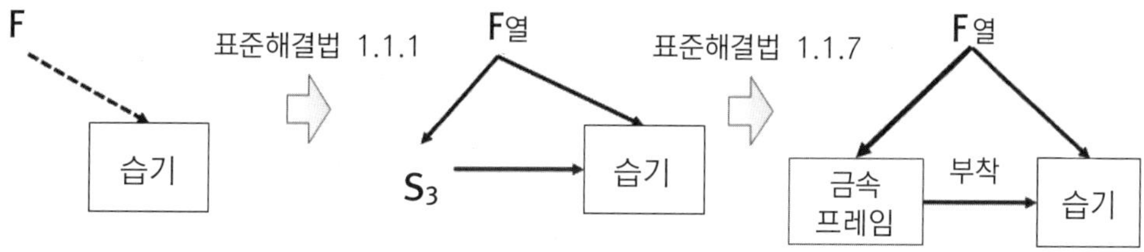

[그림 스텝5.5]

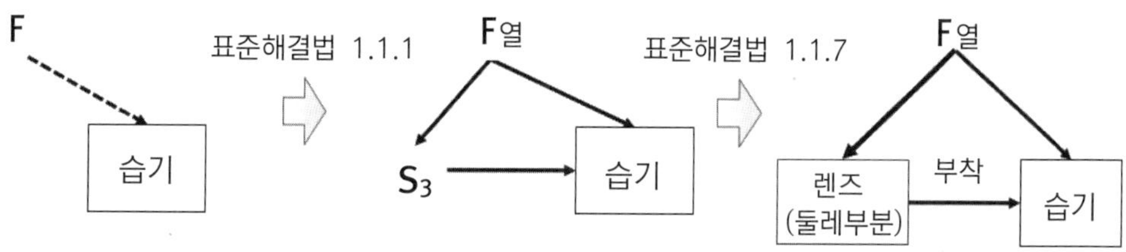

[그림 스텝5.6]

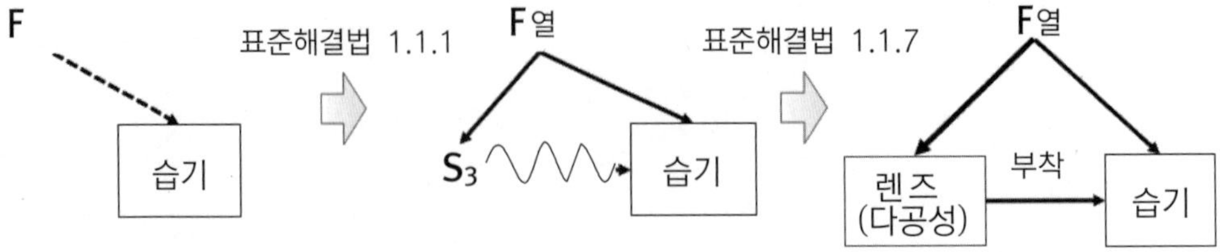

[그림 스텝 5.7]

❖ 문제 상황 3 (렌즈는 있어야 하면서도 없어야 한다.)

- 이상적 최종결과-2 상황의 〈렌즈〉는
  〈수영을 하는〉동안, 스스로 〈있어〉야 하고, [그림 스텝 4.2-5]
  〈수영을 하지 않는〉동안은 스스로 〈없는 상태〉이어야 한다. [그림 스텝 4.2-6]

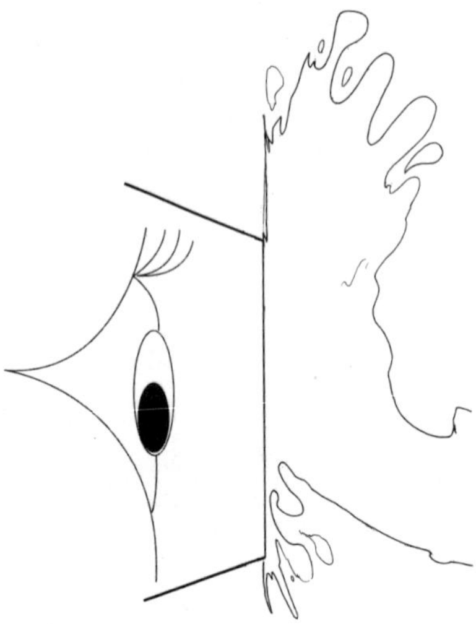

[그림 스텝 4.2-5] 물이 렌즈에 막히는 모습

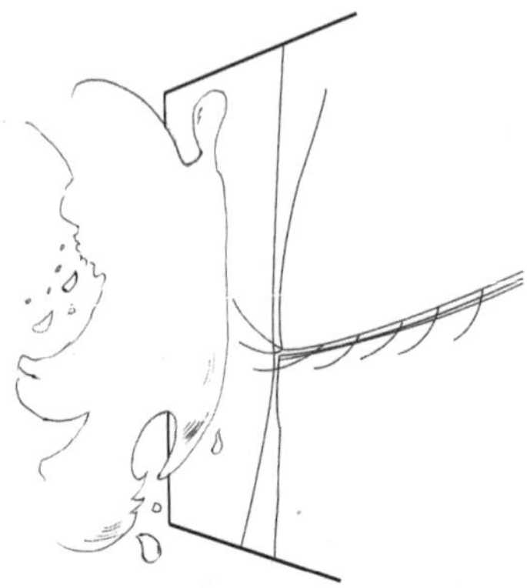

[그림 스텝 4.2-6] 물이 눈에 튀겨 눈을 감는 모습

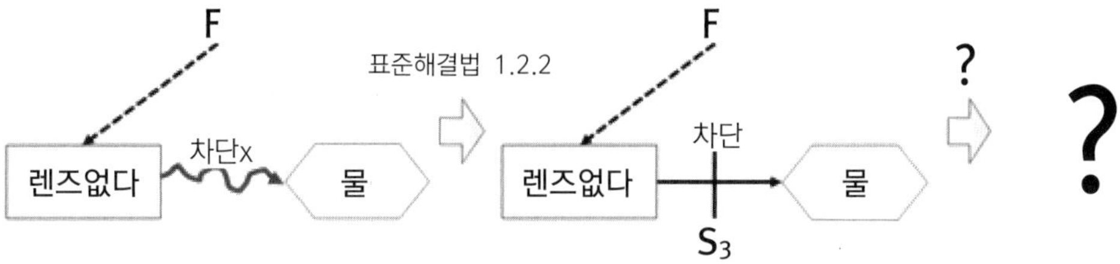

[그림 스텝 5.8]

💡 **〈생각〉** 어떻게 수영을 하는 과정에서 렌즈 또는 렌즈의 물질이 있는 상태가 되었다가 없는 상태로 할 수 있는가?

[그림 스텝 4.2-5]와 [그림 스텝 4.2-6]를 바탕으로 상상력을 동원하여 아이디어를 유추해 본다.

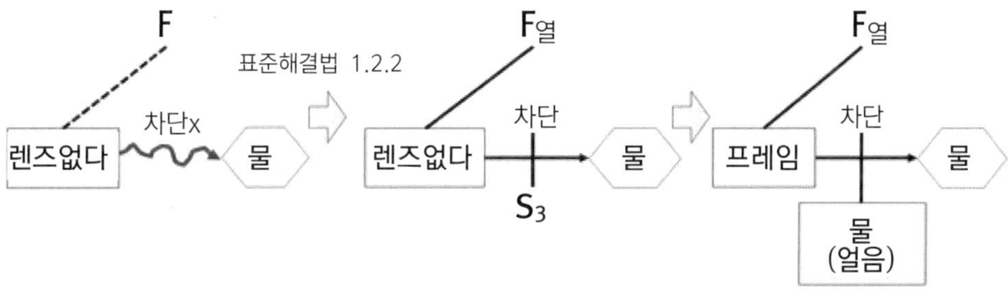

[그림 스텝 5.9]

- 주변 물을 얼게하여 얼음이 되면 물은 차단되고 빛은 통과하게 된다. (표준해결법 5.1.3)
- 이용 가능한 장을 다목적으로 사용한다. (표준해결법 5.2.1)

➢ 스텝 5.2 유사 문제 활용

현실 속에서의 나의 문제를 추상화를 통한 나의 문제와 비슷한 일반적 문제로 만들고, 그 일반적 문제의 일반적 해결안을 찾는다. 그런 다음 유추를 통해서 현실 속에서의 나의 해결안을 찾도록 고려한다.

❖ 문제 상황 1 (김서림 방지액은 있어야하면서도 없어야 한다.)

- 이상적 최종결과-2 상황의 〈김서림 방지액〉은

  〈수영을 하는〉동안, 스스로 〈있어〉야 하고, [그림 스텝 4.2-1]

  〈수영을 하지 않는〉동안은 스스로 〈없는 상태〉이어야 한다. [그림 스텝 4.2-2]

〈생각〉 문제 상황을 일반화하기 위해 김서림 방지액, 그와 같은 기능을 하는 액체, 그와 같은 기능의 사물 또는 상황 등으로 추상화한다. 그런 다음, 그 일반 해결책을 찾아서 김서림 방지액은 있어야하면서도 없어야 하는 상태를 만족하는 아이디어를 유추해 본다.

❖ 문제 상황 2 (내부 습기는 없어야 하면서도 있어야 한다.)

- 이상적 최종결과-2 상황의 〈내부 습기〉는

  〈수영을 하는〉동안, 스스로 〈있어〉야 하고, [그림 스텝 4.2-3]

  〈수영을 하지 않는〉동안은 스스로 〈없는 상태〉이어야 한다. [그림 스텝 4.2-4]

〈생각〉 문제 상황을 일반화하기 위해 내부 습기, 밀폐된 공간의 물질, 이종의 물질 분리 등으로 추상화한다. 그런 다음, 그 일반 해결책을 찾아서 수영을 하는 과정에서 내부 습기는 있는 상태가 되었다가 없는 상태로 할 수 있는가를 만족하는 아이디어를 유추해 본다.

❖ 문제 상황 3 (렌즈는 있어야 하면서도 없어야 한다.)

- 이상적 최종결과-2 상황의 〈렌즈〉는

  〈수영을 하는〉동안, 스스로 〈있어〉야 하고, [그림 스텝 4.2-5]

  〈수영을 하지 않는〉동안은 스스로 〈없는 상태〉이어야 한다. [그림 스텝 4.2-6]

〈생각〉 문제 상황을 일반화하기 위해 렌즈, 물체, 고정된 부분의 일부분 등으로 추상화한다. 그런 다음, 그 일반 해결책을 찾아서 수영을 하는 과정에서 렌즈 또는 렌즈의 물질이 있는 상태가 되었다가 없는 상태를 만족하는 아이디어를 유추해 본다.

스텝 5.3 물리모순 해결에 분리원리 활용

◆ 일반적인 물리모순 해결 방법을 사용하여 개념 해결안을 이끌어내 본다.

1. 공간의 분리
2. 시간의 분리
3. 조건의 분리
4. 부분과 전체 분리

❖ 문제 상황 1 (김서림 방지액은 있어야 하면서도 없어야 한다.)

- 이상적 최종결과-2 상황의 〈김서림 방지액〉은

  〈수영을 하는〉동안, 스스로 〈있어〉야 하고, [그림 스텝 4.2-1]

〈수영을 하지 않는〉동안은 스스로 〈없는 상태〉이어야 한다. [그림 스텝 4.2-2]

〈생각〉 김서림 방지액은 있어야하면서도 없어야 하는 상태 또는 추상화한 내용을 분리 원리를 활용하여 아이디어를 유추해 본다.

❖ 문제 상황 2 (내부 습기는 없어야 하면서도 있어야 한다.)

- 이상적 최종결과-2 상황의 〈내부 습기〉는

  〈수영을 하는〉동안, 스스로 〈있어〉야 하고, [그림 스텝 4.2-3]

  〈수영을 하지 않는〉동안은 스스로 〈없는 상태〉이어야 한다. [그림 스텝 4.2-4]

〈생각〉 내부 습기는 없어야 하면서도 있어야 하는 상태 또는 추상화한 내용을 분리 원리를 활용하여 아이디어를 유추해 본다.

❖ 문제 상황 3 (렌즈는 있어야 하면서도 없어야 한다.)

- 이상적 최종결과-2 상황의 〈렌즈〉는

  〈수영을 하는〉동안, 스스로 〈있어〉야 하고, [그림 스텝 4.2-5]

  〈수영을 하지 않는〉동안은 스스로 〈없는 상태〉이어야 한다. [그림 스텝 4.2-6]

〈생각〉 수영을 하는 과정에서 렌즈 또는 렌즈의 물질이 있는 상태가 되었다가 없는 상태 또는 추상화한 내용을 분리 원리를 활용하여 아이디어를 유추해 본다.

스텝 5.4 물리모순 해결에 물리적 효과 및 현상 활용

- 근본적 기술적 발명 문제를 해결하기 위해 자연적/물리적 현상이나 효과를 활용하여 물리 모순을 해결할 수 있는지 고려한다.

❖ 문제 상황 1 (김서림 방지액은 있어야하면서도 없어야 한다.)

- 이상적 최종결과-2 상황의 〈김서림 방지액〉은

  〈수영을 하는〉동안, 스스로 〈있어〉야 하고, [그림 스텝 4.2-1]

  〈수영을 하지 않는〉동안은 스스로 〈없는 상태〉이어야 한다. [그림 스텝 4.2-2]

〈생각〉 김서림 방지액은 있어야하면서도 없어야 하는 상태 또는 추상화한 내용을 물리적 현상을 활용하여 아이디어를 유추해 본다.

❖ 문제 상황 2 (내부 습기는 없어야 하면서도 있어야 한다.)

- 이상적 최종결과-2 상황의 〈내부 습기〉는

  〈수영을 하는〉동안, 스스로 〈있어〉야 하고, [그림 스텝 4.2-3]

  〈수영을 하지 않는〉동안은 스스로 〈없는 상태〉이어야 한다. [그림 스텝 4.2-4]

〈생각〉 내부 습기는 없어야 하면서도 있어야 하는 상태 또는 추상화한 내용을 물리적 현상을 활용하여 아이디어를 유추해 본다.

❖ 문제 상황 3 (렌즈는 있어야 하면서도 없어야 한다.)

- 이상적 최종결과-2 상황의 〈렌즈〉는

  〈수영을 하는〉동안, 스스로 〈있어〉야 하고, [그림 스텝4.2-5]

  〈수영을 하지 않는〉동안은 스스로 〈없는 상태〉이어야 한다. [그림 스텝 4.2-6]

💡 **〈생각〉** 수영을 하는 과정에서 렌즈 또는 렌즈의 물질이 있는 상태가 되었다가 없는 상태 또는 추상화한 내용을 물리적 현상을 활용하여 아이디어를 유추해 본다.

➤ 도출 개념 해결안들

각 스텝을 통해 도출된 개념들과 여러 조합을 통해 도출된 개념 해결안의 목록을 정리한다. 개념 해결안의 표현형태는 문제해결자의 지식과 경험에 따라 큰 차이가 있으며, 비약적인 해결안(Quantum Jump)으로도 나타나는 경향이 있으므로 생각난 해결안에 대해서는 그때그때 잘 정리하는 것이 중요하다.

❖ 문제 상황 1 (김서림 방지액은 있어야 하면서도 없어야 한다.)

- 재치 있는 작은 스마트맨이 김서림방지액 기능을 해준다면 좋겠다. 김서림 방지액 기능을 대신 해 줄수 있는 것을 자원에서 찾아본다.
- [그림 스텝 5.2]을 바탕으로 S3로 플라스틱 종이라는 새로운 물질을 도입하여 김서림 방지액을 부착시키고, 수영할 때 붙이고 수영을 하지 않을 경우 떼어서 보관을 할 수 있다. 김서림 방지 기능이 약하면 교체가 된다. 김서림 방지액 대신 물이 묻지 않거나, 굴절이 되지 않도록 하는 물질로 변경 가능하다.

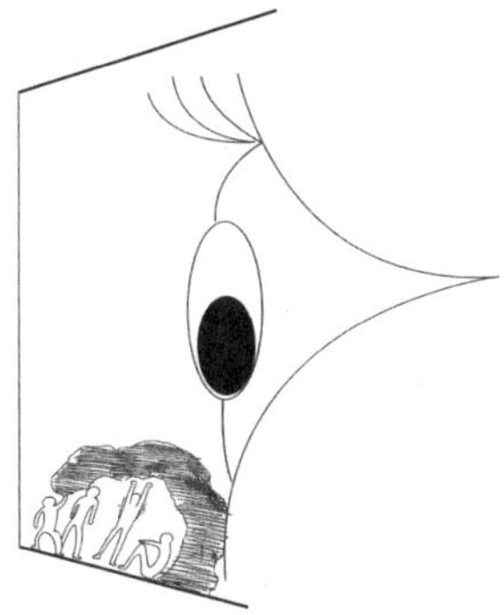

[그림 개념해결안 1.1]

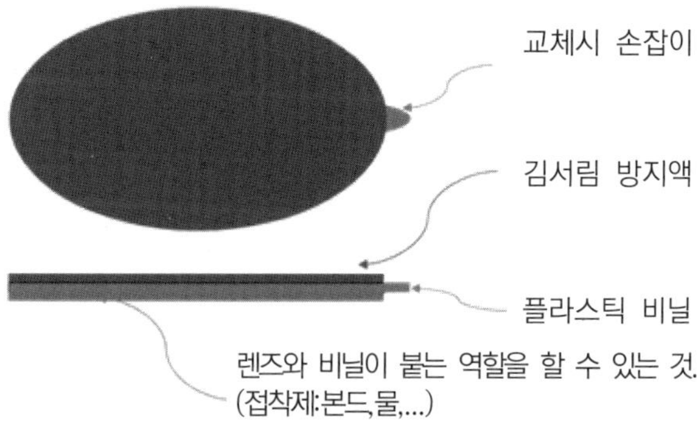

[그림 개념해결안 1.2]

- [스텝3.2]를 바탕으로 새로운 물질과 장을 도입하는 것을 제한하면서 렌즈와 눈 사이에 있는 거리의 속성값을 '0' 또는 '무한'값으로 심화하여 콘택트 렌즈형 물안경 같은 것을 생각해 본다.
- X-요소 도입으로 김서림 방지액의 기능역할이 필요없게 하는 제습제등을 생각해 본다.

- 생긴 후에 없애는 방법으로 김서림이 생기면 닦아 줄 수 있는 와이퍼 등을 생각해 본다.
- 나노기술 중에 초소수성 특징을 물안경 렌즈표면에 있게 한다면, 작은 물방울이라도 붙어있지 못하게 미끄러져 흘러내리게 하는 자연과학 지식 등을 활용해 본다.

초소수성 렌즈라면?

❖ 문제 상황 2 (내부 습기는 없어야 하면서도 있어야 한다.)

- 온도차이로 인해 내부 습기를 파이프에 모이게 하는 방법을 생각해 본다.

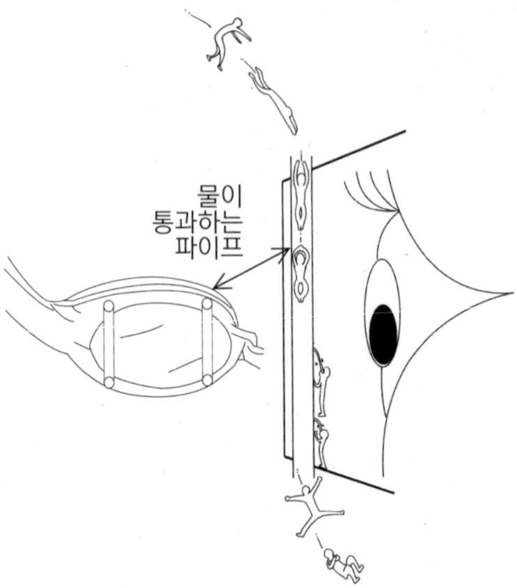

[그림 개념해결안 2.1]

- 재치 있는 작은 스마트맨이 모여 있을 수 있도록 환경(습기제거제, 온도차 등등)을 생각해 본다.

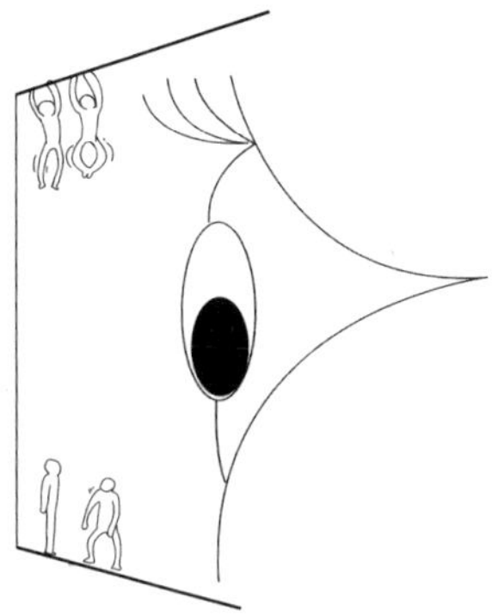

[그림 개념해결안 2.2]

- 이용 가능한 장의 다목적 사용으로 몸의 열을 이용할 수 있는지 생각해 본다. (표준해결법 5.2.1)

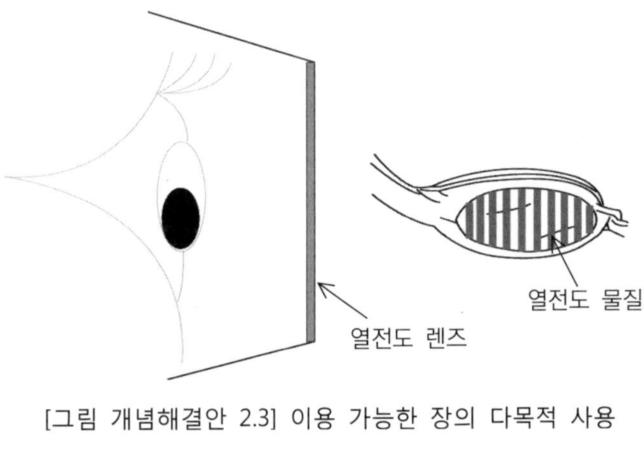

[그림 개념해결안 2.3] 이용 가능한 장의 다목적 사용

◆ 자원들 중에서 렌즈와 프레임의 속성을 활용할 수 있는지 고려한다.

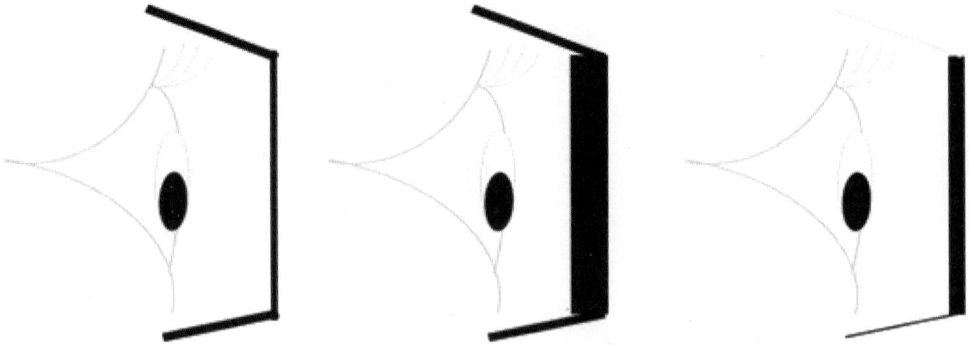

[그림 개념해결안 2.4] 속성 활용하기

◆ 자원의 속성과 빈 공간을 활용할 수 있는지 고려 한다.

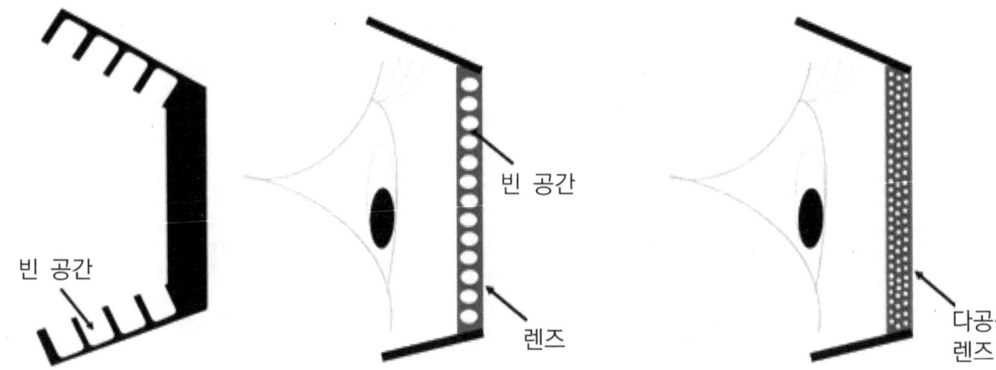

[그림 개념해결안 2.5] 빈공간 활용하기

- 그 장에 민감한 물질 활용하기로 열전도가 좋은 물질을 도입할 수 있는지 생각해 본다.

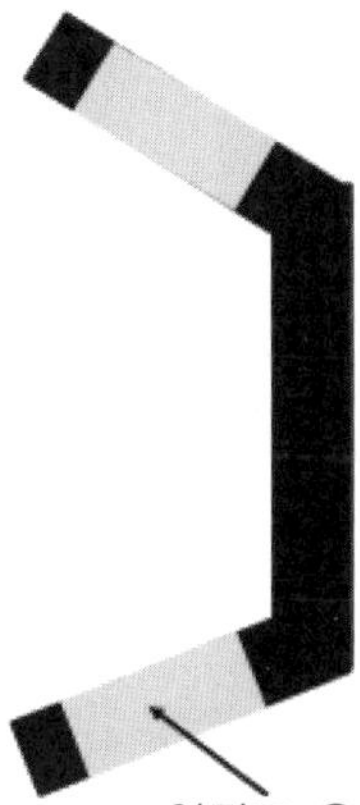

[그림 개념해결안 2.6] 장에 민감한 물질

- 열전도가 우수한 물질과 빈 공간을 활용할 수 있는지 생각해 본다.

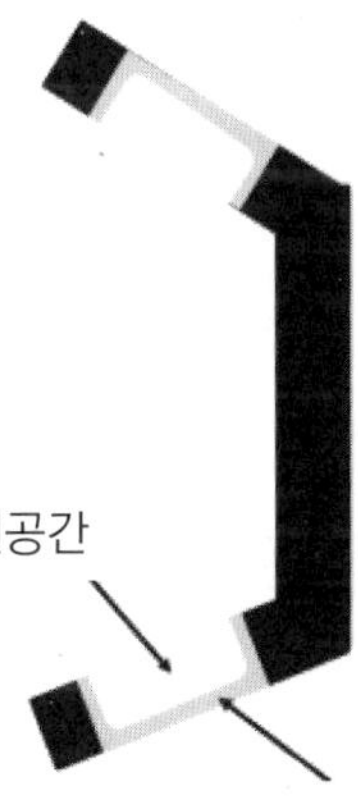

[그림 개념해결안 2.7] 전도가 좋은 물질 + 빈공간

- 자원과 속성을 활용할 수 있는지 생각해 본다.

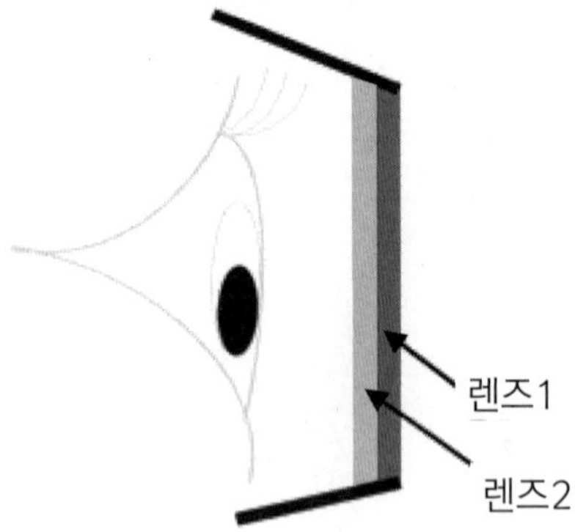

[그림 개념해결안 2.8] 렌즈의 두께 속성을 변경

- 자원과 빈 공간을 활용할 수 있는지 생각해 본다.

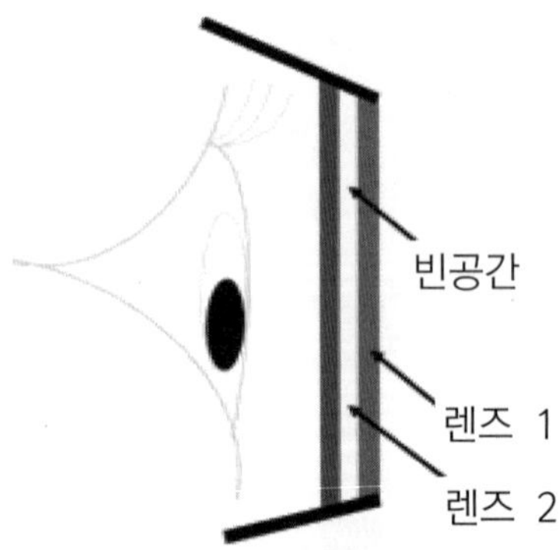

[그림 개념해결안 2.9] 렌즈1+렌즈2+빈공간

❖ 문제 상황 3 (렌즈는 있어야 하면서도 없어야 한다.)

- 사용 후 물질 자체의 소멸이 되도록 새로운 시스템을 도입하여 렌즈의 기

능을 할 수 있는지 생각해 본다. (표준해결법 5.1.3) 물이 렌즈의 기능을 할 수 있도록 상태를 변화시킬 수가 있을까?

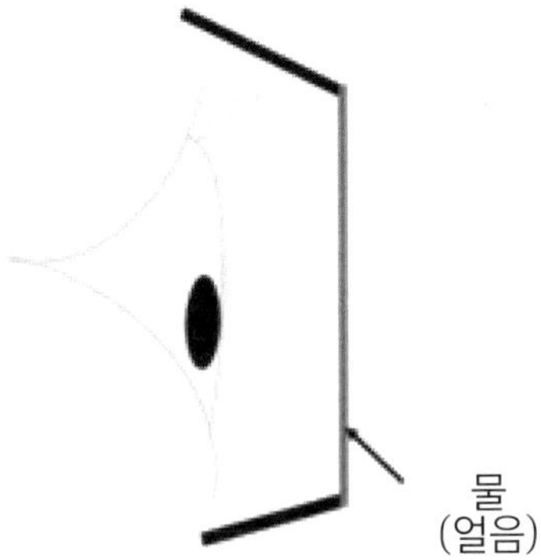

[그림 개념해결안 3.1] 사용후 물질 자체의 소멸

- 상전이관련 현상을 이용하여 물의 경계를 만들어 갈라지게 하는 자연과학 지식을 활용할 수 있는지 생각해 본다. (표준해결법 5.3.3)

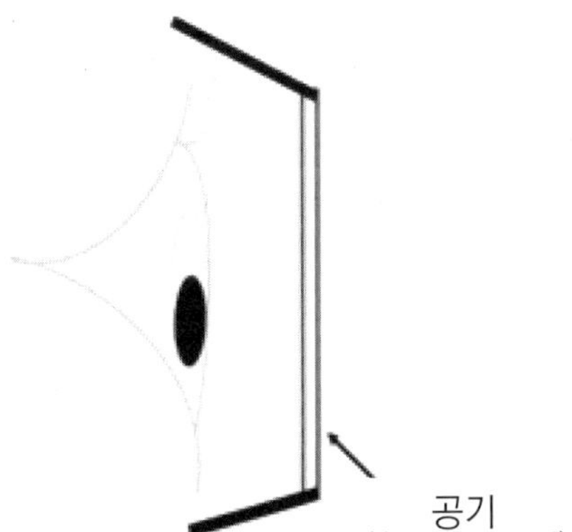

[그림 개념해결안 3.2] 상전이 관련 현상 이용

PART 6. 문제의 변경 또는 교체

스텝 6.1. 기술적 해결안으로 전환

- 문제가 해결된 이론적/추상적인 개념 해결안에 대해 기술적인 개념으로 전개한다. 가능한 작동원리 및 개념도를 구현하는 것을 권장한다.

❖ 문제 상황 1 (김서림 방지액은 있어야하면서도 없어야 한다.)

- 자원 중에서 물은 김서림방지액의 기능을 할 수가 있다.

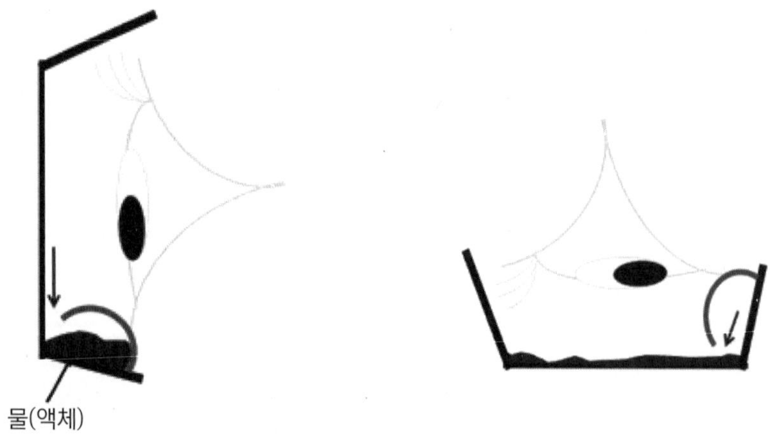

[그림 스텝 6.1-1] 내부 자원에서 유사기능

- 무한 공급이 가능하도록 교체가 가능한 김서림방지시트(액)이다.

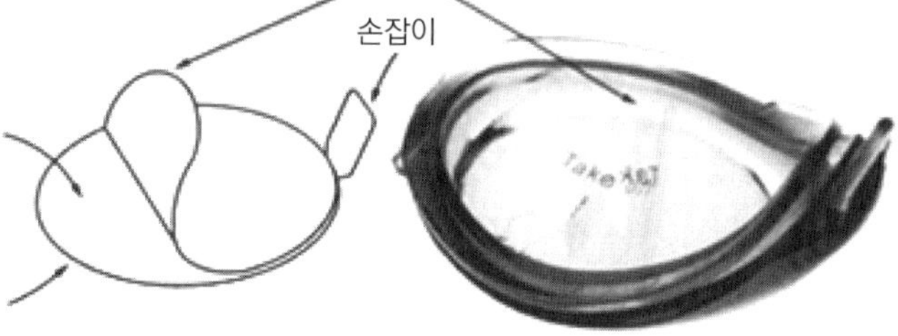

[그림 스텝 6.1-2] 외부자원에서의 유사기능

❖ 문제 상황 2 (내부 습기는 없어야 하면서도 있어야 한다.)

- 도출해결안으로도 충분한 기술해결안까지 표현되어있어서 적용을 위한 품질관련 생각해 본다.

❖ 문제 상황 3 (렌즈는 있어야 하면서도 없어야 한다.)

- 물리적 효과(수퍼캐비테이션)을 활용하는 것으로 렌즈가 있어야 할 곳에 물이 있으므로 공동현상을 만들어 물이 없어지게 만드는 것이다. 즉, 공기렌즈를 만들어 빛은 통과를 하고 물은 차단이 되는 것이다.

스텝 6.2. 여러 문제들이 결합된 문제인지 확인

◆ 문제가 해결되지 않았다면, 스텝1.1의 모델링이 여러 가지 문제들로 조합구성되지 않았는지 확인한다. 만일, 그렇다면 스텝1.1를 재 모델링하여 문제를 분리한 후에 하나씩 해결한다.

스텝 6.3. 문제 변경

- 문제가 해결되지 않았다면, 스텝1.4에서 문제를 변경하여 다른 기술모순을 선정한다.

스텝 6.4. 최소 변경 문제 재 모델링

- 위의 스텝을 거치고도 문제가 해결되지 않았다면, 스텝1.1로 되돌아가서 상위시스템의 관점에서 또는 연관있는 Mini Problem을 재모델링한다.

PART 7. 물리모순 해결 방법 분석

스텝 7.1. 개념 해결안 점검

개념 해결안의 우수성을 알기 위해 개념해결안의 품질 점검 및 근본적인 갈등의 이상적 달성을 확인한다. 새로운 물질이나 장을 도입한 개념 해결안은 도입하지 않고 기존의 혹은 유도된 물질-장 자원을 활용하는 것이 가능한지를 생각해 본다. 또한, 스스로 조절하는 물질의 사용이 가능한가?(주석43) 구조를 간단히 또는 구성품을 트리밍하므로 해결되는지 기술적 해결안을 적절하게 수정할 수 있는지도 생각하면서 강력한 해결안으로 다듬는다.

❖ 문제 상황 1 (김서림 방지액은 있어야하면서도 없어야 한다.)

- 물질 : 기존 또는 새로운 물질 (기존의 물, 새로운 물질)
- 장 : 기존 또는 새로운 장 (기존의 열장)
- 도구 : 변경된 속성 (초소수성 특성)
- 대상 : 변경된 속성

❖ 문제 상황 2 (내부 습기는 없어야 하면서도 있어야 한다.)

- 물질 : 기존 또는 새로운 물질 (기존의 프레임/렌즈, 새로운 물질, 빈공간)
- 장 : 기존 또는 새로운 장 (기존의 열장)
- 도구 : 변경된 속성 (형상)
- 대상 : 변경된 속성

❖ 문제 상황 3 (렌즈는 있어야 하면서도 없어야 한다.)

- 물질 : 기존 또는 새로운 물질 (기존의 물, 새로운 물질, 빈공간)
- 장 : 기존 또는 새로운 장 (열장, 전기장)
- 도구 : 변경된 속성 (빈공간)
- 대상 : 변경된 속성 (상태 변화)

스텝 7.2. 개념 해결안 예비평가

각각의 문제 상황(김서림 방지액은 있어야하면서도 없어야 한다. 내부 습기는 없어야 하면서도 있어야 한다. 렌즈는 없어야 하면서도 있어야 한다.)에 의해 도출된 개념 해결안에 대해 이상적 최종해결안에 가까운 것을 아래와 같이 예비평가를 해본다.

1. 개념 해결안이 이상적 최종 결과(IFR)을 만족하는가?
2. 어떤 물리 모순을 해결했는가?
3. 제어 요소가 존재하는가?
4. 반복적 사용이 가능한가?
5. 위 4가지를 다 만족하는가? 만족하지 못하면 스텝1.1로 되돌아간다.

스텝 7.3. 특허 베이스를 검색하여 개념 해결안의 우선권 점검

얻어진 개념 해결안의 신규성을 특허 베이스를 통해 점검한다.

특허 회피 전략을 바탕으로 다양한 아이디어의 방향성을 구축해 본다.

▼ 특허청 : www.kipo.go.kr

▼ 한국발명 진흥회 : www.kipa.org

참고도서 : 초보자를 위한 지식재산의 이해, 특허청

스텝 7.4 얻어진 개념 해결안을 실행할 때 발생할 수 있는 하위문제 추정

새로운 시스템의 설계 구체화 스텝에서 발생할 수 있는 하위 문제를 추정하고 2차 문제의 목록을 만든다.

PART 8. 도출 해결안의 활용

스텝 8.1. 상위 시스템의 변화에 대한 평가

해결안에 의해서 변경된 시스템을 포함하는 상위시스템이 어떻게 변경되어야 하는지 고려한다. 기 작성된 구성요소 상호관계 매트릭스를 활용하여 변경된 요소와 관계가 있는 부분을 집중적으로 확인해 본다.

스텝 8.2. 도출 해결안의 새로운 활용 탐색

변화된 시스템이나 상위시스템으로 도출된 해결안이 다른 새로운 유용한 효과를 낼 수 있는지 고려한다.

스텝 8.3. 다른 문제에 개념 해결안 활용

도출된 개념 해결안을 다른 문제의 해결에 활용할 수 있는지 고려한다.

PART 9. 문제해결 과정 분석

스텝 9.1. 이론적 문제 해결과정과 실제 문제 해결과정 비교

실행한 문제해결과정과 ARIZ의 이론적인 과정을 비교하라.

만일, 차이가 있다면 그것들을 활용하여 ARIZ를 수정/보완하도록 노력하라.

스텝 9.2. 도출된 개념해와 트리즈 지식 비교

도출된 문제해결 개념안과 TRIZ의 지식기반 도구(40가지 발명원리, 76표준 해결법, 물리적 효과 및 현상)을 비교하여 개념안의 원리가 기존의 TRIZ 지식 창고에 포함되지 않았다면 그것을 트리즈 정보로 예비 등록한다.

스텝	수행 여부	스텝	수행 여부	스텝	수행 여부	스텝	수행 여부
1.1	■예 □아니오	3.1	■예 □아니오	4.5	■예 □아니오	6.4	□예 ■아니오
1.2	■예 □아니오	3.2	■예 □아니오	4.6	■예 □아니오	7.1	■예 □아니오
1.3	■예 □아니오	3.3	■예 □아니오	4.7	■예 □아니오	7.2	□예 ■아니오
1.4	■예 □아니오	3.4	■예 □아니오	5.1	■예 □아니오	7.3	□예 ■아니오
1.5	■예 □아니오	3.5	■예 □아니오	5.2	■예 □아니오	7.4	□예 ■아니오
1.6	■예 □아니오	3.6	■예 □아니오	5.3	■예 □아니오	8.1	□예 ■아니오
1.7	■예 □아니오	4.1	■예 □아니오	5.4	■예 □아니오	8.2	□예 ■아니오
2.1	■예 □아니오	4.2	■예 □아니오	6.1	■예 □아니오	8.3	□예 ■아니오
2.2	■예 □아니오	4.3	■예 □아니오	6.2	□예 ■아니오	9.1	□예 ■아니오
2.3	■예 □아니오	4.4	■예 □아니오	6.3	□예 ■아니오	9.2	■예 □아니오

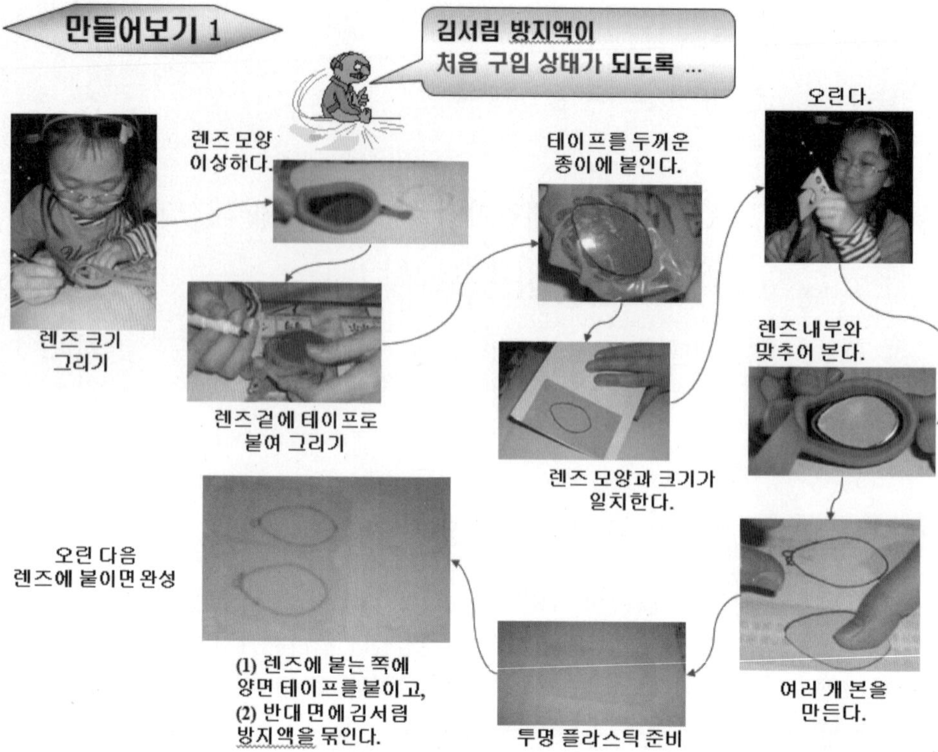

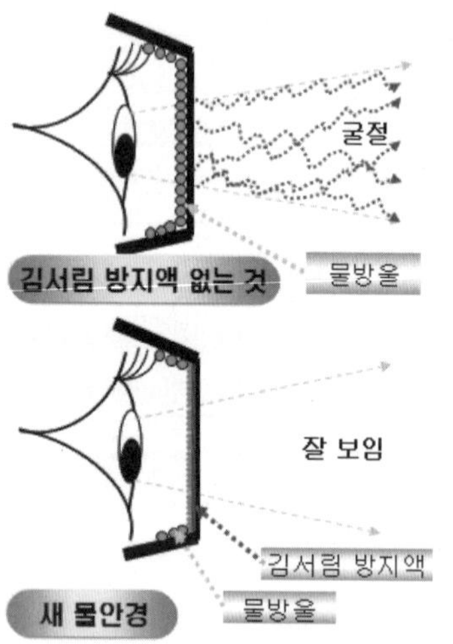

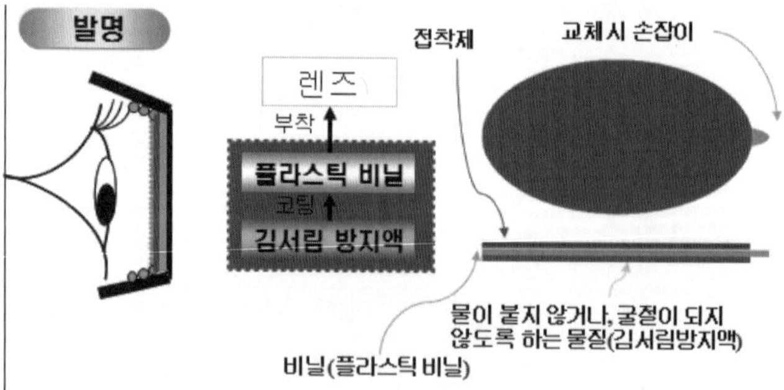

기존의 물안경에는 렌즈에 김서림 방지액이 코팅되어 있다.
발명품은 김서림 방지액이 쉽게 처음 구입 상태가 되도록 하기 위해
(1) 액정보호 필름처럼 김서림 방지액이 코팅된 투명비닐을 물안경 렌즈에 붙인다.
(2) 김서림 방지액이 없어져 효과가 없을 경우 떼어내 새것으로 쉽게 교체한다.
(3) 렌즈에 생기는 잔기스가 생기는 것도 줄일 수 있다.
(4) 김서림 방지 기능이 안되어, 물안경 전체를 교환하는 낭비를 줄였다.

3.0 생활속의 불편함

만들어보기 2

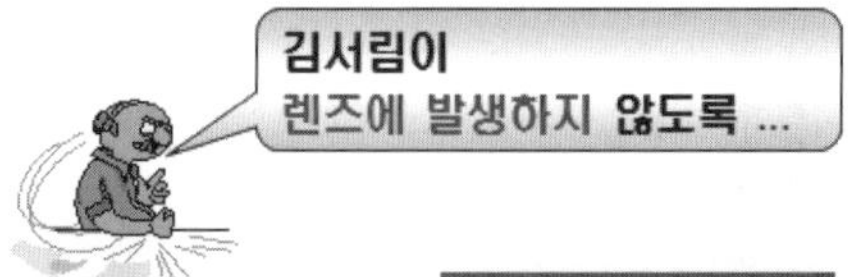

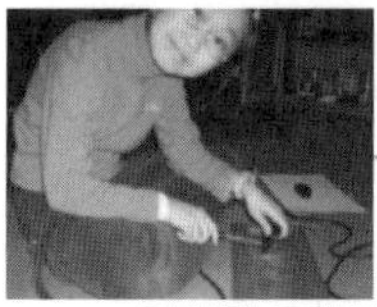
물안경 프레임에
구멍을 만든다.

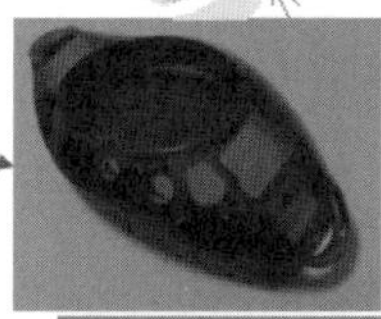

열전도가 좋은
은박지

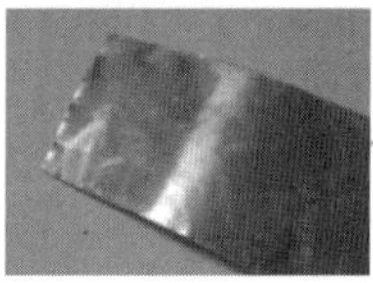

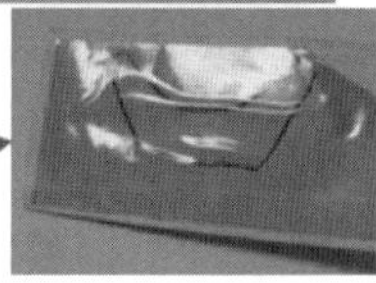
은박지 뒷면에
형상 표시

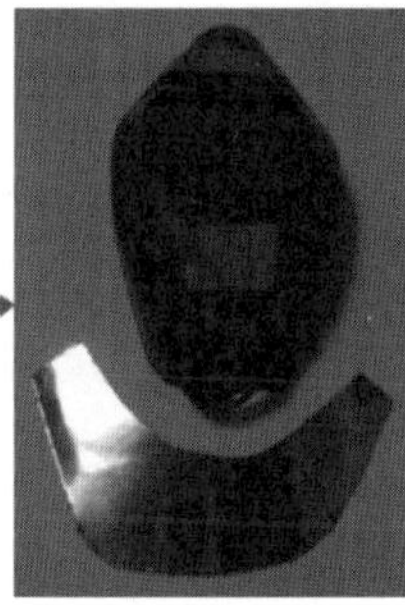
물안경에
은박지 붙이기

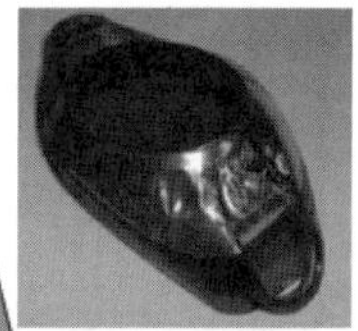
외부 모습

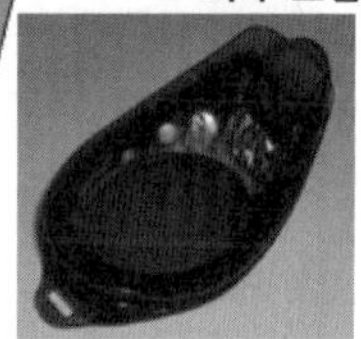
내부 모습

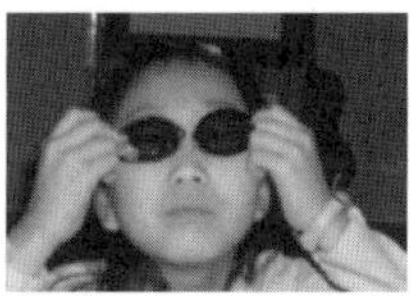
선글라스 같다.. 찰 깍

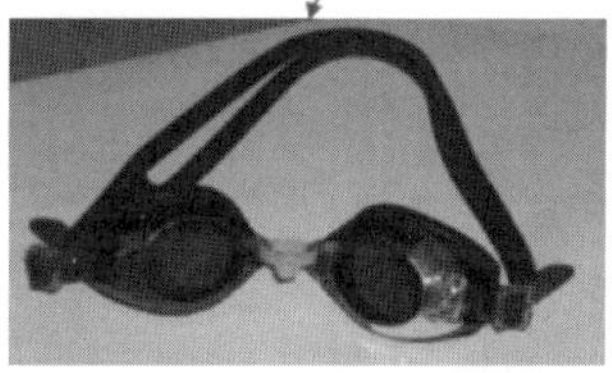
열전도를 이용한 물안경 완성

발명

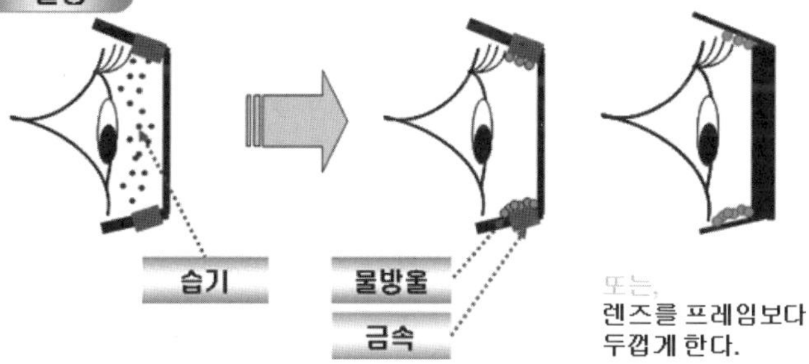

(1) 일반적으로 물안경 내부에 습기가 있고, 수영장의 물은 차갑고 높은 인체의 열의 온도차이로 렌즈에 물방울이 생긴다.
(2) 발명품은 렌즈보다 열전도가 좋은 금속을 프레임에 붙여, 물방울이 렌즈가 아닌 금속에 모이도록 한다.
(3) 렌즈에는 물방울이 생기지 않아, 김서림방지액이 필요 없게 된다.

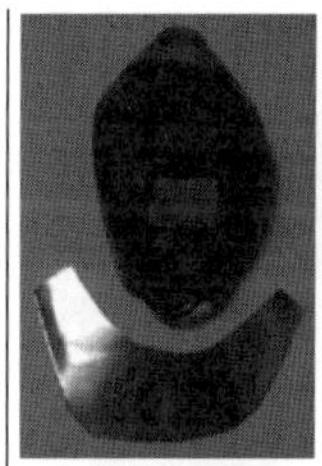

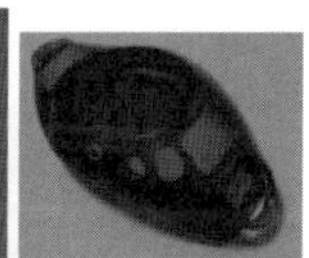
물안경 프레임에
구멍을 든다.

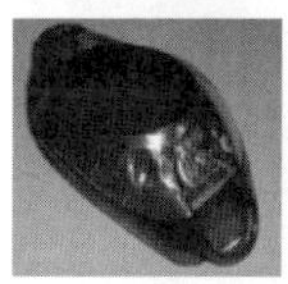

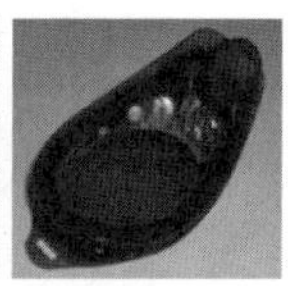
렌즈보다 열전도가
좋은 은박지를 붙인다.

만들어 보기

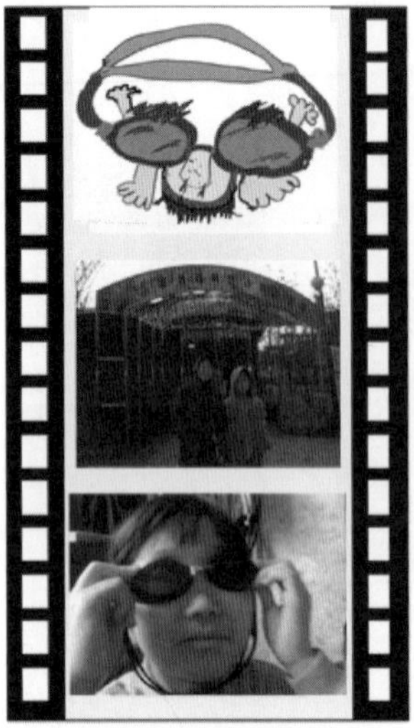

웃는 물안경 아저씨
삼성 스포츠센터에서
물안경 포즈..

설문지
조사, 분석하기

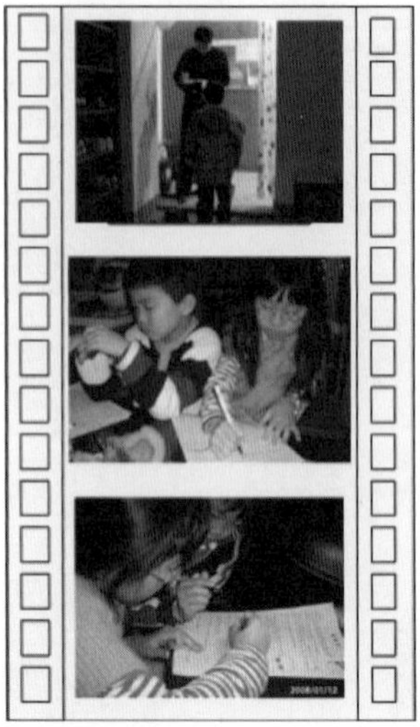

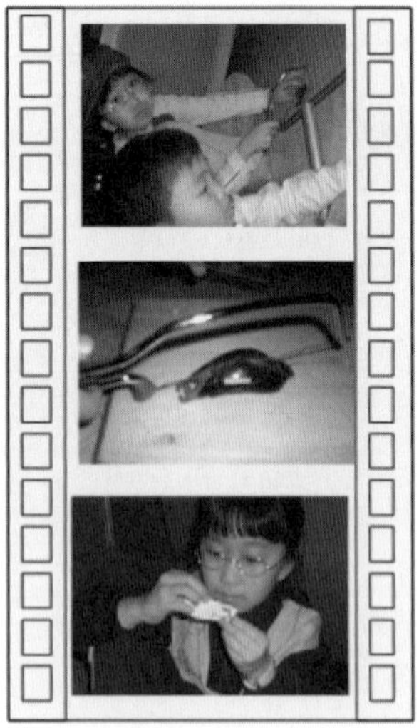

물안경
자르고, 구조알기

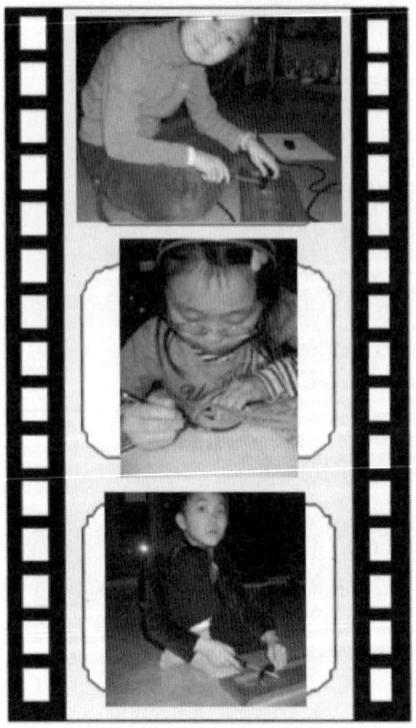

샘플 만들기

만들면서...

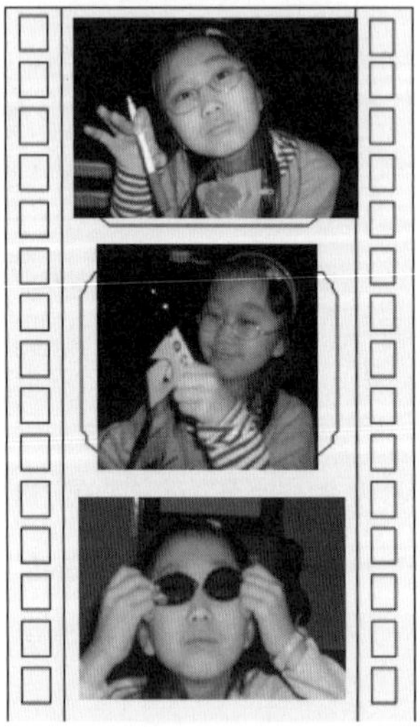

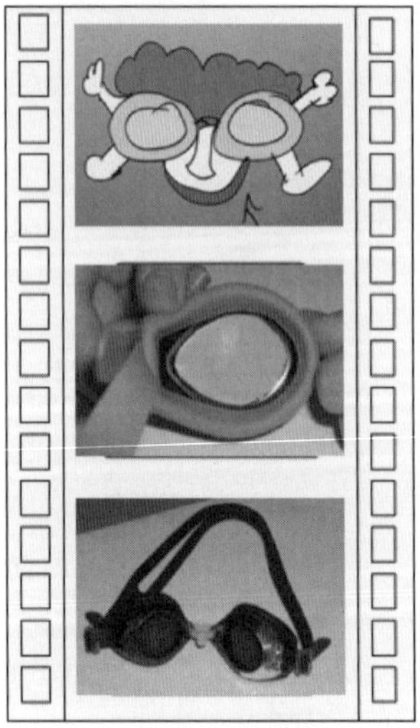

멋내는 물안경 아줌마
첫 번째 완성품
두 번째 완성품

우리 가족은 수영을 1년 동안 배웠다. 수영을 배우면서 물안경에 김서림이 생겨서 앞이 잘 안 보이는 불편함이 있었다. 그래서 새로운 물안경을 구입했으나, 2~3주 후에 새로운 물안경에도 김서림이 발생하였다. 우리는 김서림이 안 생기는 물안경을 원했다. 생활 주변에서 불편한 점을 찾아서 해결하는 동안 우리 가족은 학습에 필요한 의사 표현하기, 생각 정리하기, 디지털 카메라 사용하기, 문서 작성하기, 특허 신청하기 등등 알게 되었다. 그리고, 그리기를 좋아하는 내 취미를 살려서, 물안경 캐릭터(물안경 아저씨, 물안경 아줌마)가 탄생되어 기분도 좋았다.

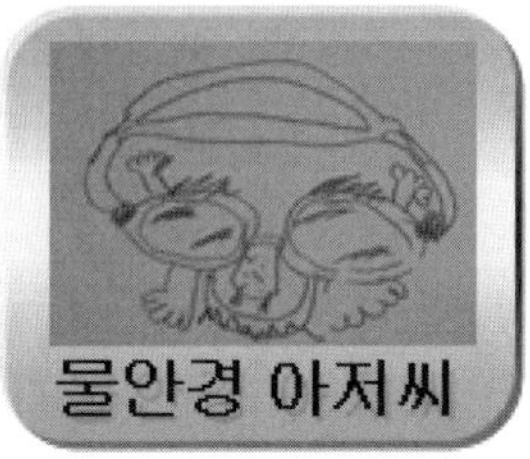

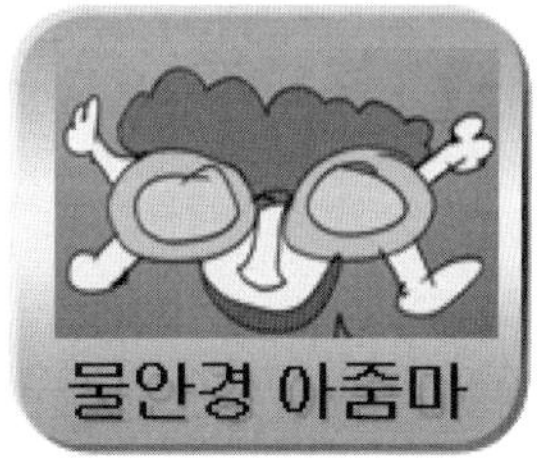

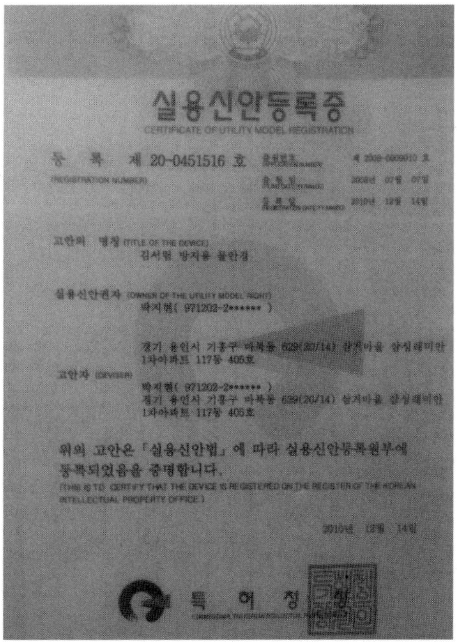

실용신안등록증
CERTIFICATE OF UTILITY MODEL REGISTRATION

등 록 제 20-0451516 호
(REGISTRATION NUMBER)

고안의 명칭 (TITLE OF THE DEVICE)
김서림 방지용 물안경

실용신안권자 (OWNER OF THE UTILITY MODEL RIGHT)
박지현(971202-2******)
경기 용인시 기흥구 마북동 629(20/14) 삼거마을 삼성래미안 1차아파트 117동 405호

고안자 (DEVISER)
박지현(971202-2******)
경기 용인시 기흥구 마북동 629(20/14) 삼거마을 삼성래미안 1차아파트 117동 405호

위의 고안은 「실용신안법」에 따라 실용신안등록원부에 등록되었음을 증명합니다.
(THIS IS TO CERTIFY THAT THE DEVICE IS REGISTERED ON THE REGISTER OF THE KOREAN INTELLECTUAL PROPERTY OFFICE.)

2010년 12월 14일

특 허 청

4 막

부록

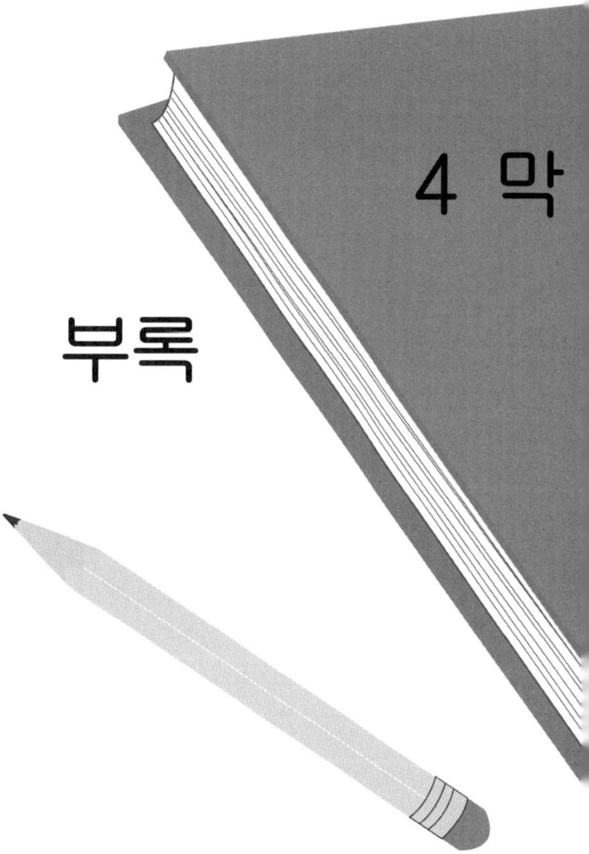

CHAPTER 1. 기술모순을 잘 도식할 수 있다면
기술시스템의 기술모순 9가지 도식 모델

CHAPTER 2. 세밀한 물리모순 해결원리가 있다면
기술시스템의 물리몸순 해결을 위한 11가지 강력한 해결원리

CHAPTER 3. 기술모순을 잘 도식할 수 있다면
기술시스템의 기술모순, 물리모순 해결을 위한 강력한 표준 해결법

기술시스템의 기술모순 9가지 도식 모델

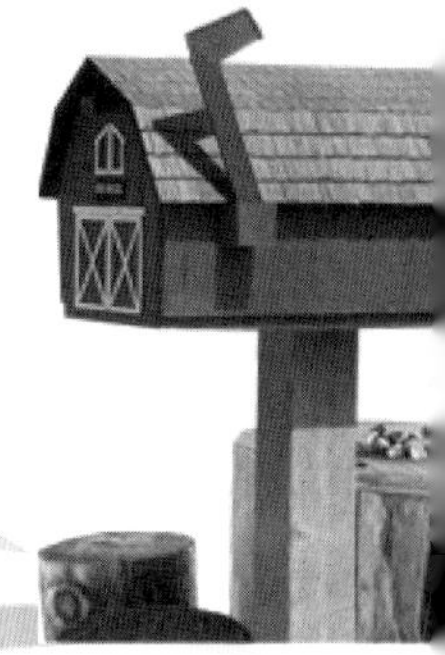

기술모순 9가지 도식 모델과 사례

9 Typical Graphic Models of Technical Contradictions & Cases

구분	번호	도식	설명
A. 반작용 COUNTERACTION	①	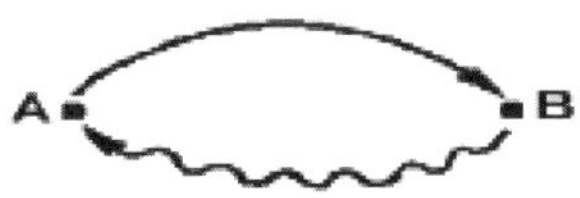	A는 B에 유용하게 작용(실선 화살표)하지만, B는 A에 영구적으로 또는 어떤 단계에서 유해하게 작용한다. 유해한 작용을 제거하고 유용한 작용을 보존하는 것이 필요하다. (1:1)
B. 한 쌍으로 작용 CONJUGATEDAC-TION	②	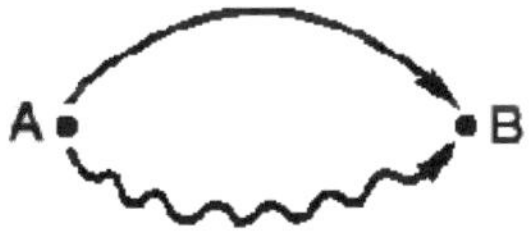	A에서 B로 유용한 작용은 B에 유해한 작용을 유발한다. (작용단계에 따라 유용하거나 유해할 수 있다.) 유해한 작용을 제거하고 유용한 작용을 보존하는 것이 필요하다. (1:1)
	③	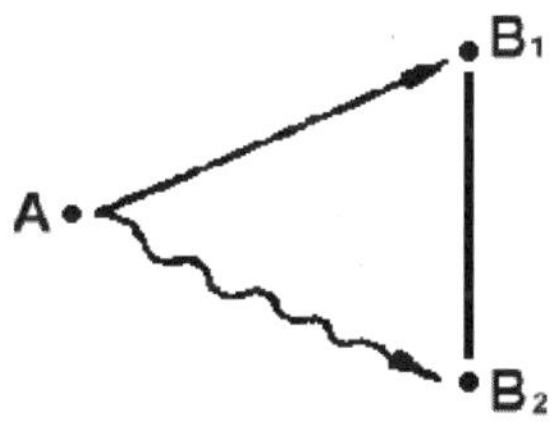	A가 B의 한 부분에 유용하게 작용하는 것이 B의 다른 한 부분에 유해한 작용을 한다. B2에 대한 유해한 작용을 제거하고, B1에 대한 유익한 작용을 보존한다. (1:1)

B. 한 쌍으로 작용 CONJUGATEDAC- TION	④	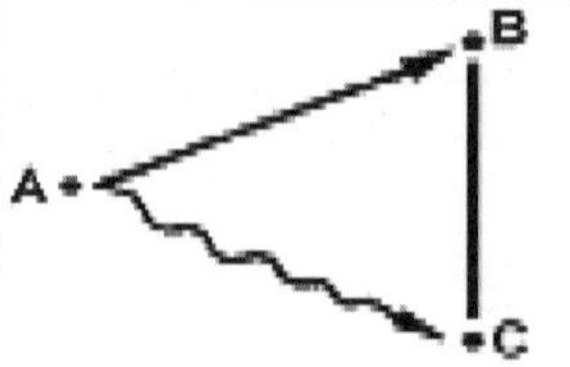	A에서 B로 유용한 작용은 C에게 유해한 영향을 끼친다. A, B, 그리고 C는 시스템의 한 부분이다. 시스템을 파괴하지 않는 범위 내에서 유해한 작용을 제거하고 유익한 작용을 보존하는 것이 필요하다. (1:2)
	⑤	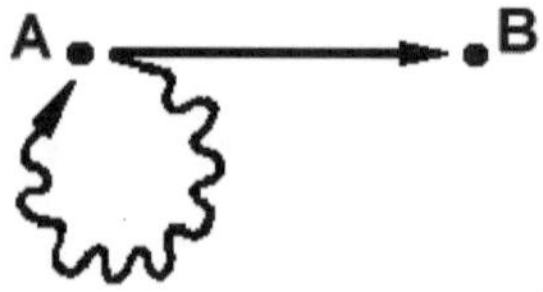	A에서 B로 유용한 작용은 A 자신에게 유해한 영향을 끼친다 (예, 장치의 복잡성 증가). 유해한 작용을 제거하고 유용한 작용을 보존하는 것이 필요하다. (1:1)
C. 모순작용 INCOMPATIBLE ACTION	⑥	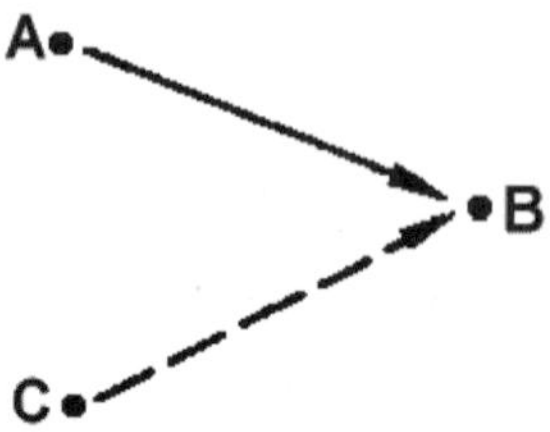	A에서 B로 유용한 작용은 C에서 B로 유용한 작용과 모순된다.(예, 취급 법이 측정법과 모순된다.). A에서 B로 작용을 변화시키지 않고, C에서 B로 작용을 제공할 필요가 있다.(2 :1)
D. 불완전 작용 또는 무작용 INCOMPLETE ACTION OR INACTION	⑦	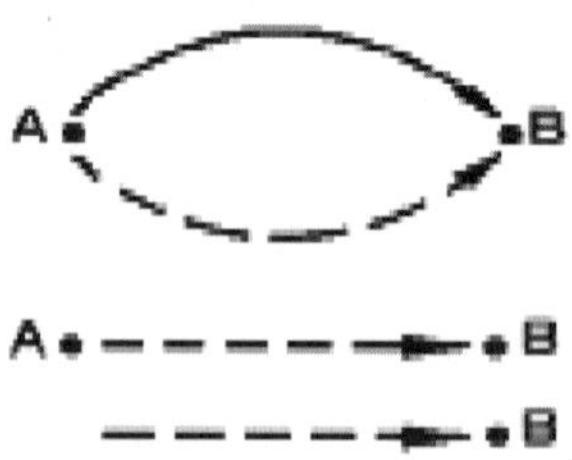	A는 B에 하나의 유익작용을 제공한다. 그러나 두 개의 다른 작용이 필요하다. 또는, A 는 B에 작용하지 않는다(점선). 때때로 A가 아예 존재하지 않는다 (0 :1), B를 변화시킬 필요가 있지만 어떻게 할지는 불명확하다. 가장 단순한 A로서 B에 대한 작용을 제공할 필요가 있다. (1:1)
E. 침묵 작용 "SILENCE“	⑧	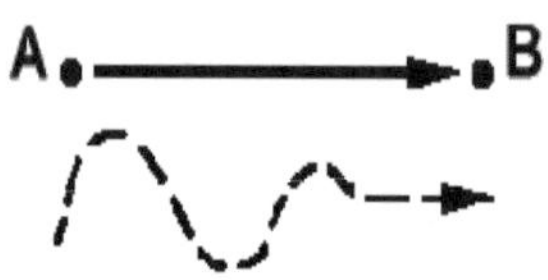	A, B에 대한 정보가 없거나(점선), A와 B 사이의 상호작용에 대한 정보가 없다. (1 :1) 때로는 B에 관한 정보만 존재한다.(0 :1) 필요한 정보를 얻는 것이 필요하다.
F. 제어가 불가한 작용 (특히 과다한) UNREGULATED (IN PARTICULAR, EXCESSIVE) ACTION	⑨	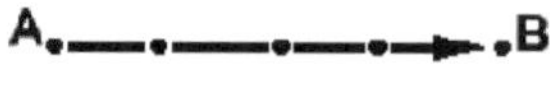	A와 B사이 상호작용은 제어불가능 하다 (예, 영구적인 운동), 그러나, 제어 가능한 상호작용이 필요하다 (예, 가변적인 운동). A에서 B로 작용을 제어가능 하도록 하는 것이 필요하다. (대시-점 선). (1:1)

A. 반작용 COUNTERACTION

①	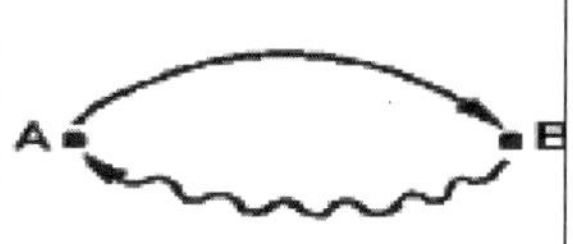	A는 B에 유용하게 작용(실선 화살표)하지만, B는 A에 영구적으로 또는 어떤 단계에서 유해하게 작용한다. 유해한 작용을 제거하고 유용한 작용을 보존하는 것이 필요하다. (1:1)

형틀(mould)은 건축 중에 액체 상태의 콘크리트로부터 벽을 만드는데 사용된다. 그러나 콘크리트가 굳은 뒤에 형틀 표면과 콘크리트 표면 사이의 마찰력이 증가하기 때문에 형틀을 제거하는 것이 힘들다. 콘크리트의 혼합물에 전극을 삽입하여 전류를 통과시키는 것이 제안 되었다 (전기 분해 현상 이용). [a.c.628266]

B. 한 쌍으로 작용 CONJUGATED ACTION

②	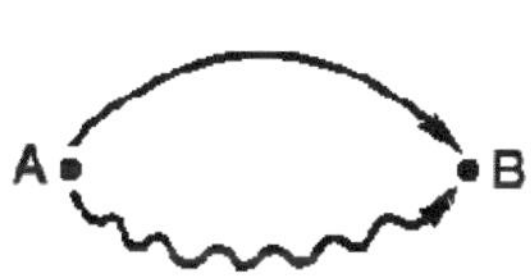	A에서 B로 유용한 작용은 B에 유해한 작용을 유발한다. (작용단계에 따라 유용하거나 유해할 수 있다.) 유해한 작용을 제거하고 유용한 작용을 보존하는 것이 필요하다. (1:1)

용융된 철에 첨가물을 첨가할 필요가 있다. 첨가물은 필요한 성분의 분말이다. 첨가물은 철의 특성을 향상시킨다, 그러나 첨가물은 용융상태에서 잘 섞이지 않는다. 필요한 분말의 발열성의 혼합물을 만들어 금속 수준에서 그것을 첨가할 것이 제안 되었다. 이 결과로 용융열이 첨가물을 섞기 위해 필요한 에너지를 발생하여 준다. [a.c.541864]

③	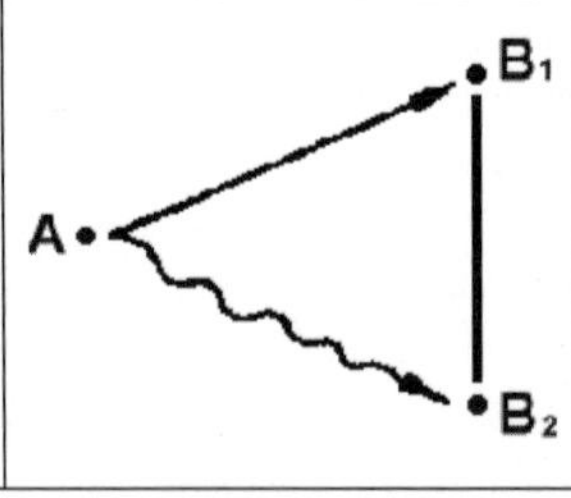	A가 B의 한 부분에 유용하게 작용하는 것이 B의 다른 한 부분에 유해한 작용을 한다. B2에 대한 유해한 작용을 제거하고, B1에 대한 유익한 작용을 보존한다. (1:1)

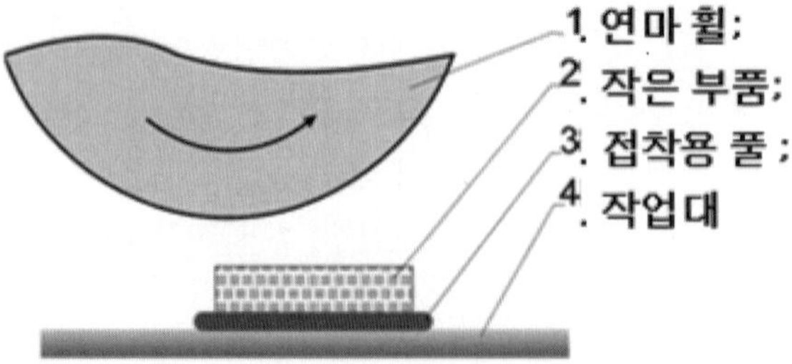

연마 전에 세라믹 또는 비철금속의 작은 부품들은 작업대에 고정되어야 한다. 이러한 경우 송진과 파라핀이 특별한 접착용 풀로 사용된다. 이것은 유용한 작용이다. 연마작업 후에 작은 부품들의 접착을 해제하고 싶으나 그것이 어렵다. 이것은 생산성의 관점에서는 해로운 작용이다. (B1-연마 작업; B2-해체 작업). 작은 세라믹 부품들을 물을 얼려서 고정할 것이 제안되었다.(얼음이 접착제로 사용되었다).

④	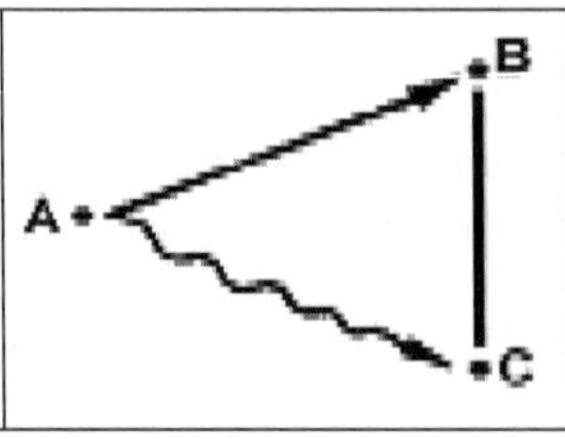	A에서 B로 유용한 작용은 C에게 유해한 영향을 끼친다. A, B, 그리고 C는 시스템의 한 부분이다. 시스템을 파괴하지 않는 범위 내에서 유해한 작용을 제거하고 유익한 작용을 보존하는 것이 필요하다. (1:2)

고공 여행용 열기구(Stratosphere balloon)의 배출 밸브를 조절하는 데는 밧줄이 쓰인다. 만약에 배출 밸브가 열린다면, 가스의 일부가 빠져나가고

열기구는 아래로 내려갈 수 있다. 열기구-조정실(Balloon-car)은 높은 고도에서 날기 때문에 공기가 통하지 말아야 한다. (외부는 저온, 저압 상태이다.)

열기구를 탄 첫 번째 조종사는 오거스트 피스카(Ogust Picar)였다. 배출 밸브는 조절하기 위해서 밧줄을 사용할 필요가 있었고 열기구-조정실은 높은 고도에서 운전자를 보호하기 위해서는 기밀성을 가져야만 했다. 공기가 새지 않는 열기구-운전실의 벽면을 통해서 밧줄이 통과 된다면, 이것은 기밀성을 방해한다. 밧줄을 위해서 구멍의 크기를 줄인다면, 밧줄이 고정될 수 있기 때문에 위험스러운 일이다. (A -밧줄; B - 배기 밸브; C - 열기구-조정실의 벽) 벽면의 일부를 액체로 사용하는 것이 제안 되었다. 밧줄은 수은이 있는 관속을 통과하게 된다.

⑤	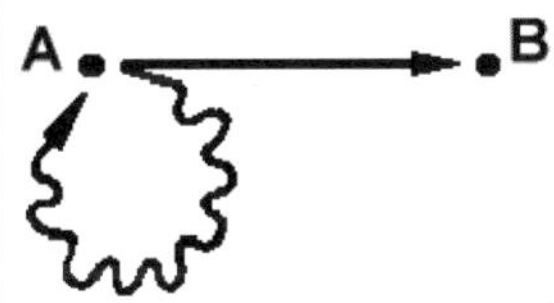	A에서 B로 유용한 작용은 A 자신에게 유해한 영향을 끼친다 (예, 장치의 복잡성 증가). 유해한 작용을 제거하고 유용한 작용을 보존하는 것이 필요하다. (1:1)

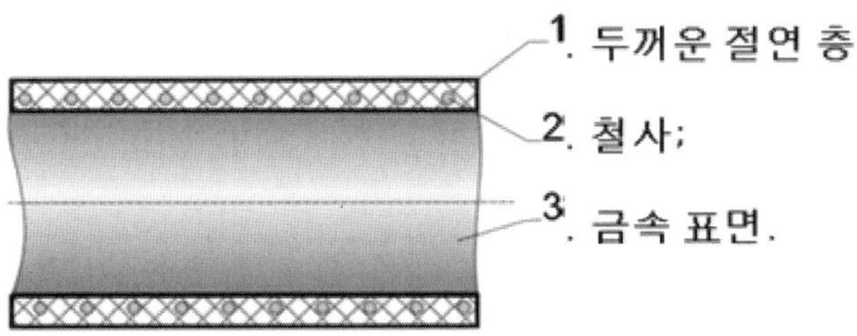

두꺼운 절연 층을 금속 표면에 코팅 할 필요가 있다. 때때로 이 절연 층을 제거할 필요가 있다. 이를 위해서 절연 층을 코팅하는 동안 철사를 절연 층 안에 넣는다. 필요할 때는 이 철사는 두꺼운 절연 층을 잘라 낸다.

절연 층을 잘라낼 때 어려움이 나타난다. 만약에 얇은 철사를 사용한다면, 절연 층은 잘 잘라지나, 철사가 끊어질 수 있다. 두꺼운 철사를 사용하면, 철사가 끊어지지 않지만, 절연 층을 잘라내는 데 힘이 많이 들고 물질 소비가 증가 한다. (A - 철사 ; B - 절연 층) 절연 층을 자르기 전에 얇은 철사에 전류를 통과시키는 것이 제안되었다. 자르는 힘이 감소된다.

C. 모순작용 INCOMPATIBLE ACTION

⑥	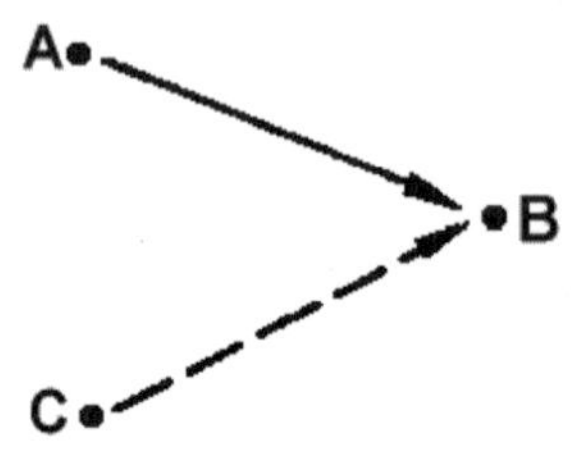	A에서 B로 유용한 작용은 C에서 B로 유용한 작용과 모순된다.(예, 취급 법이 측정 법과 모순된다.) A에서 B로 작용을 변화시키지 않고, C에서 B로 작용을 제공할 필요가 있다.(2 :1)

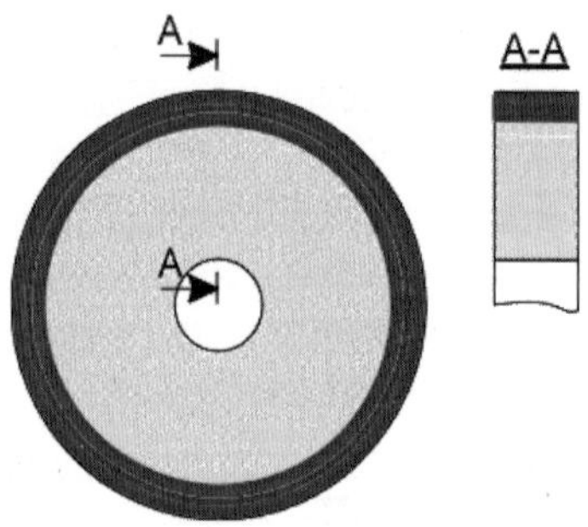

작동하고 있는 연마기 휠의 지름을 0.01 mm의 정확도로 측정하려고 한다. 이 경우 한 원과 다른 원 사이의 변화 상태를 감지하는 것이 필요하다. 고정 장치와 그들 사이의 양적 변화를 통해서 지름을 추정 할 수 있다. 다른 색을 가진 동심원을 만들어 측정하는 것이 제안 되었다.

D. 불완전 작용 또는 무작용 INCOMPLETE ACTION OR INACTION

⑦	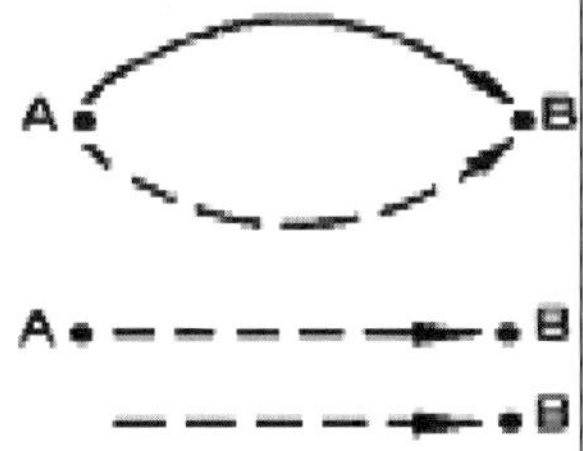	A는 B에 하나의 유익작용을 제공한다. 그러나 두 개의 다른 작용이 필요하다. 또는, A 는 B에 작용하지 않는다(점선). 때때로 A가 아예 존재하지 않는다(0 :1), B를 변화시킬 필요가 있지만 어떻게 할지는 불명확하다. 가장 단순한 A로서 B에 대한 작용을 제공할 필요가 있다. (1:1)

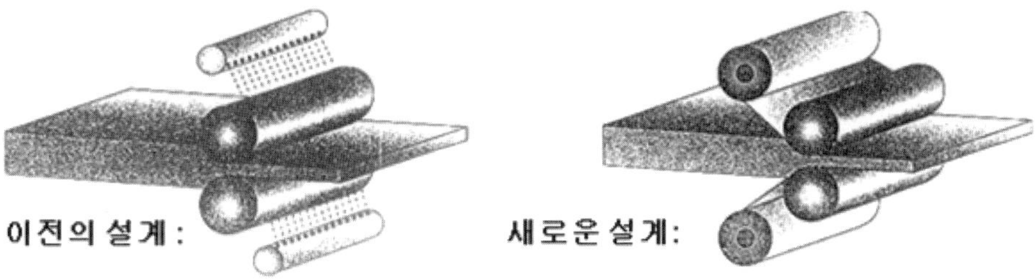

금속의 열간 압연은 변형 영역에서 윤활제를 필요로 한다. 일반적으로 특별한 솔이나 스프레이를 사용하여 액체 윤활제를 공급한다. 이러한 기술은 변형영역에서 윤활제를 균일하게 공급하지 못하며, 윤활제가 주위로 흩어지며 많은 양이 소실된다.

액체 윤활제를 머금고 있는 종이를 사용하여 롤러와 금속 사이에 공급하는 것이 제안되었다. 종이는 변형 영역에서 높은 온도에 의하여 타서 없어진다. [a.c.589046]

E. 침묵 작용 "SILENCE“

⑧	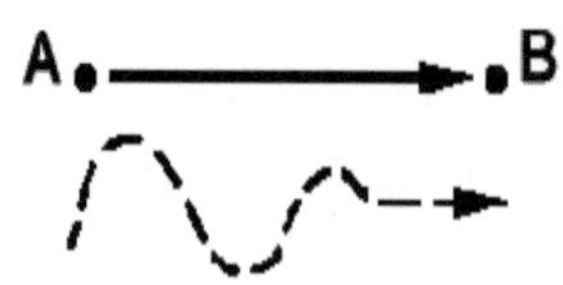	A, B에 대한 정보가 없거나(점선), A와 B사이의 상호작용에 대한 정보가 없다. (1 :1) 때로는 B에 관한 정보만 존재한다.(0 :1) 필요한 정보를 얻는 것이 필요하다.

동굴의 높이를 측정하려고 한다. 그러나 손전등의 불빛은 동굴의 꼭대기에 도달하지 못한다. 동굴의 수직면으로 기어오르는 것은 불가능하다. 그리고 등반가나 동굴 탐험가들은 그들의 짐에 무게를 추가하는 것을 좋아하지 않는다. 실로 동굴의 높이를 측정하기 위하여 공기 풍선을 이용하도록 제안되었다.

F. 제어가 불가한 작용(특히 과다한) UNREGULATED (IN PARTICULAR, EXCESSIVE) ACTION

⑨		A와 B사이 상호작용은 제어불가능 하다. (예, 영구적인 운동) 그러나, 제어 가능한 상호작용이 필요하다(예, 가변적인 운동). A에서 B로 작용을 제어가능 하도록 하는 것이 필요하다. (대시-점 선). (1:1)

액체 의약품을 담는 유리 앰플을 밀봉할 때, 과열된 유리는 의약품을 변질시킨다. 앰플의 끝부분을 수면위로 둔 채로 앰플을 물속에 담글 것이 제안되었다. 물이 앰플의 나머지 부분인 의약품이 과열되는 것을 방지한다. [a.c.264619]

CHAPTER 2

세밀한 물리모순 해결원리가 있다면

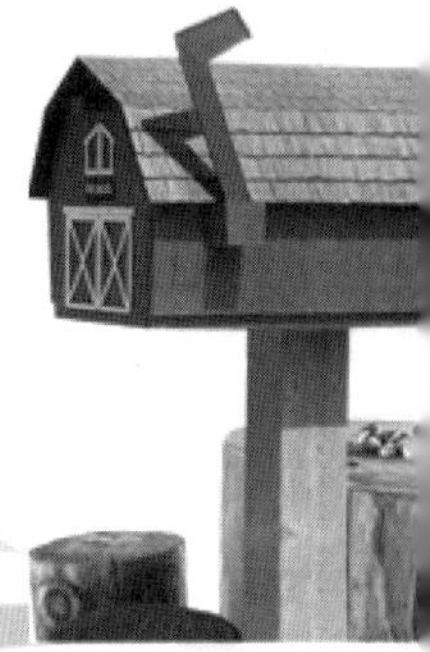

기술시스템의 물리모순 해결을 위한 11가지의 강력한 해결원리

11가지 물리모순 해결 원리 및 사례

해결 원리		예
공간에서 상충된 특성을 분리	①	광산에서 석탄을 채굴하여 산처럼 쌓아 놓는 작업을 하는 동안 먼지발생을 억제하기 위해서 물방울을 뿌리는 분무기가 사용된다. 작은 물 방울은 효과가 좋으나 안개를 발생시키고, 큰 물방울은 먼지를 제거하지 못한다. 이 문제를 해결하기 위해 분사되는 작은 물방울 주위를 큰 물방울로 감싸는 방법이 제안되었다.
시간에서 상충된 특성을 분리	②	비행기의 날개 형태는 시간에 따라 바꿀 수 있다. 표준 해결법 2.3.3
시스템 전이 1a: 동질/이질 시스템을 상위시스템으로 합친다.	③	얇은 유리판의 모서리가공 시 얇은 유리판이 파손되는 것을 방지하기 위해 풀로 여러 장의 유리판들을 부쳐서 블록으로 만들어 가공한다. 컴퓨터는 네트워크로 통합되어서, 전체그룹이 하나의 프린터나 인터넷 연결을 가능하게 한다. 표준 해결법 3.1.1

해결 원리		예
시스템 전이 1b: 반대 시스템을 시스템으로 변환 하거나 반대 시스템(anti.system)과 시스템을 결합	④	지혈을 위하여 다른 혈액형의 피를 무친 손수건을 이용한다, 표준 해결법 3.1.3
시스템 전이 1c : 전체 시스템이 X란 특성을 갖고 시스템의 부분이 X 의 반대(anti.X) 특성을 갖도록 한다.	⑤	복잡한 모양의 부품을 잡는 바이스의 작동 부품은 서로 떨어져 상대적으로 움직이는 관들로 되어 있다. 여러 가지 모양의 부품들은 빠르고 쉽게 잡을 수 있다. 작동 부품은 개별적으로는 단단하나, 전체적으로는 부드럽다 . 표준 해결법 3.1.5
시스템 전이 2: 마이크로 레벨에서 작동되는 시스템으로 전이 (표준 해결법 3.2.1)	⑥	정밀도를 증가시키기 위하여, 계적인 탭(tap) 대신 열적인 탭을 사용한다. 열적인 탭은 다른 열팽창계수를 갖는 부품으로 되어 있다. 두 개의 부품사이에 공간은 가열에 의해 생긴다.
상 전이 1: 시스템 일부분이나 환경의 상(phase)의 상태를 바꾼다.	⑦	광산에서 쓰는 공압 시스템을 위한 압축 기체대신에 액화기체를 사용하는 것이 제안된다, 표준 해결법 5.3.1
상 전이 2: 시스템 일부분이 이중 상태를 갖는다. (작용 조건에 따라서 한 상으로부터 다른 상으로의 변화하는 물질 사용)	⑧	열 교환기 성능을 개선하기 위해서, 니티놀(nickel.titanium alloy ; 니켈과 티탄의 합금, 열 조건에 따라 본래의 모양으로 변하는 성질이 있다)을 이용하여 열 교환기 표면에 얇은 판 조각들을 붙여 놓는 것이 제안된다. 열이 올라가면 얇은 판 조각이 들떠서, 열 교환기의 냉각면적이 늘어난다(형상 기억 효과). . 표준 해결법 5.3.2

2 세밀한 물리모순 해결원리가 있다면

해결 원리		예
상 전이 3: 상 전이와 관련된 현상을 사용	⑨	냉동 화물(frozen load)를 이송하기 위해서, 지지대로서 얼음 막대기를 이용하는 것이 제안되어 있다. (마찰력은 얼음이 녹는 것에 의해 감소된다.), 표준 해결법 5.3.3
상 전이 4: 한 개의 상을 가지고 있는 물질을 이중상을 가지고 있는 물질로 대체	⑩	어떤 요소를 연마하기 위해서, 연마에 사용하는 매체는 녹은 납과 강자성체의 연마제 입자로 구성된다. 표준 해결법 5.3.4 표준 해결법 5.3.5
물리적, 화학적 전이: 합성/분해, 이온화/재조합 등에 의한 출현/소멸하는 물질	⑪	나무로 만든 베어링의 접착면은 암모니아에 의하여 가소화된다. 생산성을 증가시키고 그리고 공정의 비용을 줄이기 위하여 공정 중에 가열에 의해 분해되는 암모늄염(예, (H4)2CO3))을 사용하는 것이 제안된다. [a.c.342761], 표준 해결법 5.5.1 표준 해결법 5.5.2

물리모순 11가지 해결 원리 및 사례

1. 공간에서 상충된 특성을 분리
(Separation of conflicting properties in space) ⇒ **공간 분리**

광산에서 석탄을 채굴하여 산처럼 쌓아 놓는 작업을 하는 동안 먼지발생을 억제하기 위해서 물방울을 뿌리는 분무기가 사용된다. 작은 물방울은 효과가 좋으나 안개를 발생시키고, 큰 물방울은 먼지를 제거하지 못한다. 이 문제를 해결하기 위해 분사되는 작은 물방울 주위를 큰 물방울로 감싸는 방법이 제안되었다.

◆ 관련 발명원리 :

1. 분할, 2. 추출, 3. 국부적 품질, 4. 대칭성 변경, 7. 중첩,
17. 차원 변경, 24. 매개물, 26. 복사, 13. 반대로 하기,
14. 곡률증가, 30. 유연한 막과 박막.

2. 시간에서 상충된 특성을 분리
(Separation of conflicting properties in time) ⇒ **시간 분리**

- 용접 전극의 주파수 대역폭은 용접 간격의 폭에 의존하여 변경한다.[소련 특허 번호 28490]
- 비행기의 날개 형태는 시간에 다라 바꿀 수 있다.

◆ 표준 해결법 2.3.3 : 양립할 수 없는 작용에 순차적 적용

만일 두 개의 양립할 수 없는 작용이 있는 경우(예를 들어 변경시키는 것과 측정하는 것). 하나의 작용은 다른 작용이 일시정지 되었을 때 수행한다.

◆ **예제**

고주파 접촉용접의 제어 정밀도 개선을 위해 측정되는 열기전력(therm al electromotive force) 측정은 용접 전류의 펄스 사이의 일시 정지 동안에 수행된다[a.c.336120]

◆ 관련 발명원리 :

9. 예비 반작용, 10.예비 작용, 11. 보상, 15. 동적특성,

16. 부족 또는 과동작, 18. 기계적 진동, 19. 주기적 작용,

20. 유용작용의 지속, 21. 급히 통과하기, 29. 기체역학과 수력학,

39. 불활성 환경, 26. 복사, 34. 폐기 및 재생, 37. 열팽창,

14. 곡률증가, 32. 색변화, 27. 값싸고 짧은 수명

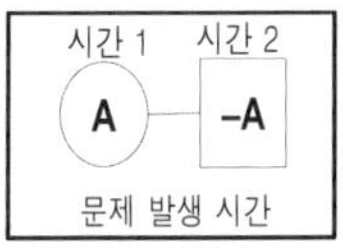

문제가 발생하고 있는 시간 분리 :
시간 1 에서 물체는 파라미터 값 A를 갖고,
시간 2 에서 물체는 파라미터 값 –A를 가진다.

예) 주방 용 후라이 팬은 사용하기 위해서는 손잡이가 필요하나 보관 시에는 공간을 많이 차지하여 불편하다.

물리모순 : 손잡이는 있어야 하고 없어야 한다.

->**시간 분리 개념** : 손잡이를 탈 부착식으로 만든다.

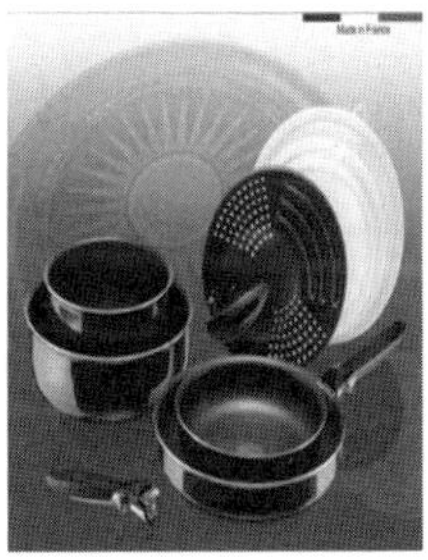

테팔 제품 . 손잡이

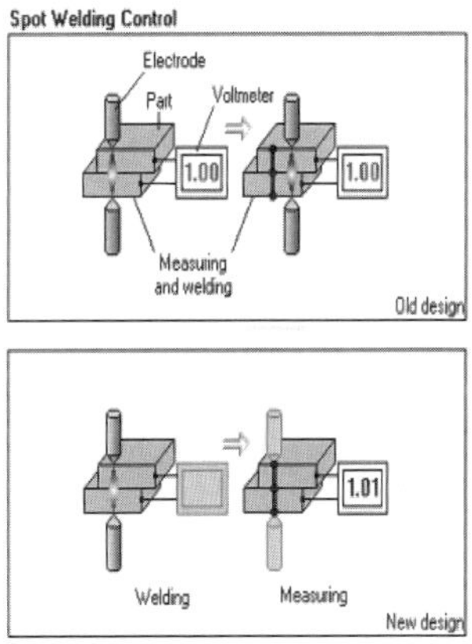

From TechOptimizer 3.0

3. 시스템 전이 1a 동질/이질 시스템을 상위 시스템으로 합친다. (System transition 1a: Combination of homogeneous or heterogeneous systems in to a super-system.)

⇒ **부분과 전체 분리**

- 얇은 유리판의 모서리 가공 시 얇은 유리판이 파손되는 것을 방지하기 위해 풀로 여러장의 유리판들을 부쳐서 블록으로 만들어 가공한다. [미국특허 3567547]
- 컴퓨터는 네트워크로 통합되어서, 전체 그룹이 하나의 프린터나 인터넷 연결을 가능하게 한다.

◆ 표준 해결법 3.1.1 시스템 전이 1a : 이중, 그리고 다중 시스템

만일 시스템 진화 과정의 어떠한 단계에서 시스템의 효율을 향상시키려면 다른 시스템과 결합하여 이중, 또는 다중 시스템을 만들어 달성할 수 있다. 주의 : 이주, 또는 다중 시스템은 간단히 2개 또는 그 이상의 요소를 결합하여 만들 수 있다. 결합되는 요소는 물지, 물질-장 짝, 또는 전체 물질-장 시스템이 될 수 있다.

◆ 예제

얇은 유리판의 측면을 연마 가공 할 때 여러 개의 유리판을 포개어 동시에 가공함으로써 파손을 방지한다.

- 관련발명원리

5. 합병, 22. 전화위복(마이너스를 플러스 효과로 바꾼다.) 6. 다용도, 23. 피드백, 3. 국부적 품질

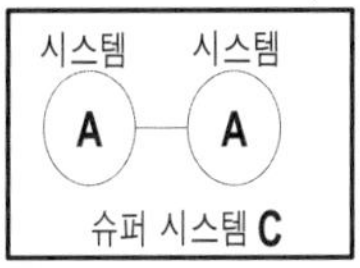

상위 시스템 전이 법칙 :
시스템 수준에서 A와 A 또는 B 시스템을 결합하면,
슈퍼 시스템 수준에서 C(A+A, A+B)인 새로운 시스템이 된다.

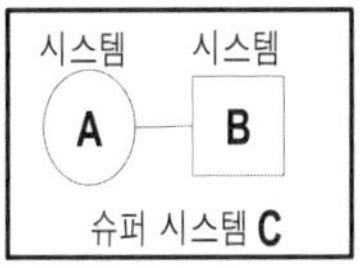

부분과 전체 분리 :
각각의 유리는 깨지기 쉬우나 합쳐진 상태에서는 깨지지 않는다.

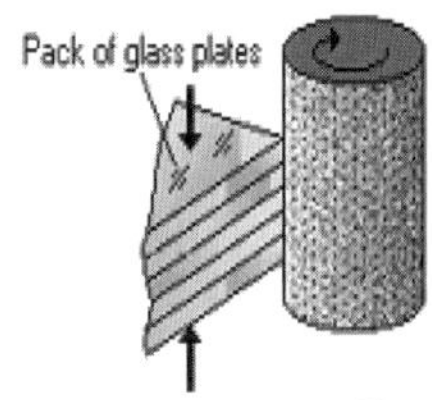

From TechOptimizer 3.0

4. 시스템 전이 1b : 반대 시스템을 시스템으로 변환하거나 반대 시스템과 시스템을 결합.
(System transition 1b: Transition from a system to an anti-system, or combination of system with anti-system.)

⇒ 부분과 전체 분리

- 지혈을 위하여 다른 혈행형의 피를 무친 손수건을 이용한다.[소련 특허 번호 523 695]

◆ 표준 해결법 3.1.3시스템 전이 1b : 요소들 사이의 차이 증폭

이중-또는 다중-시스템의 효율을 향상 시키려면 시스템 요소간의 차이를 크게 하여 달성할 수 있다. 이러한 변형은 다음의 **진화 라인**(Evolution line)를 따른다.

유사한 요소(같은 색의 연필) → 다른 성질의 요소(다른 색의 연필) → 다른 요소(그림 도구 집합) → 반대기능 요소간의 결합(연필과 지우개)

◆ **예제**

두께가 두꺼운 금속판을 용접하기 위하여 여러 개의 용접전극이 사용된다. 용접 전극은 일렬로 위치하고 있으며 다음 단계에 있는 용접전극은 그 전 단계에 있는 것보다 더 큰 용접 전류와 용접 깊이를 갖는다.

- 관련 발명원리 :

13. 거꾸로 하기, 8. 균형 추

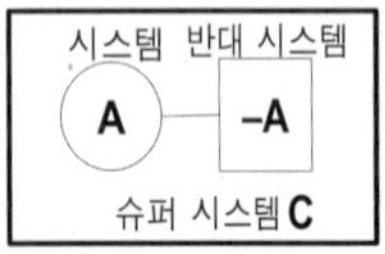

상위 시스템 전이 법칙 :
시스템 수준에서 각각 파라미터 값 A와 -A 갖는 시스템들을 결합하면, 슈퍼 시스템 수준에서 파라미터 값 C=[A+(-A)]를 가진다.

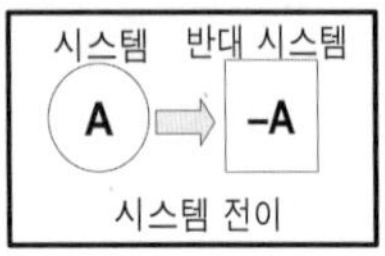

부분과 전체 분리:
지우개 달린 연필은 개별적으로는 기능이 서로 반대인 시스템인데 이들을 합쳐서 사용이 편리한 두 가지 기능 가진 시스템으로 만들었다.

5. 시스템 전이 1c : 전체 시스템이 X란 특성을 갖고 시스템의 부분이 X의 반대(anti-X) 특성을 갖도록 한다.

(System transition 1c: the entire system has a property X while its parts have a property opposite to X (anti-X))

⇒ 부분과 전체 분리

- 복잡한 모양의 부품을 잡는 바이스의 동작부는 서로 떨어져 상대적으로 움직이는 관들로 되어 있다. 여러 가지 모양의 부품들은 빠르고 쉽게 잡을 수 있다. 동작부는 개별적으로는 단단하나, 전체적으로는 부드럽다 [a.c.510350]

- koulikov의 안테나는 끈 위를 덮는 여러 개의 관들로 구성되어 있다. 각각의 관들은 단단하나, 전체적으로는 유연하다.

◆ 표준 해결법 3.1.5시스템 전이 1c : 부분과 전체의 반대 특성

이중-또는 다중-시스템의 효율을 향상 시키려면 양립할 수 없는 특성을 시스템과 시스템 부품사이에 분배함으로써 달성할 수 있다. 이는 전체시스템이 A특성을 가지고 시스템 부품은 anti-A 특성을 가지게 하는 두 수준 구조로 달성할 수 있다.

◆ 예제

바이스의 동작부를 세분화된 관들로 서로 상대 운동을 할 수 있도록 고안함으로써 여러 가지 형상의 부품을 신속하게 고정시킬 수 있다.

- 관련 발명원리 :

1. 분리, 3. 국부적 품질, 5. 합병, 13. 거꾸로 하기

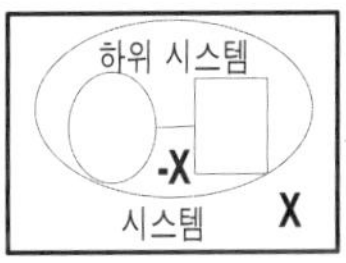

하위 시스템 수준에서는 -X특성을 가지나 이들의 조합에 의해 형성된 시스템 수준에서는 X 특성을 갖는다.

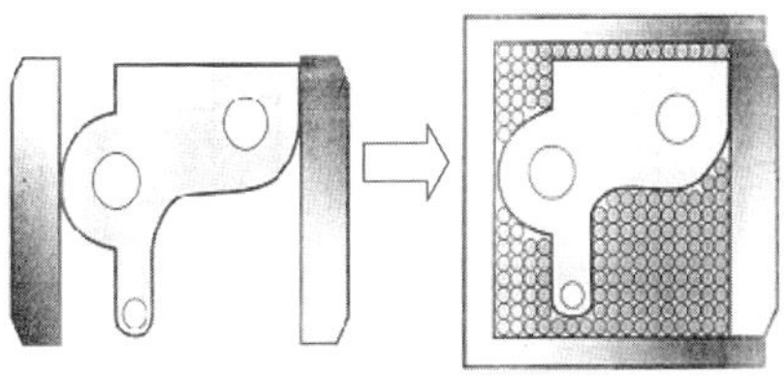

예) 자전거의 체인은 부분적으로 보면 단단하지만, 전체적으로 보면 유연함.

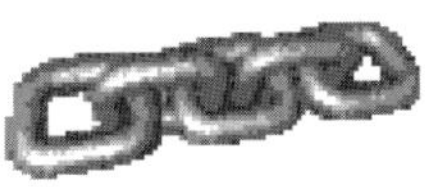

Flexible & Stiff(Strong)

예) Yes자를 이용하여 Yes와 No를 동시에 표현

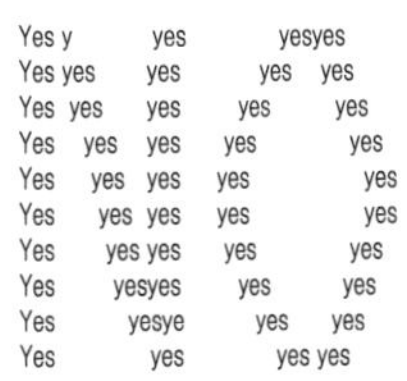

6. 시스템 전이 2 : 마이크로 레벨에서 작동되는 시스템으로 전이 (System transition 2: transition to system that works on the micor-level.)

- 정밀도를 증가시키기 위하여 계적인 탭(tap) 대신 열적인 탭을 사용한다. 열적인 탭은 다른 열팽창계수를 갖는 부품으로 되어 있다. 두 개의 부품 사이에 공간은 가열에 의해 생긴다.[a.c.179479]

◆ 표준 해결법 3.2.1시스템 전이 2 : 마이크로 레벨

만일 시스템 진화과정의 어떠한 단계에서 시스템의 효율을 향상시키려면 매크로 레벨로부터 마이크로 레벨로의 전이를 통하여 달성할 수 있다 ; 시스템이나 시스템의 부품은 장과 상호 작용하여 원하는 기능을 수행할 수 있는 물질로 대체된다.

주의 : 다양한 마이크로 레벨(결정, 격자, 분자, 이온, Domains, 원자, Fundamental Particles, 장 등)이 존재하므로 마이크로 레벨로 전이할 때에는 그 레벨을 다양하게 선택할 수 있으며, 하나의 마이크로 레벨에서 수준이 더 낮은 다른 마이크로 레벨로의 전이에도 다양하게 선택할 수 있으므로 문제를 해결하는 과정에서는 이를 반드시 고려해야 한다.

◆ 예제

미세나사를 사용하여 기구적으로 제어ㅏ는 것보다 금속봉을 사용하여 열로써 제어함으로써 미세한 조정이 가능하다. 열팽창 효과에 의해 금속봉의 수축과 팽창을 미세하게 제어하는 것이 가능하다.

- 관련 발명원리 :

1. 분할, 27. 값싸고 짧은 수명, 12. 등전위, 25. 셀프서비스,
33. 동질성, 40. 복합물질, 37. 열팽창, 28. 기계적 원리의 변화

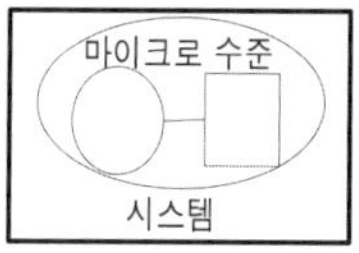

마이크로 레벨 전이 법칙

예) 베이스의 열적 변형이 테이블과 동작부의
끝 부분의 상대적 위치를 변경한다.

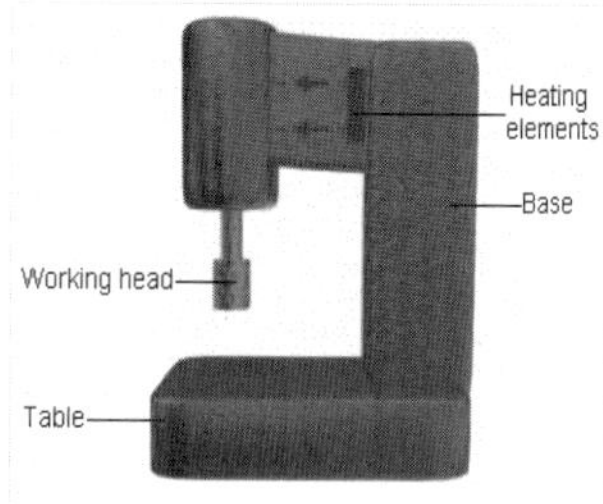

From TechOptimizer 3.0

7. 상 전이 1 : 시스템 일부분이나 환경의 상(phase)의 상태를 바꾼다. (Phase transition 1: substitution of the phase state of a system's part or external environment.)⟹ **조건 분리**

- 광산에서 쓰는 공압 시스템을 위한 압축 기체 대신에 액화기체를 사용하는 것이 제안된다.[a.c. 252262]

◆ 표준 해결법 5.3.1상 전이 1 : 변하는 상

만일 다른 물질의 도입 없이 물질 사용의 효율을 증가시키려면 그 물질의 **상을 변화** 시켜 달성될 수 있다

◆ 예제

광산의 공압 장치의 경우 압축 기체 대신 액화 기체가 사용된다.

- 관련 발명원리 :

13. 거꾸로 하기, 28. 기계적 진동, 32. 색변화, 35. 물성치 변화
36. 상변화, 38. 강력한 산화, 39. 불활성 환경,
29. 기체역학과 수력학, 31. 다공성 물질

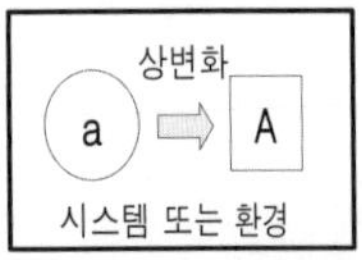

시스템이나 환경의 상태 변화
조건 1에서 물체는 상태 a (예, 액체 상태)이고,
조건 2에서 물체는 상태 A (예, 기체 상태)이다.

*** 조건 분리**
하나의 속성이 어떤 조건에서는 높고, 다른 조건에서는 낮다. 혹은 하나의 속성이 어떤 조건에서는 존재하고, 다른 조건에서는 존재하지 않는다.
예) 낮은 속도로 물에 들어가면 물은 부드럽지만, 10미터 이상의 높이에서 물에 뛰어들면(높은 속도에서는), 물은 매우 딱딱하게 느껴진다.
→ 10m이상 낙하 시 기포 발생장치 도입.

8. 상 전이 2 : 시스템 일부분이이중 상태를 갖는다.(작용 조건에 따라서 한 상으로부터 다른 상으로 변화하는 물질 사용) ⇒ **조건 분리**

- ⟨Phase transition 2: dual phase state of a system part (using sub stances capable of converting from one phase to another according to operating conditions)⟩

  열교환기 성능을 개선하기 위해서 니티놀(nickel. titanium alloy; 니켈과 티탄의 합금, 열 조건에 따라 본래의 모양으로 변하는 성질이 있다.)을 이용하여 열교환기 표면에 얇은 판 조각들을 붙여 놓는 것이 제안된다. 열이 올라가면 얇은 판 조각이 들떠서 열 교환기의 냉각면적이 늘어난다(형상 기억 효과). [A.c. 958837]

◆ 표준 해결법 5.3.2상 전이 2 : 역동적 상 상태

만일 이중 특성이 필요하다면 동작조건에 따라 하나의 상에서 또 다른 상으로 변환될 수 있는 물질을 이용함으로써 달성될 수 있다.

◆ **예제**

열교환기가 형사기억합금으로 된 작은 가동 날개(tab)를 부착하고 있다. 온도가 낮을 때는 작은 가동날개가 붙어 있다가 온도가 올라가면 떨어져서 냉각 표면을 증가시켜 준다.

- 관련 발명원리 :

36. 상변화

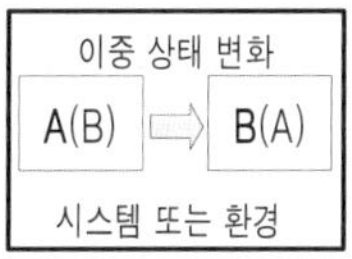

시스템 작동 조건 변화 :
조건 1에서 물체는 이중 상태 중 하나인 A(B) (예, 직선 특성) 상태이고,
조건 2에서 이중 상태 중 다른 하나인 B(A) (예, 곡선 특성) 상태이다.

조건 분리:
실을 끼우기 위해서는 바늘 구멍이 커야 하지만, 꿰매기 위해서는 바늘 귀가 작아야 한다.
→ 상변화 : 형상 기억 합근 특정 온도에서 커지고, 상온에서 작아지는 특성 활용.

사례 From "창의적 설계" 야마다 이쿠오 저(미쯔비시 종합 연구소 상무) 고준빈, 류시웅, 서영대 공역

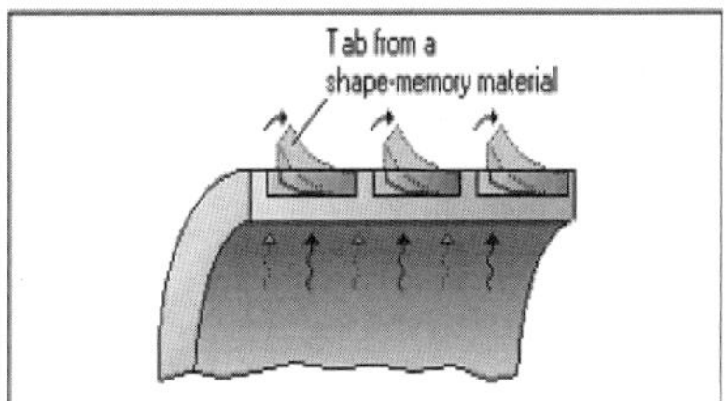

From TechOptimizer 3.0

9. 상 전이 3 : 상전이와 관련된 형상을 사용(Phase transition 3 : using of phenomena associated with phase transitions.) ⇒ **조건 분리**

- 냉동화물(frozen load)을 이송하기 위해서 지지대로서 얼음 막대기를 이용하는 것이 제안되어 있다.(마찰력은 얼음이 녹는 것에 의해 감소된다.)

[a.c.601192]

◆ 표준 해결법 5.3.3 상 전이 3 : 관련현상의 이용

만일 시스템의 효율을 향상시키려면 상 전이에 수반되는 물리적 현상을 이용함으로써 달성될 수 있다.

주의 : 상 전이에 의해 물질의 응집상태가 변함에 따라 물질의 구조, 밀도, 열전도 등이 달라진다. 또한 상 전이의 과정에서 에너지의 흡수 또는 방출이 일어난다.

◆ 예제

얼음 상태에서 물의 팽창은 바위 깨기 위한 압력을 생성하기 위해 사용할 수 있다.

- 관련 발명원리 :

  36. 상변화

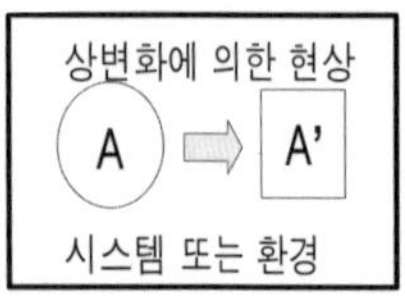

상변화 에 관련된 현상 전이 :
조건 1에서 물체는 A 현상을 나타내고,
조건 2에서 물체는 A' 현상을 나타낸다.

조건 분리 :
온가가 높은 조건에서는 액체 상태로 있다가
온도가 낮아지면 고체인 얼음으로 변하면서 부피가 팽창한다.

10. 상 전이 4 : 한 개의 상을 가지고 있는 물질을 이중 상을 가지고 있는 물질로 대체(Phase transition 4 : sub stitution a mono-phase sub stance with a dual-phase state.) ⇒ **조건 분리**

- 어떤 요소를 연마하기 위해서 연마네 사용하는 매체는 녹은 납과 강자성체의 연마제 입자로 구성된다. [A.c. 722740]

◆ 표준 해결법 5.3.4 상 전이 4 : 이중상 상태로의 전이

만일 두 가지 특성이 필요하다면, 단일 상 물질을 두 개의 상 물질로 대체함으로써 달성될 수 있다.

◆ 예제

단단한 면을 연마하는 연마제는 강자성 연마입자와 용융된 납으로 구성되어 있다.

◆ 표준 해결법 5.3.5 상 작용

만일 단일 상 물질을 이중 상 물질로 대체한 시스템의 효율을 향상시키려면 시스템의 요소(상태) 간의 상호작용(물리 또는 화학적)을 도입하여 달성될 수 있다.

◆ 예제

에너지 기기(Energy devices)에서 화학적으로 반응하는 물질은 가열되면 분해되고 열을 흡수하며 분자량이 줄어든다. 냉각하면 다시 원 상태로 돌아오는 화학물질로 만들어 진다.

- 관련 발명원리 :

  36. 상변화

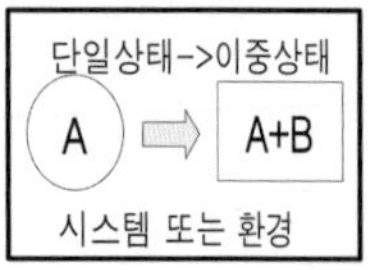

단일상태 물질에서 이중상태 물질 :
A 특성을 가진 물체를 (A+B)특성을 가진 물체로 변환.

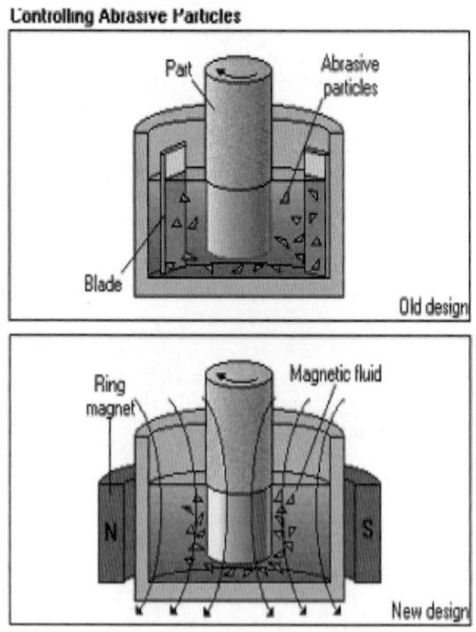

From TechOptimizer 3.0

조건 분리:

에너지 기기(Energy devices)에서 화학적으로 반응하는 물질은 가열되면 분해되고 열을 흡수하며 분자량이 줄어든다.
냉각하면 다시 원 상태로 돌아오는 화학물질로 만들어 진다.

11. 물리적-화학적 전이 : 합성/분해, 이온화/재조합 등에 의한 출현/소멸하는 물질(Physical, chemical transition : substance appearance. disappearance as a result of decomposition-combination, ionization-recombination.)

- 나무로 만든 베어링의 접찰면은 암모니아에 의하여 가소화 된다. 생산성을 증가시키고 공정의 비용을 줄이기 위해 공정 중에 가열에 의해 분해되는 암모늄염(예,(H4)2CO3)을 사용하는 것이 제안된다. [a.c. 342761]

◆ 표준 해결법 5.3.4 상 전이 4 : 이중상 상태로의 전이

만일 어떤 물질입자(예, 이온)가 문제를 해결하기 위해 필요하지만 문제 조건에 의해 제한되면 이 물질입자의 사위구조 수준에 존재하고 있는 물질을 분해(예, 분자) 함으로써 얻을 수 있다.

◆ **예제**

수소를 고압으로 얻기 위해 밀폐용기 내에서 물을 전기분해 하여 고압의 수소를 얻는다.

◆ 표준 해결법 5.3.5 상 작용

만일 어떤 물질입자(예, 분자)가 문제를 해결하기 위새 필요하고 이 물질 입자를 상위구고 수준의 물질을 분해해서 얻을 수 없다면 이 물질 입자는 이온과 같이 하부구조 수준에 존재하고 있는 입자를 결합(예, 이온)시켜 얻는다.

◆ **예제**

배의 수력 저항을 줄이기 위해 고분자 폴리머 화합물을 사용할 수 있으나 많은 양의 폴리머를 필요로 한다. 이것을 전자기장 하에서 물 분자 복합체를 형성하여 저항을 줄이는 것이 제안되었다.

◆ 관련 발명원리 :

27. 값싸고 짧은 수명

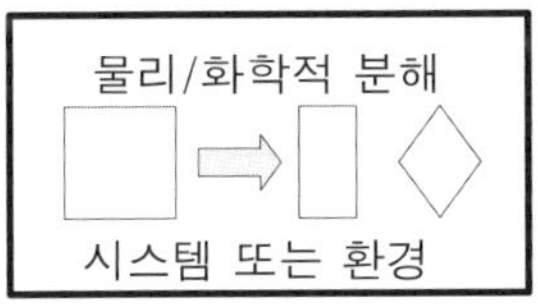

물리 화학적 전이 현상 이용 :
조건에 따른 물질의 합성 또는 분해.

CHAP 3 TER

발명문제를 풀어주는 해결법이 있다면

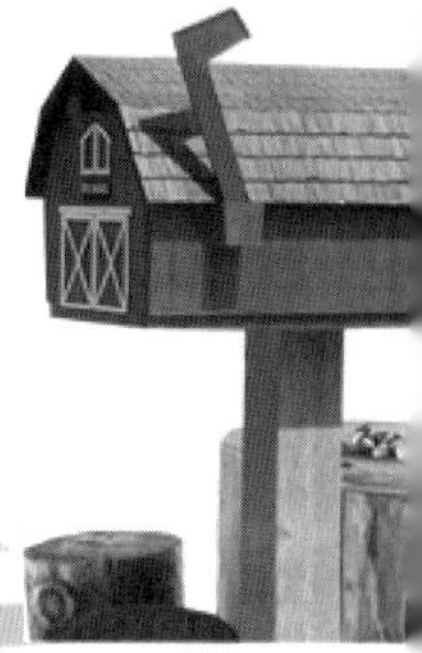

기술시스템의 기술 모순, 물리모순 해결을 위한 강력한 표준 해결법

76 표준해(Standard Solutions)의 분류

● Class 1:

기술적 시스템이 시장에 출현하기 위한 조건들.

기술시스템 내부적으로 발생하는 유해한 작용을 어떻게 제거할 것인가?

● Class 2:

시장에 출현한 시스템이 어떻게 내부적으로 더욱 강해지고 효율이 향상되어 진화하는가?

● Class 3:

어느 정도 내부적으로 강해지고 진화가 마무리 된 후, 어떻게 주변환경의 요소와 어우러져 외부적으로 강해지는 가? 다차원 분석에 의하면 상위시스템으로의 전이에 해당된다.

● Class 4:

시스템의 진화와 더불어 발생하는 측정과 검출의 문제에 대한 해결책.

● Class 5:

Class 1~4에서 제시하는 해결책들을 실제로 적용함에 있어 도움이 될 수 있는 방법들을 제시(이상성 증가, IFR).

76 표준해(Standard Solutions)의 구성

● Class 1 : 물질-장 모델의 합성 및 유해작용 제거
- Group 1-1 : 물질-장 모델의 합성
- Group 1-2 : 물질-장 모델의 유해작용 제거

● Class 2 : 물질-장 모델의 진화
- Group 2-1 : 복합 물질-장 모델로의 전이
- Group 2-2 : 물질-장 모델의 진화
- Group 2-3 : 리듬조화에 의한 진화
- Group 2-4 : 강자성 물질-장 모델

● Class 3 : 상위시스템과 마이크로 레벨로의 전이
- Group 3-1 : Bi와 Poly-System으로의 전이
- Group 3-2 : 마이크로 레벨로의 전이

● Class 4 : 측정 및 검출관련 표준해
- Group 4-1 : 측정/검출 대신에 시스템 변경
- Group 4-2 : 측정시스템의 합성(Synthesis)
- Group 4-3 : 측정시스템의 강화(Enhancement)
- Group 4-4 : 강자성 측정시스템으로의 전이
- Group 4-5 : 측정시스템의 진화

● Class 5 : 표준해의 응용을 위한 표준
- Group 5-1 : 물질(Substance)의 도입
- Group 5-2 : 장(Fields)의 도입
- Group 5-3 : 상전이(Phase Transition)의 활용
- Group 5-4 : 물리 효과, 현상의 활용
- Group 5-5 : 물질입자의 확보(실험적 표준해)

기술시스템의 기술모순, 물리모순 해결을 위한 강력한 표준 해결법

4막 3장. 발명문제를 풀어주는76가지 표준 해결법

STANDARD SOLUTIONS OF INVENTIVE PROBLEMS

(76 Standards)

СТАНДАРТНЫЕ РЕШЕНИЯ
ИЗОБРЕТАТЕЛЬСКИХ ЗАДАЧ

(76 стандартов)

참조) 여기에 실린 표준 해결법은 알트슐러의76표준 해결법의 구성 내용을 간추려 영어로 번역한 표준 해결법 내용을 중심으로 번역된 자료로 이해를 돕고자 표 형태로 재구성 하였고, 표준 해결법 원문의 개요 부분과 각 클래스 개요 및 목차를 자동 번역한 자료로 추가 하였고, 누락된 물질-장 모델 그림을 일부 추가 하였으며, 표준 해결법 관련참조 사항과 트리즈 소프트 웨어(TechOptimizer 3.0)에서일부관련그림을발췌하여 실었다.

표준 해결법 개요

알트슐러에 의한 표준해 매뉴얼(Standard manual by Altschuller)

트리즈의 초반 노력 이후에 특히 기술모순 해결을 위한 전형적 방법들을 포함한 강력한 지식 베이스의 필요성이 분명 해졌다. 이 지식 베이스는 수년 동안에 4만 건 이상의 특허 분석을 통해 형성되었으며 40 가지의 전형적 기술(원리들, 세부적으로는 10가지 이상)들로 구성되어 있다.

물리모순(Physical contradictions)은 기술모순(technical contradictions)의 핵심을 이룬다. 물리 모순의 핵심은 대상체에 대한 이중의 요구이다. 예를 들면 움직일 수 있거나 고정된다, 뜨겁거나 차다, 등이다. 따라서 물리모순을 제거하는 기법으로 이중 기법(pair techniques)이 필요하다는 것은 분명하다. 이중 기법은 단일 기법 보다 강력한 도구이다. 따라서 트리즈의 데이터 뱅크에는 이중 기법들의 목록이 추가되어 있다. 예를 들면 분할(fragmentation), 통합(integration), 등이다.

게다가 복잡한 문제의 해결안들은 대게 단일 기법이나 이중 기법과 더불어 물리적 효과(physical effects)의 복합적인 적용과 관계되어 있음이 분명해 졌다. 마침내 기법들과 물리적 효과들의 특별한 잠재적 조합들이 발명문제 해결안에 대한 첫번째 그러나 많지 않은 몇 그룹의 표준 해결법(standards)으로 구성되기 시작하였다. 첫번째 표준 해결법은 경험적으로 발견되었다. 몇몇 기법들과 물리적 효과들의 조합들은 실제로 자주 사용되었으며 아주 강력한 해결법들을 만들었다. 이것을 표준 해결법으로 전환하자는 아이디어가 제안되었다.

표준 해결법들은 직접적으로 기술시스템 진화법칙을 따르도록 기술시스템을 조합하고 변환하는 규칙들이다.(Standards are rules of synthesis and transformation of technical systems directly resulting from laws for development of these systems.)

처음에 표준 해결법들은 정돈되어 있지 않았다. 단지 지식 베이스에 포함되어 있었으며 그 수가 5, 9, 1, 18….하는 식으로 급격히 증가 하였으며, 1979년에는 첫 번째 시스템으로 28개 표준 해결법들이 모여지게 되었다.

표준 해결법들은 물질-장 분석의 견지에서 정돈되었다. 표준 해결법들의 주요 클래스는 1) 시스템의 변경과 시스템 내의 변경에 대한 표준 해결법들, 2) 시스템의 또는 시스템 내의 검출과 측정에 대한 표준 해결법들, 3) 표준 해결법들의 응용에 관한 표준 해결법들 이었다.

1984년 말에는 대다수의 트리즈 학교들이 54, 59, 그리고 69개의 표준 해결법들을 포함하는 시스템들을 사용하였다. 경험으로 비추어 보면 표준 해결법들은 트리즈의 가장 강력한 도구임이 분명 해졌다.

일반적인 추이를 살펴보면 문제의 주요 부분은 표준 해결법으로 해결 되었고, 아리즈는 비표준 문제의 분석과 새로운 표준 해결법들을 형성하기 위한 정보를 얻기 위해 사용되었다.(A trend has been outlined: the main part of problems should be solved by standards while ARIZ should be mainly used for analysis of non-standard problems and to obtain the information helpful to form new standards.) 아리즈와는 달리 표준 해결법들의 시스템을 발전 시켜 기술 시스템의 진화 예측 또는 진단을 위한 도구로 활용하고자 하는 희망들이 나타났다.

1983년부터 1986년 사이에 기술시스템 진화법칙에 대한 강도 높은 연구들이 이루어 졌다. 현대적 개념으로 보면 기술 시스템들은 다음과 같은 라인(line)을 따라서 발전한다: 불완전 물질-장 시스템(incomplete S-Field systems) → 완전 물질-장(complete S-Fields) → 복합 물질-장(complex S-Fields) → 강화된 물질-장(forced S-Fields) → 복합-강화된 물질-장(complex-forced S-Fields). 이 라인을 따른 증가하는 방향과 감소하는 방향으로의 전이가 가능하다. 마침내 다음과 같이 이러한 일반적 네트워크가 가능한 메커니즘을 나타내는 데 성공하였다: 이중 - 다중 시스템 전이, 융합(convolutions), 미시계로의 전이 등이다.

기술 시스템 발전에 대한 새로운 지식들은 표준 해결법 시스템의 구조를 개선하도록 하였으며 새로운 잠재적 표준 해결법들을 더하여 주었다(The new knowledge of the development laws for technical systems has permitted to up-date the structure of the system of standards and add it with new potent standards.). 이러한 혁신들은 1984년~1986년의 세미나에서 실험되어 졌으며, 마침내 76 표준 해결법들을 포함하는 시스템으로 전환되게 되었다.

새로운 시스템의 특징들(Features of the new system):

1. 기술 시스템 발전에 대한 다음과 같은 일반적 네트워크에 따라서 표준 해결법들이 분류 되었다:

simple S-Fields
⇒ complex S-Fields
⇒ forced S-Fields
⇒ **complex-forced S-Fields, transition to super-system and to sub-systems.**

2. 다수의 새로운 표준 해결법들이 포함 되었다.

이것들의 일부는 기술시스템 진화법칙에 대한 깊은 지식에 의해 요구되어졌으며, 표준 해결책들의 논리에 의해 자극되었다(filling "vacant" cells)(Some of them are stipulated by deeper knowledge of the development laws for technical systems and prompted by the logic of the system of standards (filling "vacant" cells).)

3. 표준 해결책들을 위한 전형적 사례들의 수가 상당이 많이 증가하였다.

사례들은 실제적으로 아주 중요한 상세한 기술적 부분과 의미의 미묘한 차이들에 의해 표준 해결법들의 일반적 공식들을 보완하여 준다. 같은 목적으로 15개의 훈련 문제를 표준 해결법의 내용 중에 포함시켰다.

표준 해결법들은 기술모순과 물리모순의 파괴자들이다(The standards are the destroyers of technical and physical contradictions.) 표준 해결법의 목표는 모순을 극복하는 것에 있다. 표준 해결법들의 의미는 모순을 극복하는 것에 있으며, 양립할 수 없는 것을 조화시키는데 있으며, 불가능을 현실화하는데 있다.

76 표준 해결법 시스템이 혁신가들에게 실제적 생산 문제들에 대한 강력한 도구들을 제공하여 주기를 희망한다(It is of desire that the system of 76 standards will provide an innovator with powerful tools for creative solution of practical production problems).

총 5개의 Class와 18개의 group으로 구성되어 있으며, 세부적으로 (76+9) 표준해결법으로 구성되어 있다.

76 표준해(Standard Solutions)의 분류

- Class 1 : 기술적 시스템이 시장에 출현하기 위한 조건들.기술 시스템 내부적으로 발생하는 유해한 작용을 어떻게 제거할 것인가?

- Class 2 : 시장에 출현한 시스템이 어떻게 내부적으로 더욱 강해지고 효율이 향상되어 진화하는가?

- Class 3 : 어느 정도 내부적으로 강해지고 진화가 마무리 된 후 어떻게 주변환경의 요소와 어우러져 외부적으로 강해지는가. 다차원 분석에 의하면 상위시스템으로의 전이에 해당된다.

- Class4 : 시스템의 진화와 더불어 발생하는 측정과 검출의 문제에 대한 해결책.

- Class 5 : Class1~4에서 제시하는 해결책들을 실제로 적용함에 있어 도움이 될 수 있는 방법들을 제시(이상성 증가, IFR).

76 표준 해결법의 주요 목차

❖ Class 1 : 물질-장 모델의 합성 및 유해작용 제거

Group 1-1 : 물질-장 모델의 합성

Group 1-2 : 물질-장 모델의 유해작용 제거

❖ Class 2 : 물질-장 모델의 진화

Group 2-1 : 복합 물질-장 모델로의 전이

Group 2-2 : 물질-장 모델의 진화

Group 2-3 : 리듬조화에 의한 진화

Group 2-4 : 강자성 물질-장 모델

❖ Class 3 : 상위시스템과 마이크로 레벨로의 전이

Group 3-1 : Bi-System 과 Poly-System으로의 전이

Group 3-2 : 마이크로 레벨로의 전이

❖ Class 4 : 측정 및 검출관련 표준해

Group 4-1 : 측정/검출 대신에 시스템 변경

Group 4-2 : 측정시스템의 합성(Synthesis)

Group 4-3 : 측정시스템의 강화(Enhancement)

Group 4-4 : 강자성 측정시스템으로의 전이

Group 4-5 : 측정시스템의 진화

❖ Class 5 : 표준해의 응용을 위한 표준

Group 5-1 : 물질(Substance)의 도입

Group 5-2 : 장(Fields)의 도입

Group 5-3 : 상전이(Phase Transition)의 활용

Group 5-4 : 물리 효과, 현상의 활용

Group 5-5 : 물질입자의 확보(실험적 표준해)

Class 1: 물질-장의 합성 및 유해작용의 제거
Group 1.1 : 물질-장의 합성 (8+1)

CLASS 1. Construction and destruction of vepol of systems

Group 1.1. Synthesis of vepol (Substance.Field)

The main idea of this group is precisely reflected in the **standard 1.1.1** : for **synthesis of efficient technical system** it is necessary - in the elementary case- to proceed from **non-vepol** to **vepol**. Construction of vepol is frequent encounters the difficulties caused by **various restrictions on introduction of substances and fields**. Standards 1.1.2 - 1.1.8 show **typical roundabout ways** to such cases.

Standard 1.1.1. Synthesis of vepol
Standard 1.1.2. Transition to internal complex vepol
Standard 1.1.3. Transition to external complex vepol
Standard 1.1.4. Transition to vepol on an environment
Standard 1.1.5. Transition to vepol on an environment with additives
Standard 1.1.6. The minimal mode of action on substance
Standard 1.1.7. The maximal mode of action on substance
Standard 1.1.8. The selective-maximal/minimal mode

Class 1: 물질-장의 합성 및 유해작용의 제거

Group 1.1 : 물질-장의 합성 (8+1)

Class 1	표준 해결법 1.1.1	명칭	물질-장의 합성
내용	만일 주어진 **물체**(S1)가 원하는 대로 바꾸기 어렵고 새로운 물질이나 장을 추가할 수 있으면, 이 문제는 **새로운 물체**(S2)와 **새로운 장(F)을 도입**하여 **물질-장을 완성**함으로써 다음의 그림과 같이 해결될 수 있다. 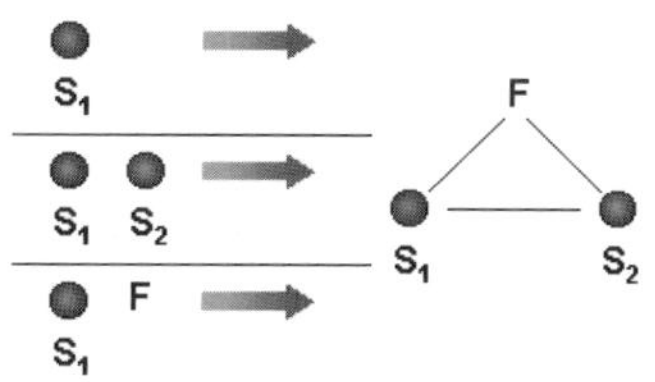		
참조	진화법칙: **시스템 완전성의 법칙**		
사례	[**예제1**]: **가루 물질**(S2)로 부터 **공기**(S1)를 제거하기 위해서, 물질에 **원심력**(F)을 작용시킨다. 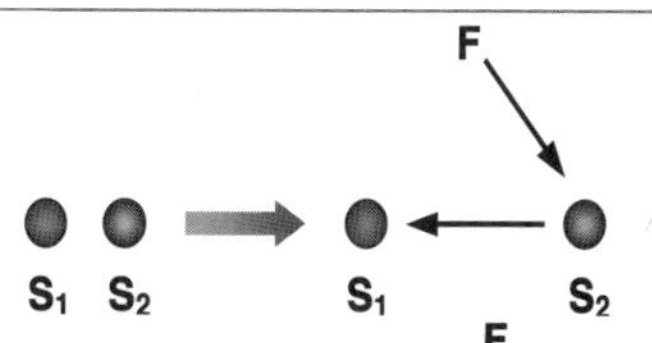 [**예제2**]: 벌목 된 **큰 나무**(S1)가 **중력**(F)에 의해 넘어질 때, **두 번째 물체**(S2)가 없으면, 나뭇가지를 제거할 수 없다. 따라서, **절단도구**(S2)를 추가한다. 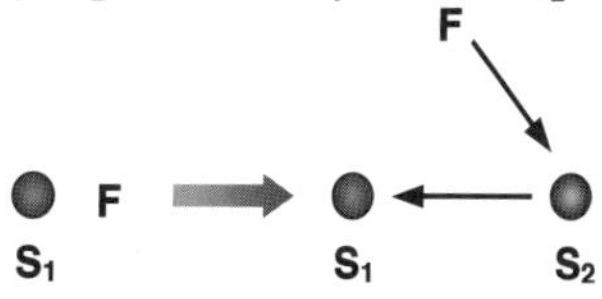		

Class 1: 물질-장의 합성 및 유해작용의 제거

Group 1.1 : 물질-장의 합성 (8+1)

Class 1	표준 해결법 1.1.2	명칭	내부 결합 물질–장
내용	만일 주어진 **물체**(S1, S2)가 원하는 대로 바꾸기 어렵고 새로운 물질이나 장을 추가할 수 있으면, 이 문제는 영구 또는 일시적으로 **내부 결합 물질–장**으로 바꿈으로써 해결된다: 즉, **기존의 물질**(S1, S2)에 **첨가 물질(S3)을 도입**함으로써 **제어성**을 높이거나 또는 **원하는 특성**을 물질–장에 부가할 수 있다. 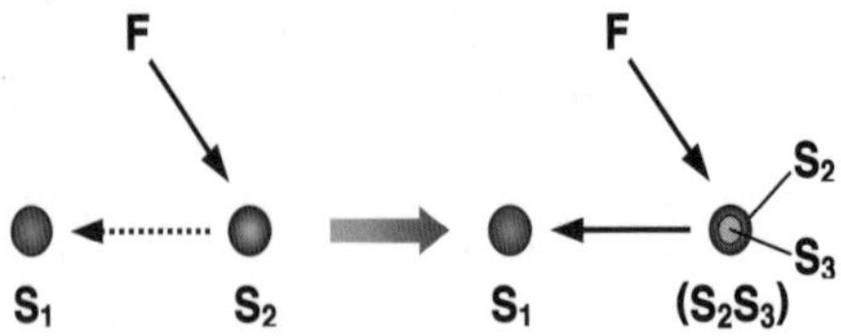		
참조	진화법칙: **시스템 구성요소의 불균등적 발전법칙**, 발명원리: **5. 합병, 24. 매개물, 35. 물성치 변화, (참고 도서 :10)**		
사례	**[예제]**: 육안(S1)으로 **매우 작은 액체 방울**(S2)을 검출하기 위해, 사전에 액체 방울에 **형광 물질**(S3)을 첨가하면, **자외선**(Fuv)을 사용해서 쉽게 검출됨. 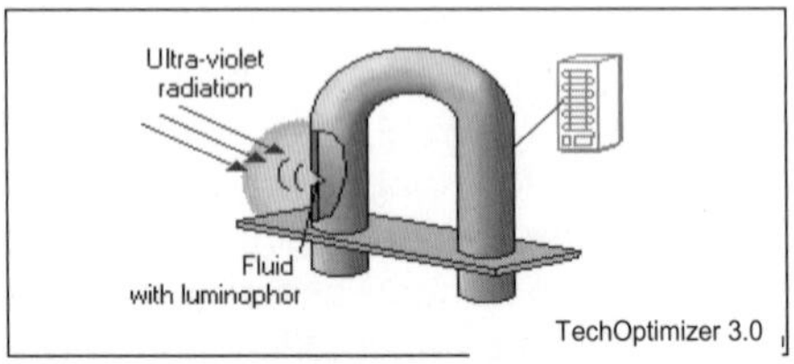		

Class 1: 물질-장의 합성 및 유해작용의 제거

Group 1.1 : 물질-장의 합성 (8+1)

Class 1	표준 해결법 1.1.3	명칭	외부 결합 물질–장
내용	만일 물질–장을 원하는 대로 변경하지 못하고 기존 물질에 **첨가 물질**을 도입하는 것이 불가능하면, 이 문제는 영구 또는 일시적으로 **외부 결합 물질–장 모델**로 바꿈으로써 해결된다: 즉, **기존의 물질**(S1 또는 S2)에 **첨가 물질**(S3)을 외부에 붙임으로써 **제어성**을 높이거나 또는 **원하는 특성**을 물질–장에 부가할 수 있다. 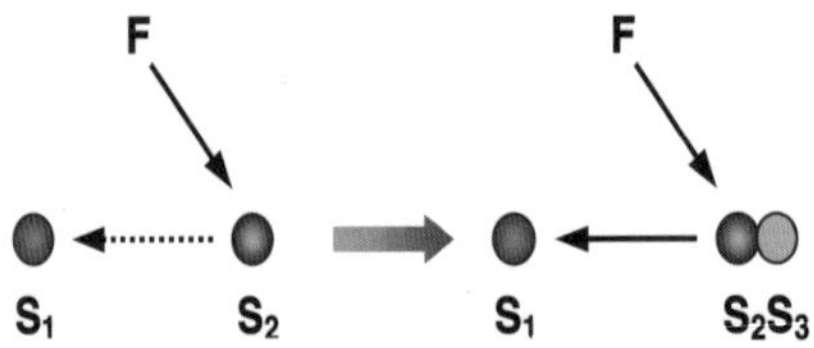		
참조	진화법칙: **시스템 구성요소의 불균등적 발전법칙**, 발명원리: **5. 합병, 24. 매개물, 35. 물성치 변화, 39. 불활성 환경**		
사례	**[예제]**: 파이프에서 가스(S2)의 누출을 검출하기 위해, 파이프의 외면에 가스와 반응하면 거품을 생성하는 물질(S3)을 씌우면 눈(S1)으로 쉽게 검출할 수 있음. 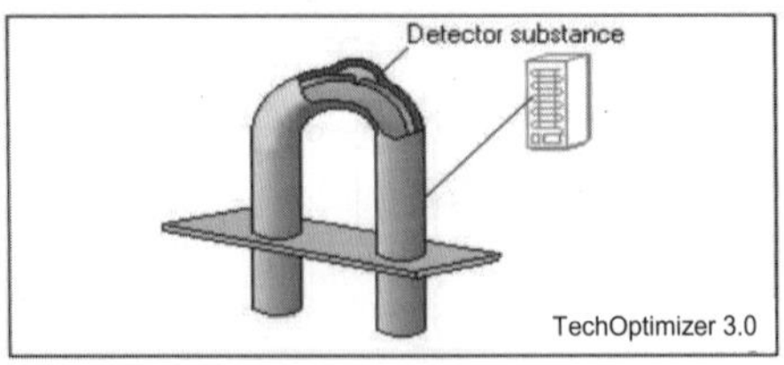		

Class 1 : 물질-장의 합성 및 유해작용의 제거
Group 1.1 : 물질-장의 합성(8+1)

Class 1	표준 해결법 1.1.4	명칭	외부 환경 물질-장
내용	만일 물질-장을 원하는 대로 변경하지 못하고 기존 물질에 첨가물질을 도입하거나 첨부시키는 것이 불가능하면, 이 문제는 외부환경요소(Se)를 첨가제로서 활용하여 물질-장을 형성함으로써 해결된다. 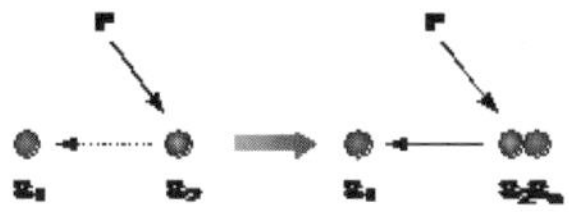		
참조	진화법칙; 시스템 구성요소의 불균등적 발전법칙, 발명원리; 5. 합병, 24. 매개물, 35. 물성치 변화		
사례	[예제1]: 회전속도 측정을 위한 원심력 게이지는 레버(S1)와 추로 되어있다 추의 무게를 줄이면서 힘을 줄이지 않기 위해 추를 비행기 날개 모양(S2)으로 만들어 주위 공기(Se)를 활용한다. 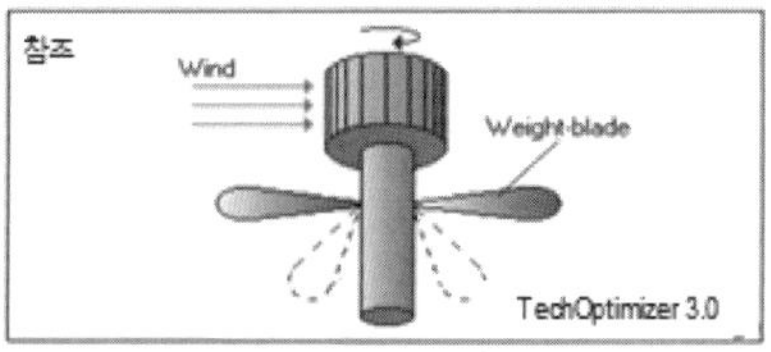 [예제 2]; 배의 화물을 부두에 내릴 때 자칫 전복될 수 가 있다. 이를 방지하기 위해 배의 밑 부분에 도똑이 같은 무거운 추(ballast)가 필요하다. 그러나 이 무거운 추로 인해 운행 시 연료소모가 크다. 어떻게 하면 될까? 해법은 무거운 추를 별도 채워지게 된다. 화물을 선적 시 이 바닷물이 추의 기능을 한다.		

Class 1: 물질-장의 합성 및 유해작용의 제거
Group 1.1 : 물질-장의 합성 (8+1)

Class 1	표준 해결법 1.1.5	명칭	환경 첨가물 물질-장
내용	만일 **외부환경**이 물질-장을 합성하기 위해 요구되는 물질을 가지고 있지 않다면, 이러한 물질은 **외부 환경을 다른 것으로 대체 또는 분해하거나, 환경에 첨가 물질을 도입**함으로써 얻어질 수 있다. 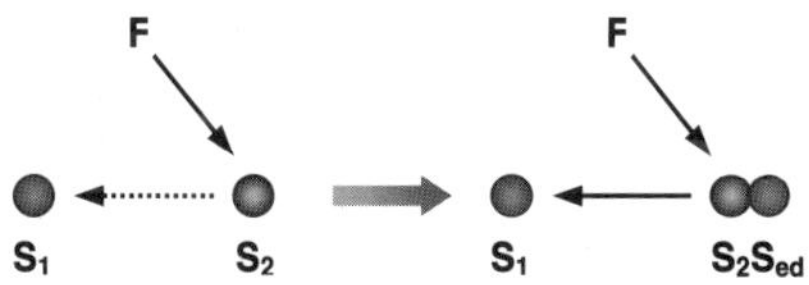 		
참조	발명원리: 5. **합병**, 24. **매개물**, 35. **물성치 변화**, 39. **불활성 환경**		
사례	[**예제**]: **두 개의 실린더**(S1)가 회전하고 그 사이에 **윤활유**(S2)가 있을 때, **미끄럼 효과**(Sliding Effect)의 **계수**(Coefficient)를 개선하기 위해서, 윤활유를 **전기 분해하여 액체**(S2)**와 기체 상태**(Sed)로 만든다. 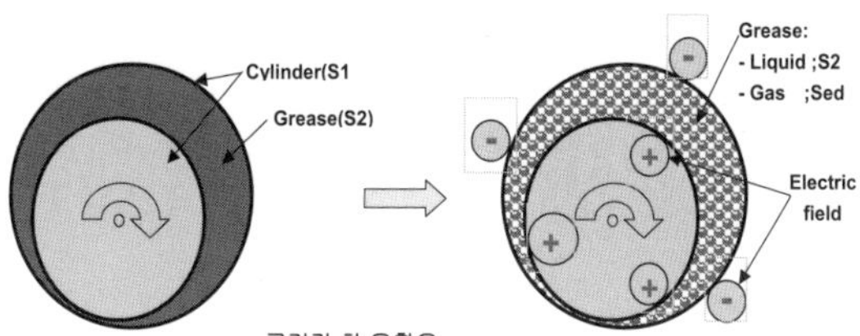 공기가 찬 윤활유		

Class 1: 물질-장의 합성 및 유해작용의 제거

Group 1.1 : 물질 장의 합성(8+1)

Class1	표준해결법 1.1.6	명칭	최소 작용 모드 (Minimum Mode)
내용	만일 최소모드 (Minimum(Measured, Optimal) Mode)의 작용이 요구되지만 문제의 조건에 의해 달성이 어렵거나 불가능하다면, 최대모드(Maximum Mode)를 작용시키고, 이때 **초과되는 작용은** 제거시켜야 한다. 초과되는 장은 물질에 의해 제거되고, 초과되는 물질은 장에 의해 제거된다. (*초과되는 작용을 두 개의 화살표로 나타냄.)		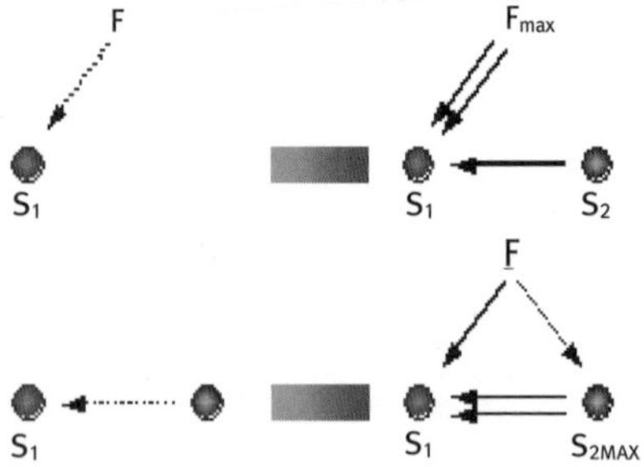
참조	발명원리 : 16. **부족 또는 과동작**		
사례	**[예제]**1:**부품**(S1)을 정밀하게 도장하기 위해서 먼저 **페인트 그릇** (S2max)에 부품을 담근후 빼내서 회전시키면 **원심력**(F)에 의해 과잉의 페인트가 제거된다. 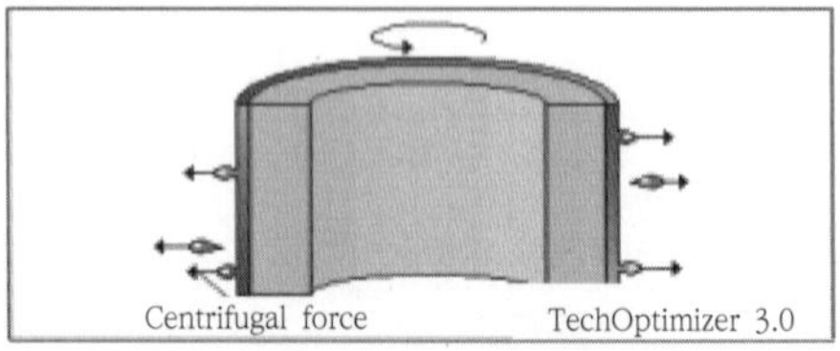		

Class 1: 물질-장의 합성 및 유해작용의 제거

Group 1.1 : 물질-장의 합성 (8+1)

Class 1	표준 해결법 1.1.7	명칭	최대 작용 모드(Maximum Mode)
내용	만일 어떠한 물질에 **최대 모드(Maximum Mode)의 작용**이 요구되지만 어떠한 이유에 의해 불가능하다면, 최대 모드를 유지하면서 처음 **물질**(S1)과 연결된 또 **다른 물질**(S2)**에 작용**시킨다. 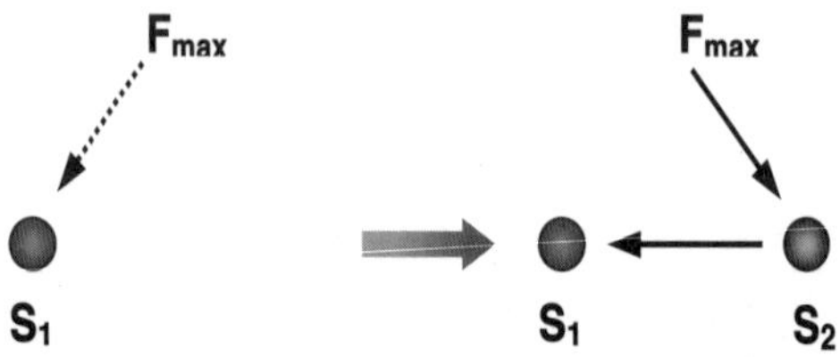		
참조	발명원리: 24. 매개물		
사례	**[예제]**: 강화 콘크리트의 제조 시, 철사 A를 내부에 삽입하는데 삽입 시 인장한 상태를 유지하면서 콘크리트를 굳히면 더 강화된다. 인장을 하기 위해 약 700℃정도로 가열해야 하지만 **값싼 철사** A(S1)은 400℃이상의 온도를 견딜 수 없다. 한편 900℃이상까지 견딜 수 있는 **철근** B(S2)도 있지만 가격이 매우 비싸다. 이 문제는 철사 A(S1)와 철근 B(S2)의 양단을 고정하고 철근 B(S2)만 가열 후 시키면 철근 A(S1)가 인장 됨으로 해결할 수 있다.		

Class 1: 물질-장의 합성 및 유해작용의 제거

Group 1.1 : 물질-장의 합성 (8+1)

<table>
<tr><td>Class 1</td><td>표준 해결법 1.1.8</td><td>명칭</td><td>선택적 최대 작용 모드(Selective Maximum Mode)</td></tr>
<tr><td>내용</td><td colspan="3">만일 선택적으로 최대 모드(Maximum Mode)를 작용해야 하는 상황 이라면(즉, 선택된 영역에는 최대 모드, 다른 영역에는 최소 모드), 장의 모드는 다음과 같아야 한다.
표준 해결법1.1.8.1. Maximum Field
Maximum Mode를 적용하며 최소 작용이 요구되는 장소에는 보호물질(S2)을 도입한다.
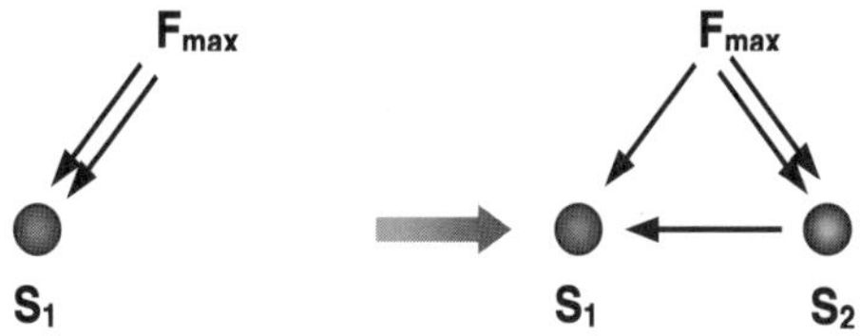
</td></tr>
<tr><td>참조</td><td colspan="3">11. Cushion in advance (or early cushioning)</td></tr>
<tr><td>사례</td><td colspan="3">[예제]: 주사액 유리용기(S1)를 밀봉할 때, 과열은 액체약품(Smin)의 성질을 변화 시키므로 밀봉되는 끝 부분(Tip) (Smax)을 제외한 나머지 용기는 물(S2)속에 넣으면 물이 끝 부분 이외 용기의 과열을 차단하므로 약품의 변질문제를 해결할 수 있다.
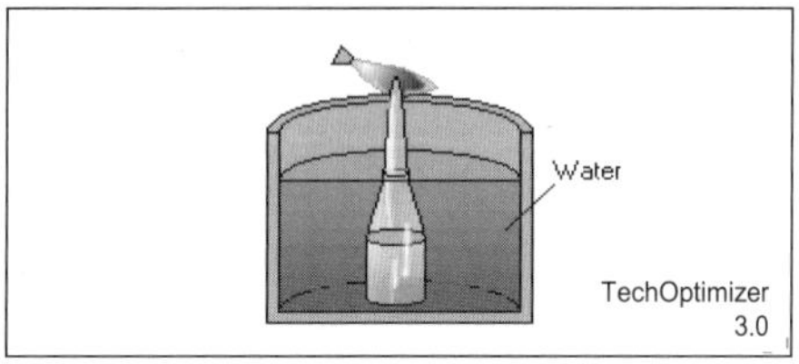
</td></tr>
</table>

Class 1: 물질-장의 합성 및 유해작용의 제거

Group 1.1 : 물질-장의 합성 (8+1)

<table>
<tr><td>Class 1</td><td>표준 해결법 1.1.8</td><td>명칭</td><td>선택적 최소 작용 모드 (Selective Minimum Mode)</td></tr>
<tr><td>내용</td><td colspan="3">만일 선택적으로 최소 모드(Minimum Mode)를 작용해야 하는 상황 이라면(즉, 선택된 영역에는 최소 모드, 다른 영역에는 최대 모드), 장의 모드는 다음과 같아야 한다.
표준 해결법1.1.8.2. Minimum Field
장의 모드는 최소모드를 적용하며, 최대작용이 요구되는 장소에는 국부적인 장(Local Field)을 생성시킬 수 있는 물질(S2)을 도입한다. (예, Thermal Action에는 Thermites 화합물, Mechanical Action에는 폭발 물질)
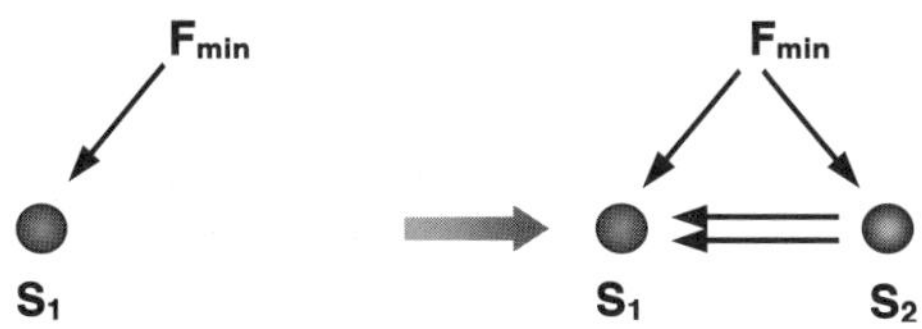
</td></tr>
<tr><td>참조</td><td colspan="3">3. Local quality</td></tr>
<tr><td>사례</td><td colspan="3">[예제]: 두 개의 금속부품을 용접할 때, 발열특성을 갖는 Exothermic 혼합 물질을 용접부위에 둔다.
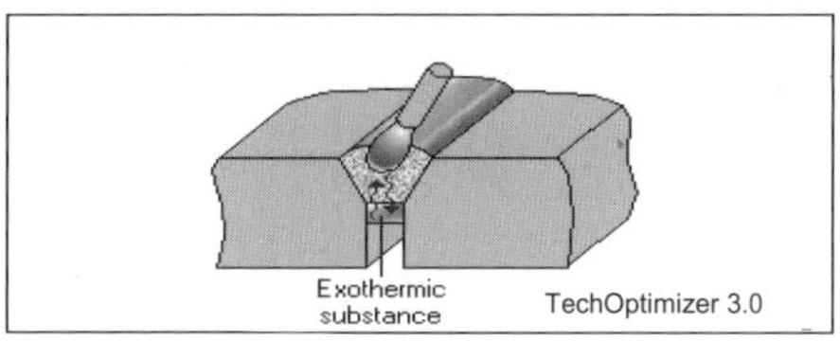
</td></tr>
</table>

Class 1: 물질-장의 합성 및 유해작용의 제거
Group 1.2 : 물질-장의 유해작용 제거 (5)

Group 1.2. Destruction of vepol

The group 1.2 includes standards on **destruction of vepol and elimination or neutralization of harmful effects** into them. The strongest idea of this group . **mobilization of necessary elements due to use of available substance.field resources**. The **standard 1.2.2** on which functions of new substance carries out already available in system, but the modified substance is especially important.

Standard 1.2.1. Elimination of harmful effect introduction of extraneous substances
Standard **1.2.2. Elimination of harmful effect by modification of available substances**
Standard 1.2.3. Procrastination of harmful action of a field
Standard 1.2.4. Counteraction to harmful effects with the help of a field
Standard 1.2.5. "Switching-off" of magnetic effects

Class 1: 물질-장의 합성 및 유해작용의 제거
Group 1.2 : 물질-장의 유해작용 제거 (5)

Class 1	표준 해결법 1.2.1	명칭	제3의 물질(S3) 도입을 통한 유해작용 제거
내용	만일 물질-장의 두 물질 사이에 **유익, 유해 작용**이 있고 두 물질 사이에 직접적인 접촉을 유지할 필요가 없으면, 이 문제는 **제3의 물질을 두 물질 사이에 도입**하여 해결한다. **이 때 제3의 물질 비용은 거의 들지 않아야 한다.** 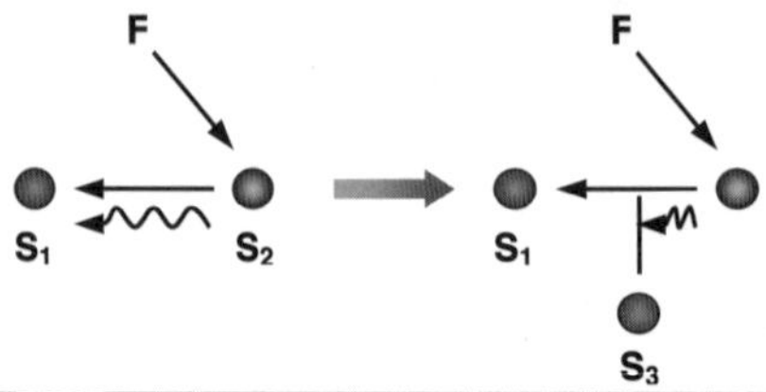		
참조	주) 시스템에 도입하는 제3의 물질은 기존의 물질에 기존 장을 가하여 얻어질 수 있다. 특히 도입되는 물질로는 **빈공간**(void), **기포**(bubble), **거품**(foam) 등도 고려될 수 있다.		
사례	[**예제**1]: **지하 터널의 벽면**을 견고하게 만들기 위해 폭발 가스를 활용하지만, 이러한 **폭발가스**(S2)는 **벽면** (S1)에 **균열**(Crack)을 유발하므로, 제3의 물질인 **점토**(S3)를 이용하여 벽면에 씌우는 것으로 해결될 수 있다. 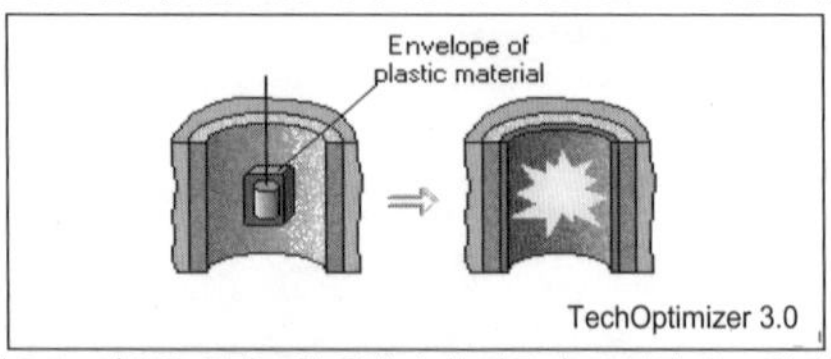 [**예제**2]: 제품을 포장하는 방법으로, 제품을 플라스틱 용액 속에 담근다. 소비자가 포장 재를 잘 뜯어내기 위해서, 포장 전에 쉽게 기화하는 물질로 제품 표면을 덮어 씌운 후 플라스틱 용액 속에 담근다.		

Class 1: 물질-장의 합성 및 유해작용의 제거

Group 1.2 : 물질-장의 유해작용 제거 (5)

Class 1	표준 해결법 1.2.2	명칭	변형된 S1 또는 S2를 도입하여 유해작용 제거
내용	만일 물질-장의 두 물질 사이에 **유익, 유해 작용**이 있고 두 물질 사이에 직접적인 접촉을 유지할 필요가 없지만 외부의 물질을 활용하는 것이 금지되어 있으면, 이 문제는 **시스템 내에 존재하는 두 물질의 수정 형태로 제3의 물질을 생성**하여 두 물질 사이에 도입하여 해결한다. 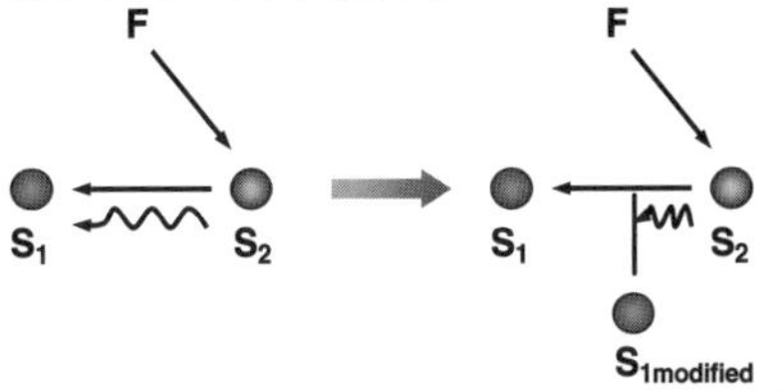 		
참조	주): 제3의 물질은 외부로부터 시스템 내로 도입될 수 있다. 또는 기존의 물질에 기존 장을 가하여 얻어질 수 있다. **특히 빈 공간(void), 기포(bubble), 거품(foam)** 등이 S3로 고려될 수 있다. 발명원리: **22. 마이너스를 플러스로 바꾼다.**		
사례	**[예제]**: 유체역학 분야에서 유체가 고속으로 운반될 때, **수중익선**(Hydrofoil)(S1)과 **유체**(S2) 사이에 작용하는 마찰력에 의해 발생되는 **진공**(Fcavitation)에 의해 수중익선이 파손되는 경우가 발생한다. 이 문제의 해결을 위해서 수중익선을 **냉각시키는 방법**이 제시될 수 있다. 이 경우에는 수중익선과 접촉된 부분의 유체가 냉각되어 **얼음 층**(S2modified)을 형성하므로 수중익선의 파손을 방지할 수 있다. 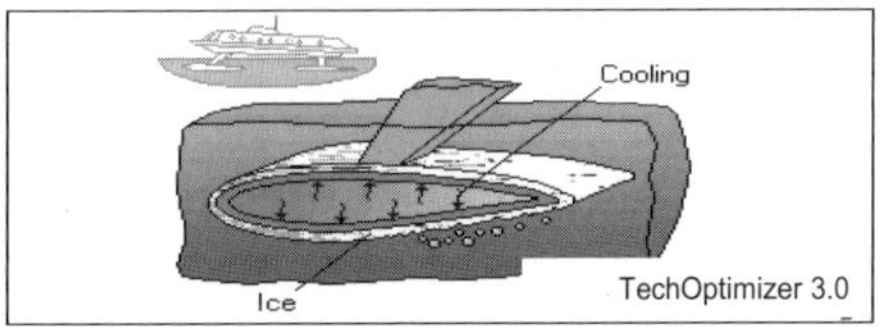 		

Class 1: 물질-장의 합성 및 유해작용의 제거

Group 1.2 : 물질-장의 유해작용 제거 (5)

Class 1	표준 해결법 1.2.3	명칭	유해작용 Field의 제거
내용	만일 **어떤 장에 의해서 발생한 유해 작용을 제거**해야 한다면, 이 문제는 자기 자신에게로 유해 작용을 빼 돌릴 수 있는 **제2의 물질을 도입**하여 해결한다. 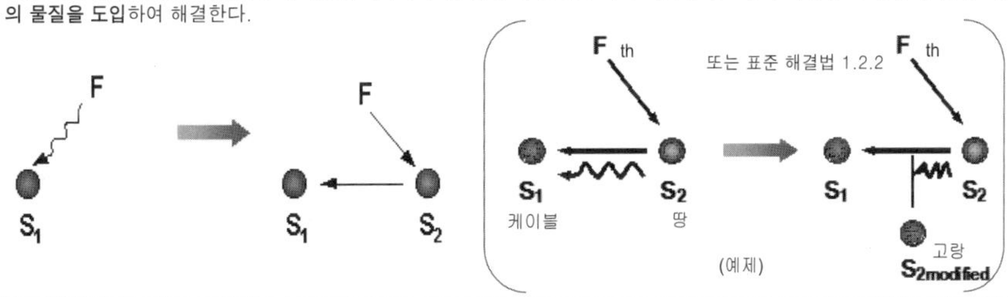 		
참조			
사례	**[예제]**: **혹한기**에 땅속에 매설된 **통신 케이블**(S1)이 **응력**(F)에 의해 파손되는 것을 방지하기 위해 케이블을 매설하고, 케이블 주변 땅 위에 **좁고 긴 고랑**(S2)을 형성하면 된다. 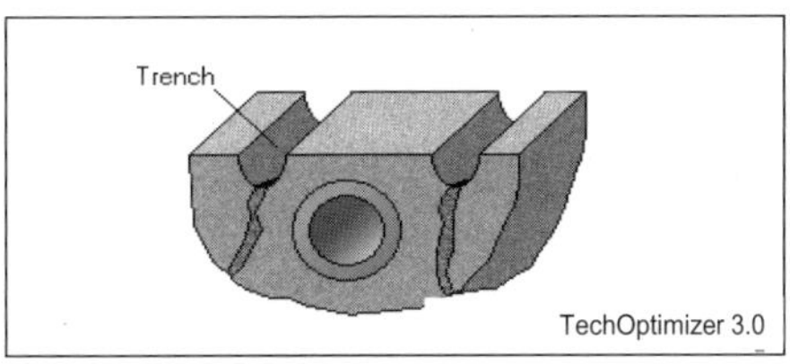 		

Class 1: 물질-장의 합성 및 유해작용의 제거
Group 1.2 : 물질-장의 유해작용 제거 (5)

Class 1	표준 해결법 1.2.4	명칭	새로운 장(Field)을 이용한 유해작용 상충
내용	만일 물질-장의 두 물질 사이에 **유익, 유해 작용**이 있고 두 물질 사이에 직접적인 접촉을 유지해야 하면, 이 문제는 유익작용은 기존 장을 이용하여 유지하고 **유해 작용은 새로운 장으로 없애는 이중 물질-장(Double Su.field model)로** 전이하여 해결한다. 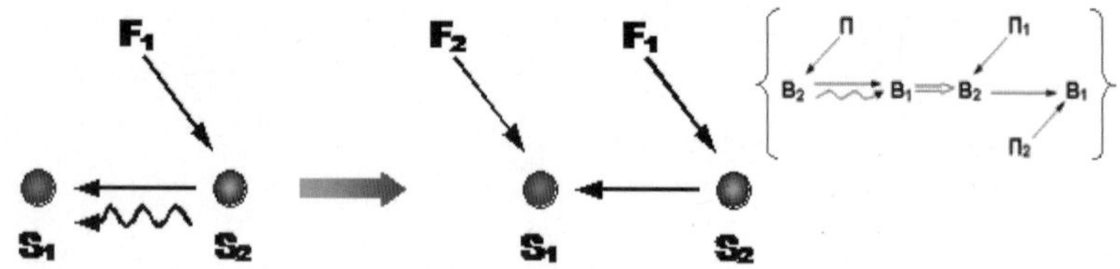		
참조			
사례	**[예제]: 꽃의 수분작용**을 돕기 위한 방법으로 **공기 흐름(F1)으로 꽃가루(S2)**를 이동할 수 있다. 그러나 이 방법은 **꽃봉오리(S1)**를 닫게 만든다. 이 문제를 해결하기 위해 **정전기 전하(Electrostatic charge)(F2)**를 이용하여 꽃을 개화시키는 방법이 제시될 수 있다. 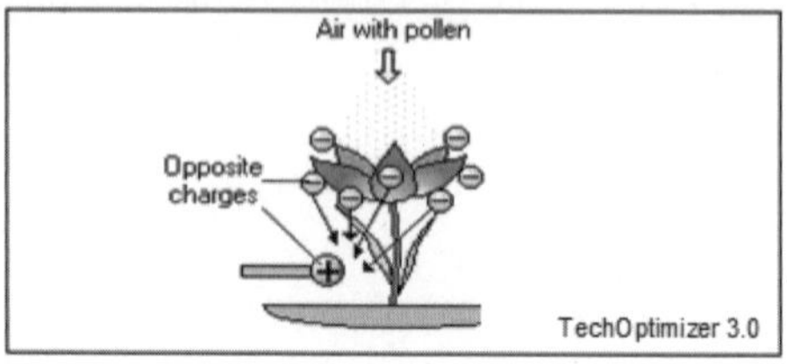		

Class 1: 물질-장의 합성 및 유해작용의 제거
Group 1.2 : 물질-장의 유해작용 제거 (5)

Class 1	표준 해결법 1.2.5	명칭	자기장 영향 소거 (Curie Point)
내용	만일 **자기장**을 이용한 물질-장을 파괴할 필요가 있으면, 이 문제는 **물리적 효과**(Physical Effects)인 **"물질의 강자성 특성 변환"** (예를 들어 충격이나 큐리 포인트(Curie Point) 이상의 가열 ($F_{thermal}$) 에 의한 멸 자화(Demagnetizing))을 이용하여 해결할 수 있다. 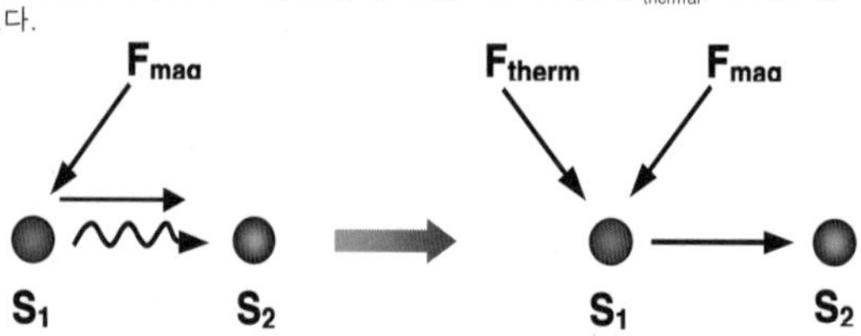		
참조	발명원리: 3. 국부적 품질		
사례	[예제1]: **강자성 파우더(S1)**를 용접하기는 어렵다. 왜냐하면, **용접전류**로 인해 생성되는 **자기장**이 파우더를 **용접 부위**(S2)로 부터 흩어지게 만들기 때문이다. 이 문제를 해결하기 위해 파우더를 **큐리 포인트** 이상으로 가열 ($F_{thermal}$)하여 **비자성체**로 만드는 것이 제시될 수 있다. 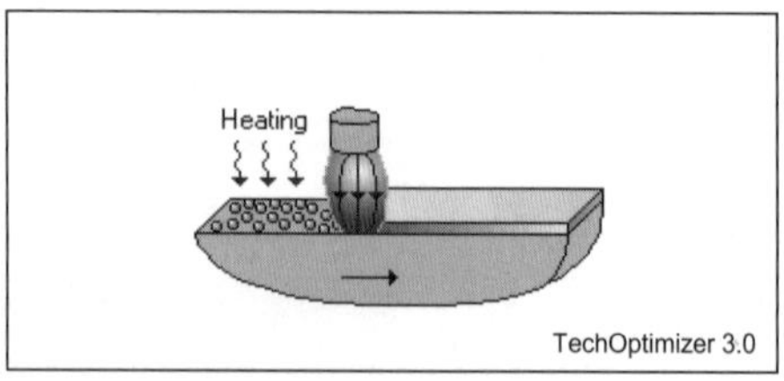		

Class 2: 물질-장의 진화
Group 2.1 : 복합 물질-장으로의 전이 (2)

CLASS 2. Development of vepol of systems

Group 2.1. Transition to complex vepol

Increase of **efficiency of vepol** can be achieved first of all by transition from **simple vepol** to **complex . chain and double**. Complication here rather small, meanwhile transition provides occurrence new and amplification of already available qualities, first of all **controllabilities** of system.

Standard 2.1.1. Transition to chain vepol
Standard 2.1.2. Transition to double vepol

Class 2: 물질-장의 진화
Group 2.1 : 복합 물질-장으로의 전이 **(2)**

Class 2	표준 해결법 2.1.1	명칭	체인 물질-장으로 전이
내용	만일 물질-장의 **효율을 향상**시켜야 한다면, 이 문제는 물질-장을 구성하는 일부분을 **독립적으로 제어되는 물질-장으로 변경하고 체인**(Chain) **물질-장을 생성**함으로써 해결할 수 있다. 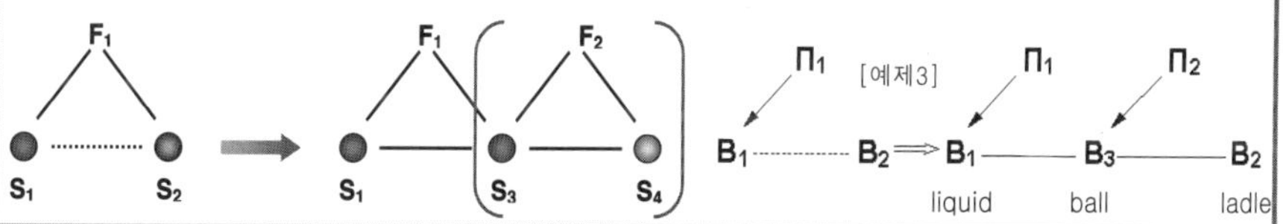		
참조	* Evolution of S-Fields : **development of simple SFMs into complex SFMs -> Higher efficiency, automation (easily controllable elements), additional useful functions, elimination of harmful side effects, and etc.**		
사례	[예제1]: **구조물**(S1)에 **쐐기**(S2)를 박아 단단히 고정을 하고 있다. 그런데 필요에 의해 이 쐐기를 빼고자 할 때 쉽게 뺄 수가 없다. 어떻게 하면 될까? 쐐기를 두 개의 부분으로 형성시키고 한 부분은 **열에 쉽게 녹는 합금**으로 만들어 해결한다. 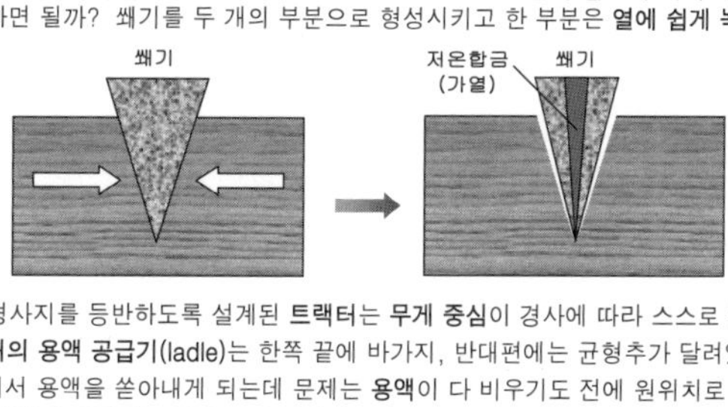 [예제2]: 가파른 경사지를 등반하도록 설계된 **트랙터**는 **무게 중심**이 경사에 따라 스스로 변한다. [예제3]: **저울 형태의 용액 공급기**(ladle)는 한쪽 끝에 바가지, 반대편에는 균형추가 달려있다. **바가지**에 일정한 용액이 채워지면 기울어져서 용액을 쏟아내게 되는데 문제는 **용액**이 다 비우기도 전에 원위치로 돌아와 문제이다. 이 문제는 **균형추 내부에 움직이는 볼**이 들어 있어서 무게 중심이 이동하는 것에 의해 개선된다.		

Class 2: 물질-장의 진화
Group 2.1 : 복합 물질-장으로의 전이 (2)

Class 2	표준 해결법 2.1.2	명칭	이중 물질-장(Double Su-Field)로 전이
내용	만일 물질-장의 **효율을 향상**시켜야 하고 물질-장 요소를 대체할 수 없으면, 이 문제는 **제어가 용이한 제2의 장(F2)을 도입하여 이중 물질-장을 생성**함으로써 해결할 수 있다. 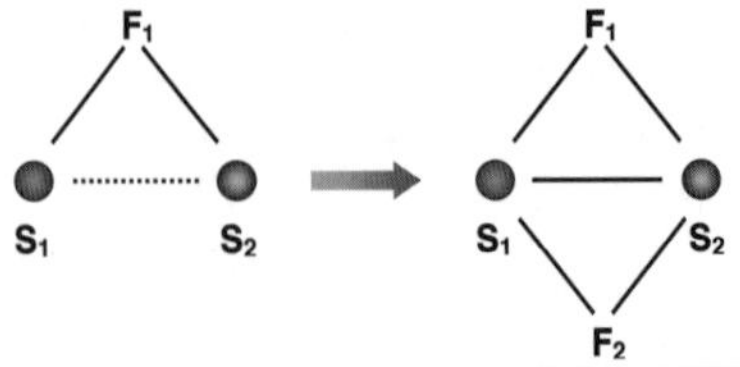		
참조			
사례	[예제]: **용융로**(S2)내에 **용융된 금속**(S1)으로 인해 발생하는 **압력(수두, F1)**은 **자기장**(F2)을 이용하여 회전시킴으로써 조절할 수 있다. 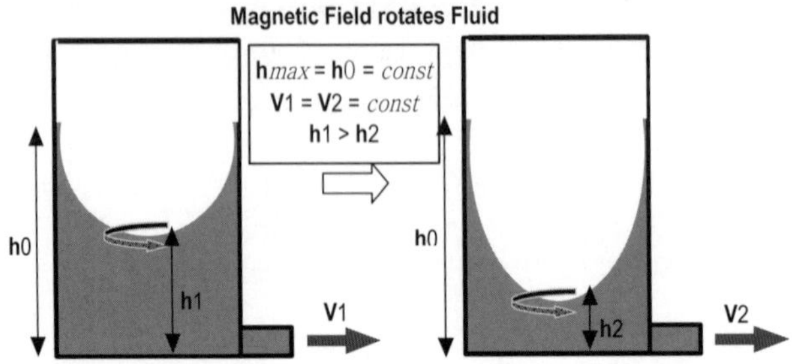		

Class 2: 물질-장의 진화
Group 2.2 : 물질-장의 진화 (6)

Group 2.2 Speed-up of vepol

The general idea of **six standards** which are included in this group, consists in **increasing efficiency of vepol** - simple and complex - **without introduction of new fields and substances**. It is reached by the **forced use of available substance-field resources**.

Standard 2.2.1. Transition to more controlled fields
Standard 2.2.2. Crushing the tool
Standard 2.2.3. Transition to capillary.porous substance
Standard 2.2.4. Dynamization of vepol
Standard 2.2.5. Structurization of a field
Standard 2.2.6. Structurization of substance

Class 2: 물질-장의 진화
Group 2.2 : 물질-장의 진화 **(6)**

Class 2	표준 해결법 2.2.1	명칭	쉽게 제어할 수 있는 장으로 전이
내용	만일 물질-장의 **효율을 향상**시켜야 한다면, 제어되지 않는(혹은 제어가 잘 안 되는) 장을 **제어가 용이한 장** ($F_{controlled}$) 으로 **대체**함으로써 달성할 수 있다. 예를 들어 **중력장**은 기계 장으로, **기계 장**은 **전기장**으로 대체하는 것이 이에 해당한다. 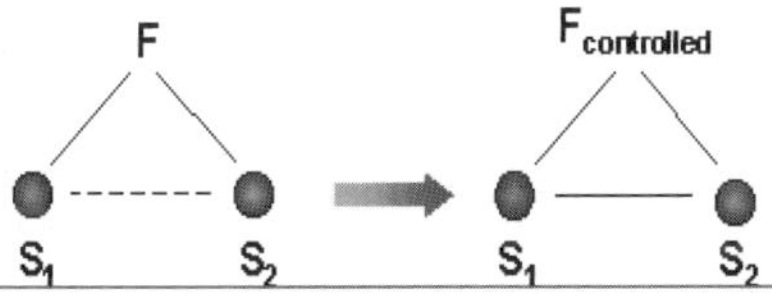 		
참조	__주의__: 상황에 따라 기존의 장을 다른 장으로 대체하는 것 이외에도 기존의 장을 다음에 제시하는 **라인**에 의해 개선함으로써 **장의 제어성을 향상**시킬 수 있다. Evolution line : **Permanent Field → Monotonically Changing Field → Pulsed Field → Variable Field → Variable in Frequency & Amplitude → ....** 발명원리: **28.** 기계적 원리의 변경, 진화법칙 : 에너지 전도성 법칙, 물질-장 포함 증가 법칙 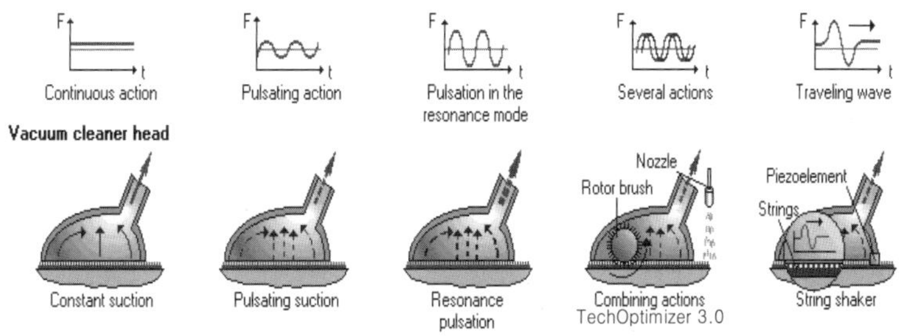 		

Class 2: 물질-장의 진화

Group 2.2 : 물질-장의 진화 **(6)**

Class 2	표준 해결법 2.2.2	명칭	도구의 세분화 (Fragmentation of S2)
내용	만일 물질-장의 **효율을 향상**시켜야 한다면, 물질-장에서 **도구(Tool)로 작용하는 물질(S2)의 세분화**(Fragmentation) 정도를 **증가**시킴으로써 달성할 수 있다.(S^m :**미세한 알갱이로 된 물질**; 모래 알갱이, 파우더, 작은 쇠 공, 등) 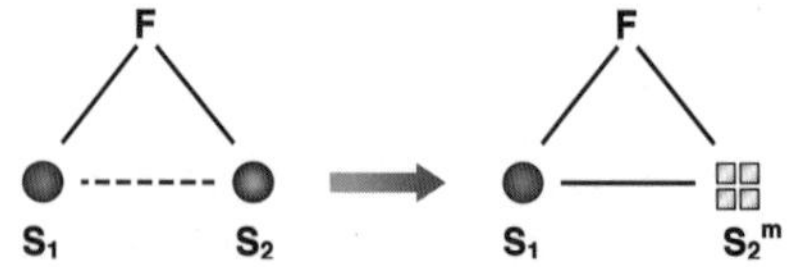 		
참조	주의: 이 표준 해결법은 기술 시스템 진화의 주요 법칙 중 하나를 보여준다. 예를 들면 대상(object)과 상호 작용하는 물체의 일부분 또는 전체의 세분화. 진화법칙: **마이크로 레벨 전이 법칙**, 발명원리: **1. 분할** Evolution line : non-fragmented object -> fragmented object -> powder -> liquid -> gas -> a new field		
사례	**[예제1]**: 일반 칼날의 칼→이빨(S2)을 가진 칼→연마재(S2 frag)로 코팅 처리된 칼→Water jet cutting→ Plasma cutting→Laser cutting 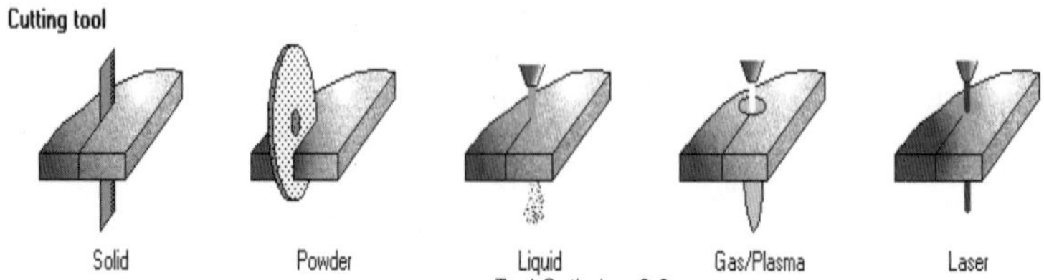 TechOptimizer 3.0		

Class 2: 물질-장의 진화

Group 2.2 : 물질-장의 진화 **(6)**

Class 2	표준 해결법 2.2.1	명칭	쉽게 제어할 수 있는 장으로 전이
사례	**[예제1]**: **불균일 금속**(S1)의 절단을 위해 **금속 날** (S2)을 사용하는 대신에 **워터 젯**(Water Jet)($F_{controlled}$) 이나 **레이저 빔**(laser beam)으로 대체한다. 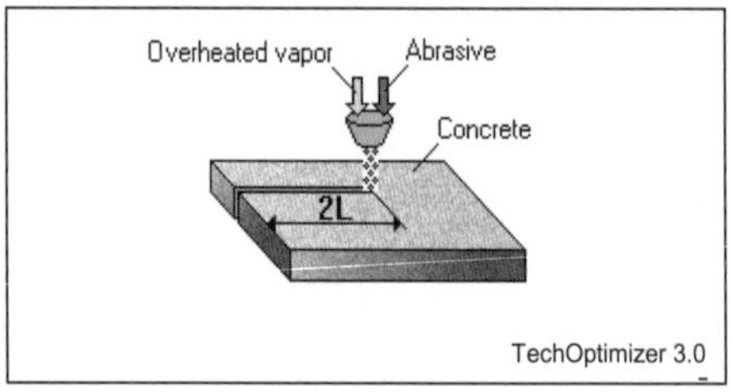 TechOptimizer 3.0 [**예제2]**: **액체**(S1)의 **표면장력**을 측정하기 위해 **튜브**(S2) 안에 든 액체의 한쪽 끝에 **압력**(F)을 가하고 반대편으로 방울이 떨어질 때까지 힘을 지속한다. 측정의 정확성을 높이기 위해 압력은 **원심력**($F_{controlled}$)에 의해 발생되고 방울이 떨어질 때의 회전 수(속도)를 측정한다.		

Group 2.2 : 물질-장의 진화 (6)

Class 2	표준 해결법 2.2.3	명칭	모세관 다공물질 적용으로 전이
내용	만일 물질-장의 **효율을 향상**시키려면 solid 물질은 **capillary porous 물질로 전이** 시킴으로써 달성할 수 있다. 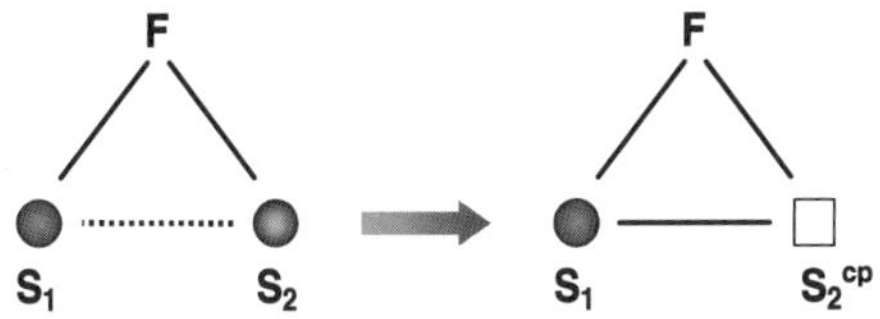 		
참조	Evolution line : Solid 물질 → 하나의 cavity를 가진 물질 → 여러 개의 cavity를 가진 물질 (perforated) → capillary porous 물질 → 특별한 기공(pore) 구조를 가진 capillary porous 물질 * 다공성 물질 사용의 전이는 액체를 기공 내에 위치 시키거나 물리적 효과를 사용할 수 있게 한다. 발명원리: 31. **다공성 물질** 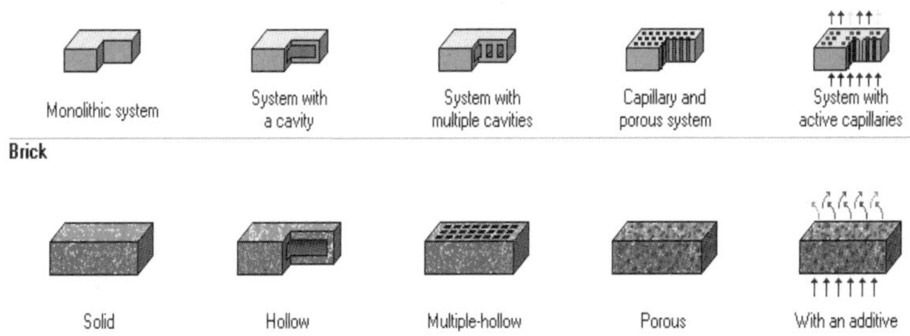 TechOptimizer 3.0		

Class 2: 물질-장의 진화
Group 2.2 : 물질-장의 진화 (6)

Class 2	표준 해결법 2.2.2	명칭	도구의 세분화(Fragmentation of S2)
사례	[예제2]: 하나의 파이프로 **두 종류의 액체를 수송**하고자 한다. 이 때 **분리 매개체**로 피스톤이나 볼이 액체 중간에 위치한다. 그러나, 수송도중에 이 매개체로 인해 파이프가 마모되거나 막히는 문제가 생긴다. 이를 방지하기 위해 **두 액체의 평균 밀도를 갖는 작은 알갱이(0.3~0.5mm) 입자들**이 사용된다. 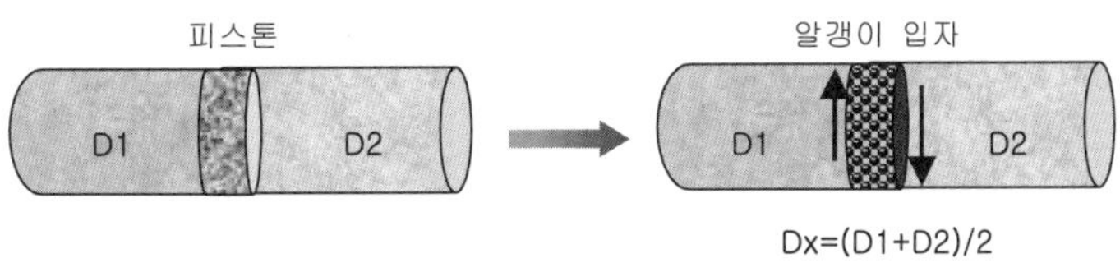 [예제3]: **터널 보호용 통나무**를 사용하는 대신에 **가는 나무 꾸러미**를 사용한다. 더 심화한다면 **철사 꾸러미**를 사용한다.		

Class 2: 물질-장의 진화
Group 2.2 : 물질-장의 진화 (6)

Class 2	표준 해결법 2.2.4	명칭	동적 물질-장으로 전이
내용	만일 물질-장의 **효율을 향상**시키려면 물질-장의 **역동성**(dynamics) **수준을 증가**시켜 달성할 수 있다. 예를 들어 보다 유연하고 신속하게 변형 가능한 구조의 시스템으로 전이한다. 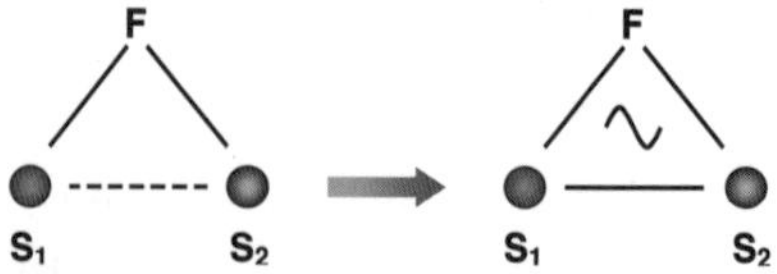		
참조	<u>주의</u>: 물질을 역동적으로 만드는 것은 하나의 물질(S2)을 연결부위가 있는 두 개로 나누는 것으로 부터 시작하여 다음의 라인을 따라 발전한다. Evolution line: **하나의 연결고리 → 여러 개의 연결고리 → 유연한 물질, 장(F)의 Dynamics는 지속적이고 일정한 장(또는 장과 물질)을 펄스 장(Pulsed Field)으로 전이.** 발명원리:1. 분리, 15. 동적 특성 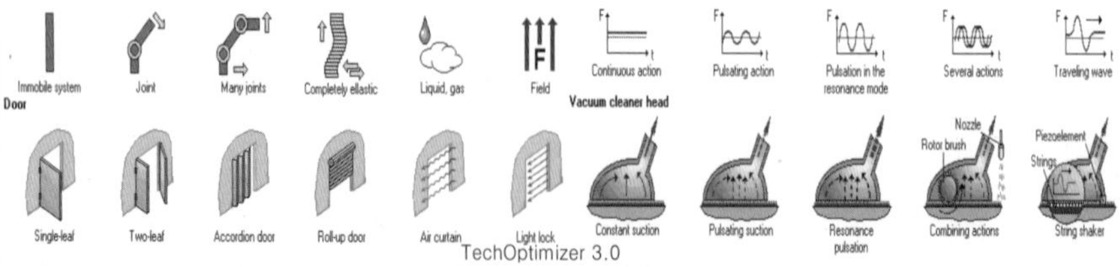 TechOptimizer 3.0		
사례	[예제]: **경첩**과 같이 세분화되어 접을 수 있는 문.		

Class 2: 물질-장의 진화
Group 2.2 : 물질-장의 진화 (6)

Class 2	표준 해결법 2.2.3	명칭	모세관 다공물질 적용으로 전이
사례	**[예제1]:** 중장비를 이용하여 **토대(foundation)에 균일 압력**을 가하기 위해 토대는 **액체로 채워진 용기 형태**로 만들어 진다. **[예제2]:** **방화벽**의 성능을 향상시키기 위해, **낟알모양의 망구조**로 만든다. 낟알은 열에 쉽게 녹는 물질로 만들고 내부에는 **소화 물질**이 들어 있다. **[예제3]:** **납땜기 팁(tip)**은 고체로 만들지 않고 **모세관을 갖는 튜브 형태**로 만든다. 이로써 녹은 납을 쉽게 빨아 들일 수 있다. **[예제4]:** **접착제**는 하나의 큰 용기 관으로 부터 나올 때 보다 **모세관 튜브 구조**를 통해 나올 때 더 정확하게 제어된다. **[예제5]:** **드릴 날**을 **와이어 다발**로 만들면, 가공하는 동안 **윤활유**가 쉽게 **와이어의 모세관**을 따라 내부로 공급되어 드릴 날 과열을 방지하고 수명을 보호한다. 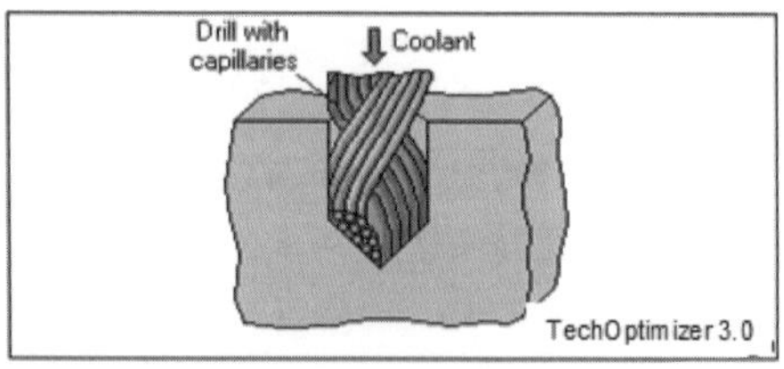		

Class 2: 물질-장의 진화
Group 2.2 : 물질-장의 진화 (6)

Class 2	표준 해결법 2.2.4	명칭	동적 물질-장으로 전이
사례	[예 그림] 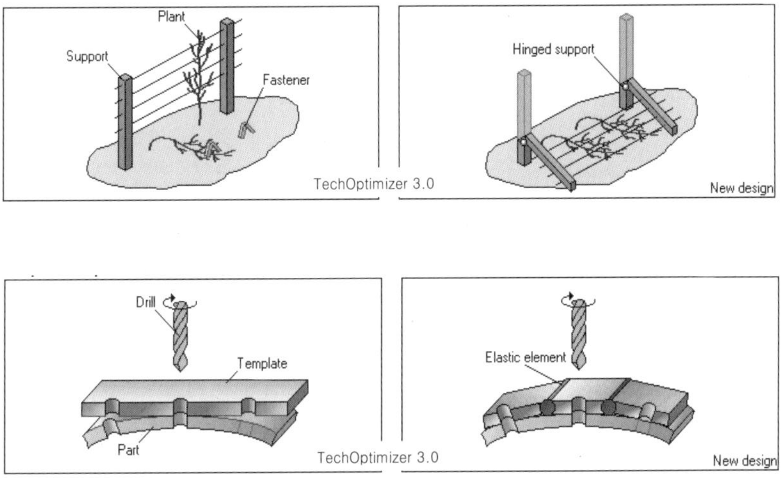		

Class 2: 물질-장의 진화
Group 2.2 : 물질-장의 진화 (6)

Class 2	표준 해결법 2.2.5	명칭	구조화된 장(Structured Field)으로 전이
내용	만일 물질-장의 **효율을 향상**시키려면, 균일하거나 비구조적인 장을 **불균일적 장이거나, 영구적 또는 가변적 구조를 가진 장**으로 전이하여 달성할 수 있다. 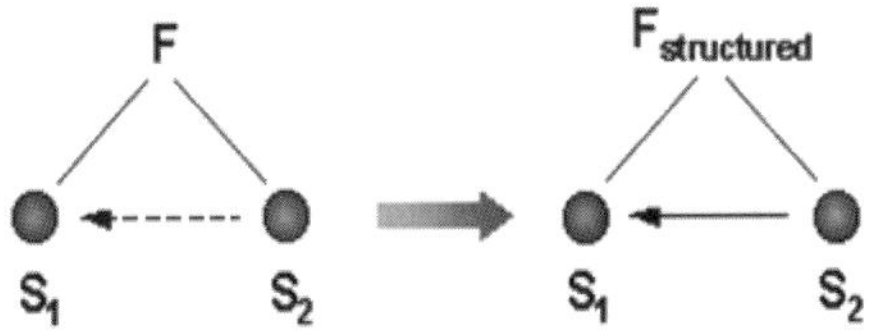		
참조	발명원리 : **3. 국부적 품질, (19. 주기적 작용),**		
사례	**[예제]**: 균일 가열을 위한 **불균일 히터 코일선 배열** 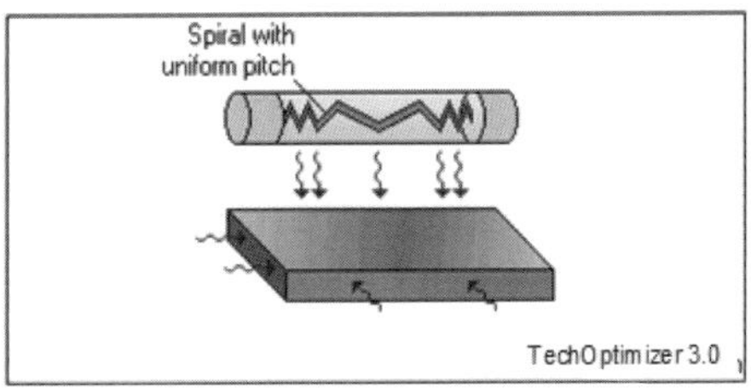		

Class 2: 물질-장의 진화
Group 2.2 : 물질-장의 진화 (6)

<table>
<tr><td>Class 2</td><td>표준 해결법 2.2.6</td><td>명칭</td><td>구조화된 물질(Structured Substance)으로 전이</td></tr>
<tr><td>내용</td><td colspan="3">만일 물질-장의 효율을 향상시키려면, 균일하면서 무질서적 구조의 물질을 불균일 하거나 영구적 또는 가변적 구조를 가진 물질로 전이하여 달성할 수 있다.
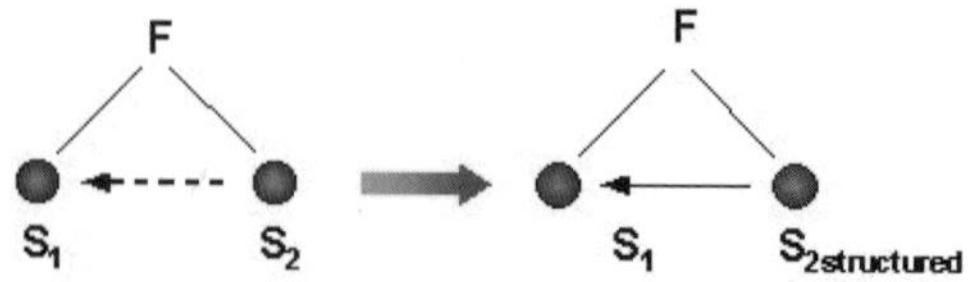
</td></tr>
<tr><td>참조</td><td colspan="3"><u>주의:</u> 만약 어떤 장의 집중된 효과가 시스템의 일정 부위에 필요하다면, 필요한 장을 생성할 수 있는 물질을 일정부위에 미리 도입한다.
발명원리: 3. 국부적 품질, 4. 대칭성 변경, 30. 유연한 얇은 막/필름, 31. 다공성 물질</td></tr>
<tr><td>사례</td><td colspan="3">[예제]: 다공성 내화물을 만들기 위해 기공이 있는 물질을 섞는다. 이를 소결하면 타버리고 벽돌만 남는다.
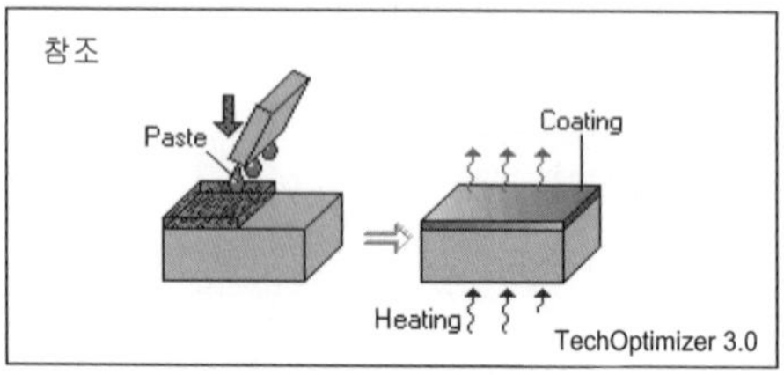
</td></tr>
</table>

Class 2: 물질-장의 진화
Group 2.3 : 리듬조화에 의한 진화 (3)

Group 2.3 Speed-up of the coordination of rhythmics

The group 2.3 includes standards on **speeding-up of vepol** in especially **economic ways**. Instead of introduction or essential change of substances and fields standards of a group 2.3 provide only quantitative changes- frequencies, sizes, and weight. **Thus, the significant new effect is reached at the minimal changes of system.**

Standard 2.3.1. The coordination of rhythmics of a field and a object (or the tool)
Standard 2.3.2. The coordination of rhythmics of used fields
Standard 2.3.3. The coordination incompatible or before independent actions

Class 2: 물질-장의 진화
Group 2.3 : 리듬조화에 의한 진화 (3)

Class 2	표준 해결법 2.3.1	명칭	고유 진동수 일치 (F, (S1 or S2))
내용	만일 물질-장의 **효율을 향상**시키려면, 작용하는 **장의 주파수**를 Object(또는 Tool)의 **고유 진동수와 일치(또는 불 일치)**시킴으로써 달성할 수 있다. 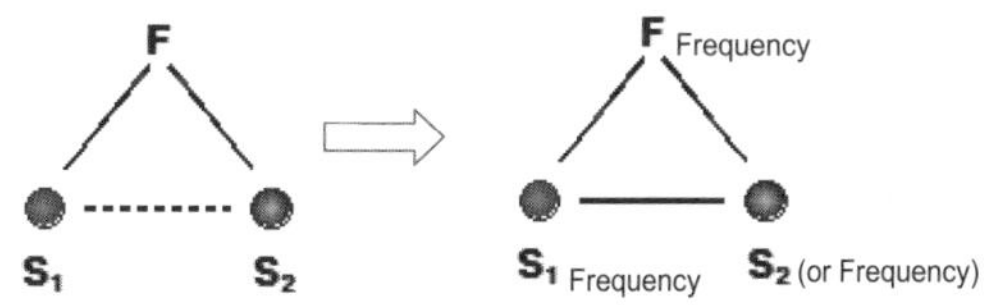		
참조	발명원리: 18. 기계적 진동		
사례	[예제 1] : **마사지 리듬**을 환자의 **맥박과 동기화** 함. [예제 2] : 아크(Arc) 용접 시 **자기장의 주파수**는 **용해 전극**(Melting Electrode)의 **고유진동수**와 동일함. [예제 3]: **꿀의 효과적 채취** 1~1.6 cm **극초단파**(microwave) 사용 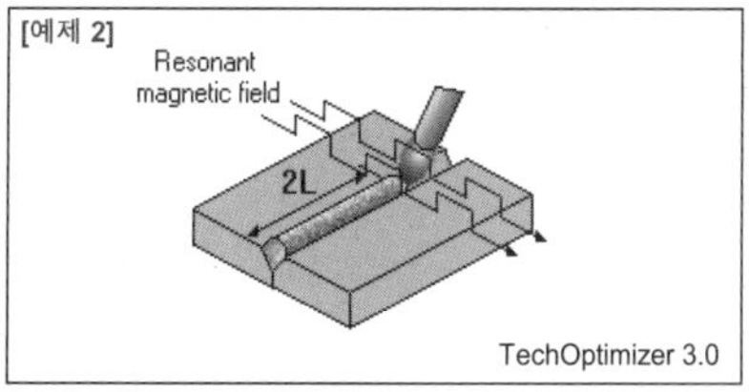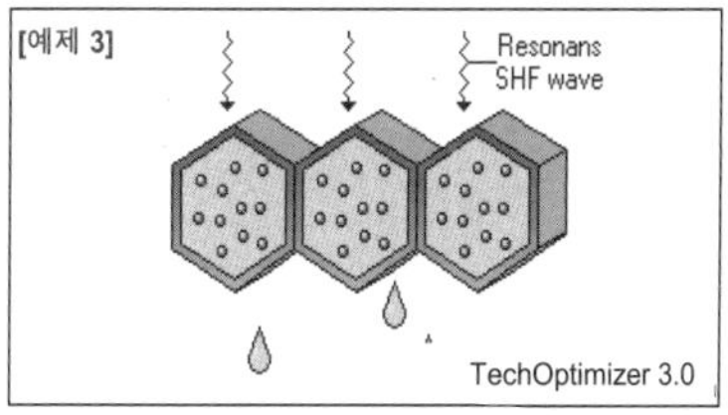		

Class 2: 물질-장의 진화
Group 2.3 : 리듬조화에 의한 진화 **(3)**

Class 2	**표준 해결법** 2.3.2	**명칭**	고유 진동수 일치 (F1, F2)
내용	만일 복합 물질-장의 **효율을 향상**시키려면, **사용되고 있는 장들의 주파수를 일치**(불 일치, mismatch)시킴으로써 달성할 수 있다. 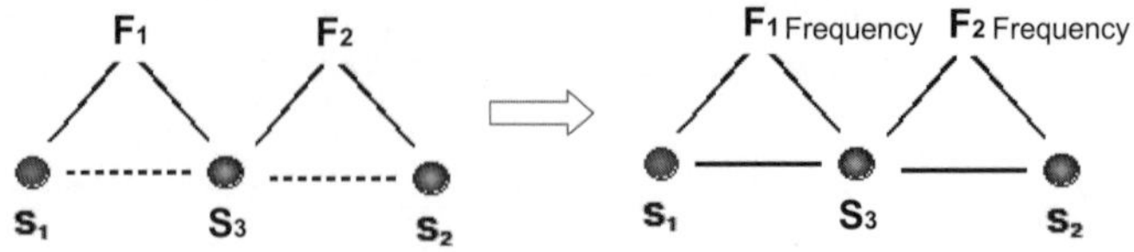 		
참조			
사례	[예제]: 부품을 어떤 재료로 코팅할 때, **재료는 분말의 형태**로 적용된다. **전류와 자기장의 진동 주파수를** 동일하게 함으로써 고정도의 **균일한 품질**을 확보한다. 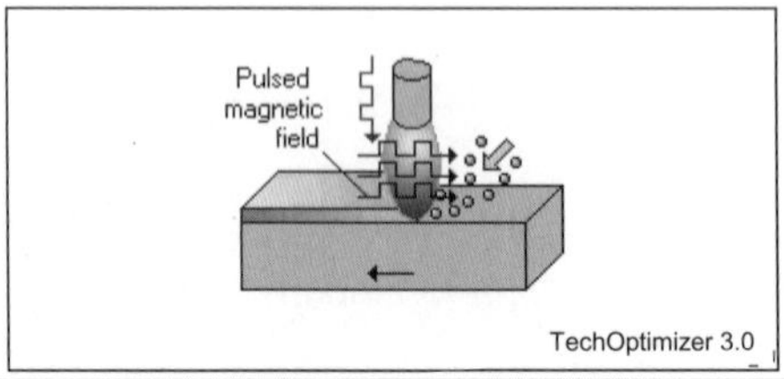 		

Class 2: 물질-장의 진화
Group 2.3 : 리듬조화에 의한 진화 **(3)**

Class 2	**표준 해결법** 2.3.3	**명칭**	양립할 수 없는 작용의 순차적 작용
내용	만일 **두 개의 양립할 수 없는 작용**이 있는 경우(예를 들어 변경시키는 것과 측정하는 것), 하나의 작용은 다른 작용이 일시 정지 되었을 때 수행되어야 한다. 일반적으로 **한 작용의 일시 정지 시에는 다른 유익 작용**을 수행한다.		
참조	발명원리: 20. **유용한 작용의 지속,** 분리원리: 2. **시간에서 상충된 특성**을 분리		
사례	**[예제]: 고주파 접촉 용접**의 **제어 정밀도 개선**을 위해 측정되는 **열기전력**(thermal electromotive force) **측정**은 **용접 전류**의 펄스사이의 일시 정지 동안에 수행된다. 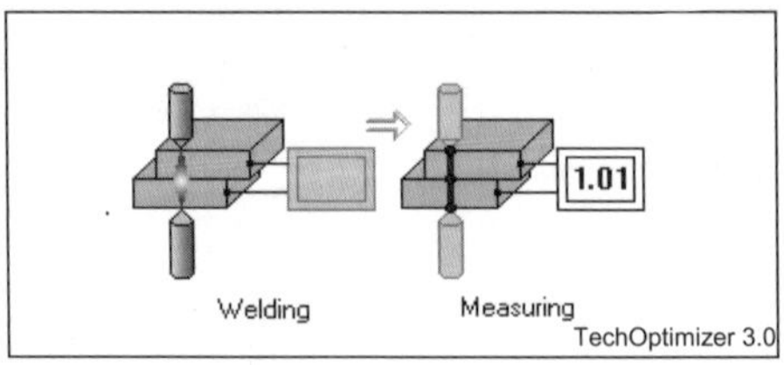 		

Class 2: 물질-장의 진화
Group 2.4 : 강자성 물질-장 (12)

Group 2.4 Fepol (IN a complex-forced vepol)

Speeding-up can go at once several standard ways. To the greatest speeding-up give in **fepol** (that is vepol with **dispersed ferro-substance** and a **magnetic field**).

Standard 2.4.1. Transition to "proto-fepol"
Standard 2.4.2. Transition to fepol (f-vepol)
Standard 2.4.3. Use of a magnetic liquid
Standard 2.4.4. Use of capillary-porous structure fepol
Standard 2.4.5. Transition to complex fepol
Standard 2.4.6. Transition to fepol on an environment
Standard 2.4.7. Use Physical Effects
Standard 2.4.8. Dynamical fepol
Standard 2.4.9. Structurization fepol
Standard 2.4.10. The coordination of rhythmics in fepol
Standard 2.4.11. Transition to e-vepol with cooperating currents
Standard 2.4.12. Use electrorheological liquids

Class 2: 물질-장의 진화
Group 2.4 : 강자성 물질-장 **(12)**

Class 2	표준 해결법 2.4.1	명칭	예비-강자성 물질-장으로 전이
내용	만일 물질-장의 **효율을 향상**시키려면, **강자성 물질과 자기장을 이용**하여 달성할 수 있다. 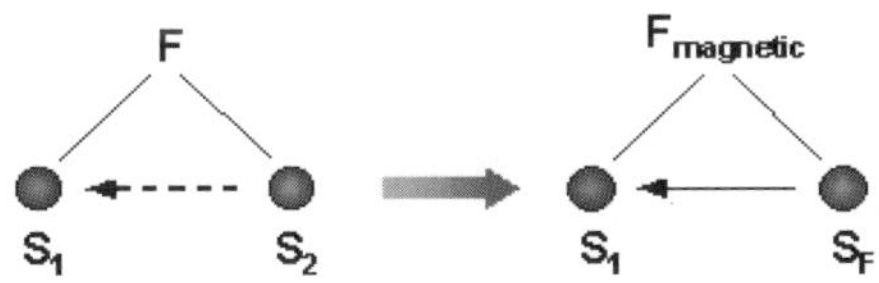 		
참조	주의: 1. 이 표준 해결법에서 강자성 물질은 세분화된 형태를 가진 것은 아니다. 2. **강자성 물질-장**(F-SFM, FEPOL)은 **세분화된 강자성 물질**과 **구조화된 자기장**이 상호 작용하고 있는 물질-장을 의미한다. 발명원리: **28. 기계적 원리의 변경**		
사례	[**예제**]: 파이프들을 연결할 때 **결합 위치**를 정확히 잡기 위해 **자화된 강자성 물질**로 파이프의 접촉 부위를 코팅한다. 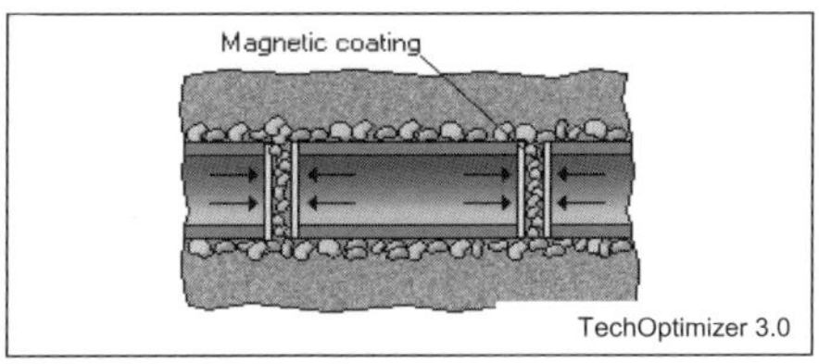 		

Class 2: 물질-장의 진화

Group 2.4 : 강자성 물질-장 (12)

Class 2	표준 해결법 2.4.2	명칭	강자성 물질–장으로 전이
내용	. 만일 물질–장의 **제어 효율**을 향상시키려면, 물질 중 하나를 **강자성 입자로 대체**(또는 강자성 입자 첨가)하고 **자기장 또는 전자기장**을 적용하여 **강자성 물질– 장**으로 대체하여 달성할 수 있다. 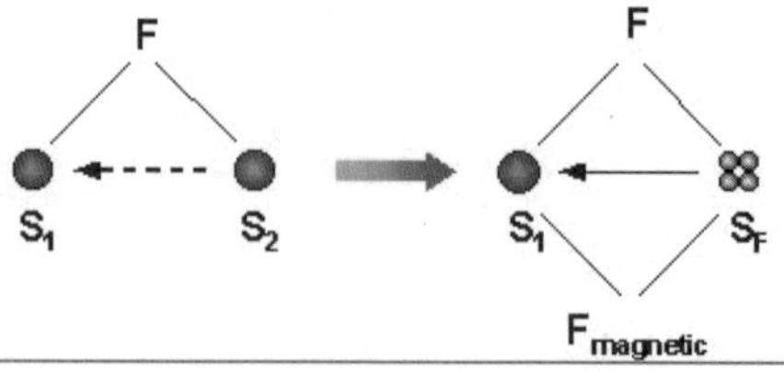 		
참조	주의: **제어 효율**은 도입된 물질의 세분화 또는 강자성 입자의 세분화 정도를 높일 수록 향상된다. Evolution line : **강자성 입자 : 작은 알갱이 → 분말 → 미세입자 → 자성 유체** 물질 사용의 진화 : **고체 → 알갱이 → 분말 → 액체,** 발명원리: **28. 기계적 원리의 변경**		
사례	[예제]: 일정하지 않는 깨지기 쉬운 물건을 잡는 **쥐는 물건**(gripper)의 효율을 향상시키기 위해 쥐는 물건은 **강자성 입자**와 **전자기장**을 활용한다. 강자성 입자를 대상물에 주위로 고리 모양으로 형성하여 잡는다. 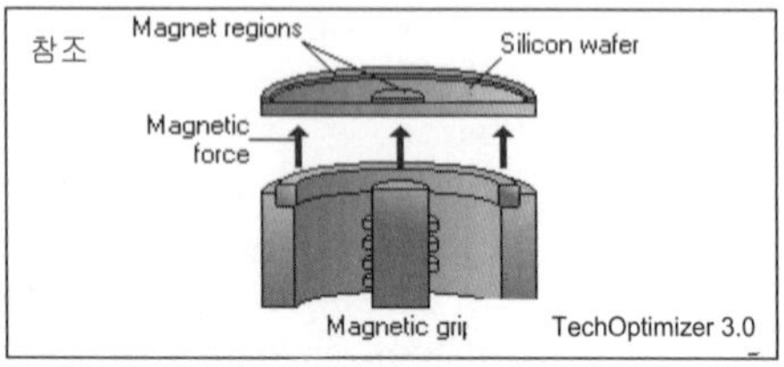 		

Class 2: 물질-장의 진화

Group 2.4 : 강자성 물질-장 (12)

Class 2	표준 해결법 2.4.3	명칭	자성 유체의 사용
내용	만일 강자성 물질–장의 **효율을 향상**시키려면, **자성유체**–실리콘, 물, 또는 기름에 콜로이드성 강자성 입자가 부유–를 적용함으로써 달성할 수 있다. 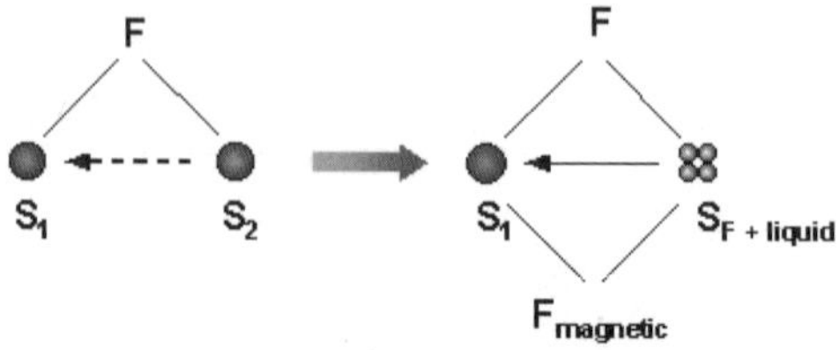 		
참조	발명원리: **28. 기계적 원리의 변경, 29. 공기 역학과 수력학**		
사례	[예제]: **자성유체**를 활용한 **충격 흡수기**는 수ms만에 필요한 힘을 전달한다. 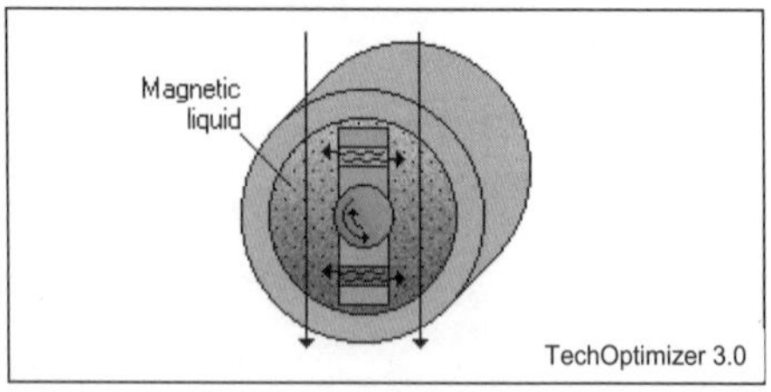 		

Class 2: 물질-장의 진화
Group 2.4 : 강자성 물질-장 (12)

Class 2	표준 해결법 2.4.5	명칭	복합 강자성 물질-장으로 전이
내용	만일 **제어효율을 향상**시키려는데 강자성 입자로 대체할 수 없다면, 하나의 물질에 **첨가 물질**을 도입할 수 있게끔 **내부 또는 외부 복합 강자성 모델**을 사용하여야 한다. 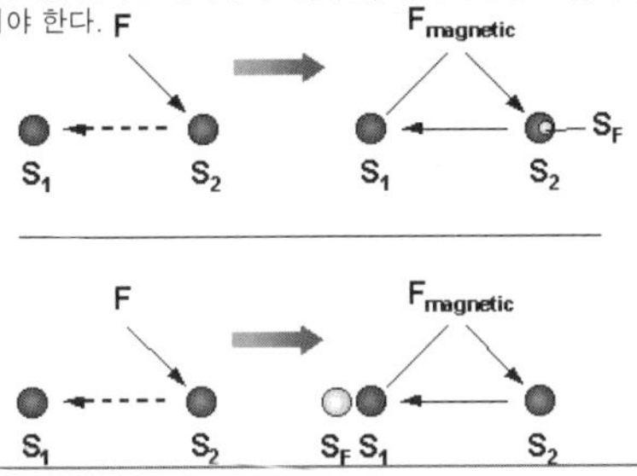		
참조	발명원리: 28. 기계적 원리의 변경, 24.매개물		
사례	[예제]: 비자성 물질(S1)을 자석(S2)으로 운반하기 위해 **유동성 자성 물질**(S_F)을 사용한다. 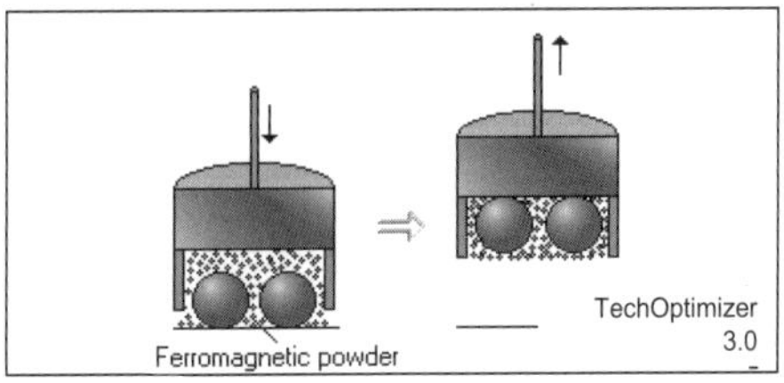		

Class 2: 물질-장의 진화
Group 2.4 : 강자성 물질-장 (12)

Class 2	표준 해결법 2.4.4	명칭	다공성 구조 강자성 물질-장 사용
내용	만일 강자성 물질-장의 **효율을 향상**시키려면, 강자성 물질-장 내에 **모세관의 다공성**(capillary porous) **구조**를 사용함으로써 달성할 수 있다. 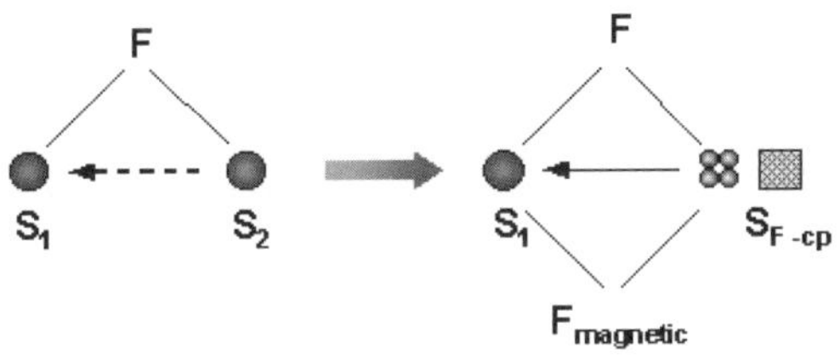		
참조	발명원리: 28. 기계적 원리의 변경, 31. 다공성 물질		
사례	[예제]: **연속 납땜 장비**는 **강자성 재료로 덮여진 실린더**를 가지고 있다. 이는 초과한 땜납을 흡수하기 위해서이며 **실린더를 미세 기공 구조**로 하여 flux가 납땜하는 부위로 공급되도록 한다. 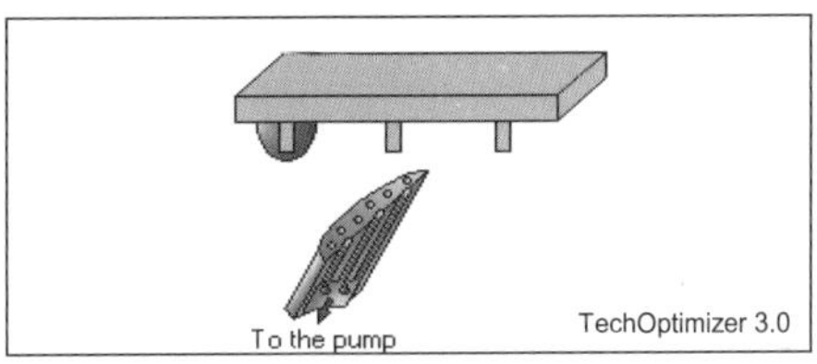		

Class 2: 물질-장의 진화
Group 2.4 : 강자성 물질-장 (12)

Class 2	표준 해결법 2.4.7	명칭	물리적 효과나 현상 적용
내용	만일 강자성 물질-장의 **제어 효율을 향상**시키려면 **물리적 효과/현상**을 이용하여 달성할 수 있다.		
참조	발명원리: **28. 기계적 원리의 변경**, **36. 상전이**		
사례	**[예제]**: **자장 증폭기의 감도**를 올리면 **코어**가 가열된다. **절대온도**에서 **자장 잡음**을 줄이기 위해 코어는 **큐리 점**의 0.92.0.99가 되게 가열한다(**홉킨슨 효과**). 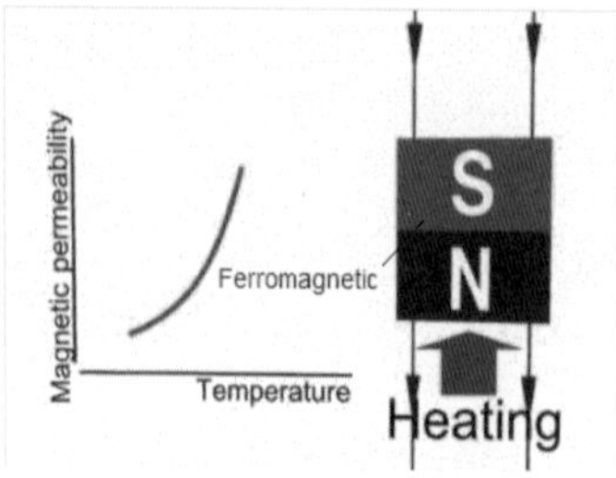 TechOptimizer 3.0 The **Hopkinson effect** refers to a sharp increase in the magnetic permeability of ferromagnetic materials in a weak magnetic field near the Curie point. When approaching the Curie point, the magnetic field interacts with the ferromagnetic domains, which acquire an ordered orientation (a decrease in the magnetic anisotropy of the ferromagnetic). As a result, the magnetization of the ferromagnetic is facilitated. In the immediate vicinity of the Curie point, the magnetic permeability decreases due to the disappearance of the spontaneous magnetization. The effect is observed in mono. and polycrystals of iron and nickel, as well as in many ferromagnetic alloys (iron.nickel, iron.silicon, iron.silicon.aluminum, etc).		

Class 2: 물질-장의 진화
Group 2.4 : 강자성 물질-장 (12)

Class 2	표준 해결법 2.4.6	명칭	외부환경에서 강자성 물질-장으로 전이
내용	만일 **제어효율을 향상**시키려는데 강자성 입자로 대체할 수 없다면, **강자성 물질을 외부환경에 도입**하고 자기장을 사용하여 **외부환경 물성**을 바꾸어 **시스템 제어효율을 향상**시킬 수 있다. 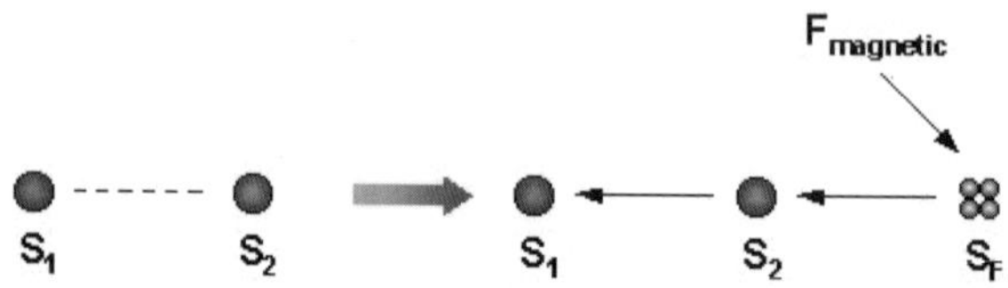		
참조	발명원리: **28. 기계적 원리의 변경**, **13. 거꾸로 함**		
사례	**[예제]**: 어떤 **액체**(S2)속에서 **가라앉는 물체**(S1)를 조절하기 위해, 액체에 **강자성 입자**(Sf)를 도입하고 **전자기장**으로 **액체의 밀도**를 조절할 수 있다. 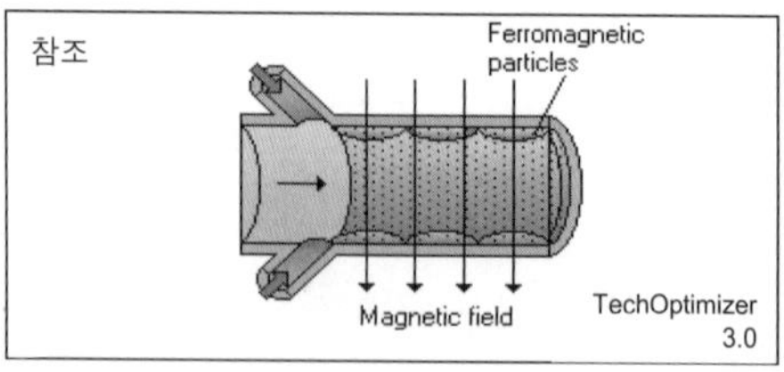		

Class 2: 물질-장의 진화
Group 2.4 : 강자성 물질-장 (12)

<table>
<tr><td>Class 2</td><td>표준 해결법 2.4.8</td><td>명칭</td><td>역동적 강자성 물질-장</td></tr>
<tr><td>내용</td><td colspan="3">만일 강자성 물질-장의 효율을 향상시키려면, 시스템의 역동성(dynamics) 수준을 증가시켜 달성할 수 있다. 예를 들어 보다 유연하고 신속하게 변화되는 시스템 구조로 전이하면 효율도 증가한다.
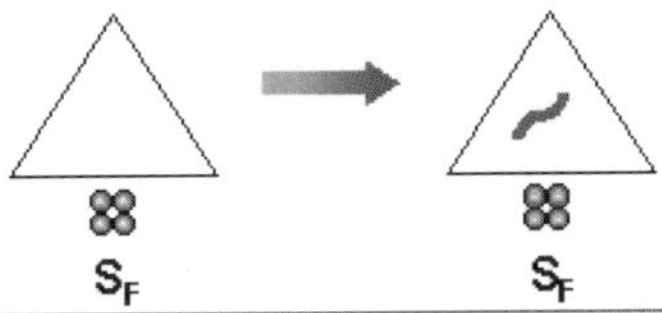
</td></tr>
<tr><td>참조</td><td colspan="3"><u>주의:</u> 물질을 더 역동적으로 만드는 과정은 하나의 조인트로 연결된 두개의 부품으로부터 출발하여 다음의 라인을 따른다.
Evolution line : 하나의 조인트 → 여러 개의 조인트 → 유연한 물질, 장(장과 물질)을 더 역동적으로 만드는 과정은 연속적인 효과를 펄스(Pulsed) 효과로 전이하면 달성할 수 있다.
발명원리: 15. 동적 특성, 23. 피드백, 25 셀프서비스 28. 기계적 원리의 변경</td></tr>
<tr><td>사례</td><td colspan="3">[예제]: 비자성 물질로 된 속이 빈 관의 두께를 측정하기 위해 다른 한 쪽 벽에 강자성 물질을 놓고 다른 쪽에 측정을 위한 유도 변환기가 설치된다. 측정의 감도를 높이기 위해 강자성 물질을 팽창 가능한 용기 형태로 만들어 유연성을 높인다.
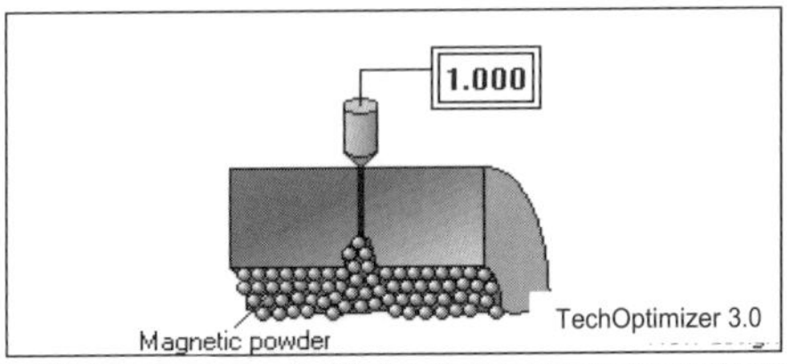
</td></tr>
</table>

Class 2: 물질-장의 진화
Group 2.4 : 강자성 물질-장 (12)

<table>
<tr><td>Class 2</td><td>표준 해결법 2.4.9</td><td>명칭</td><td>구조화된 강자성(Ferromagnetic) 물질-장으로의 전이</td></tr>
<tr><td>내용</td><td colspan="3">만일 강자성 물질-장의 효율을 향상시키려면, 균일하면서 무질서적 구조의 장을 비균일 하면서 시-공간적으로 일정한 구조를 가진 장으로 전이하여 달성할 수 있다.
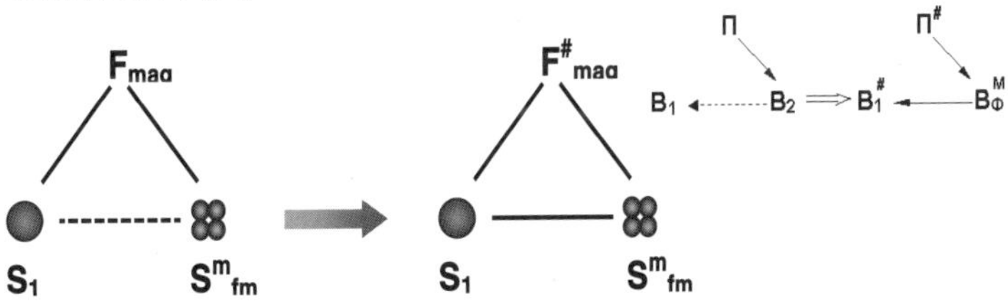
</td></tr>
<tr><td>참조</td><td colspan="3">발명원리: 28. 기계적 원리의 변경 24. 매개물</td></tr>
<tr><td>사례</td><td colspan="3">[예제]: 플라스틱으로 면섬유 실을 만들기 위해 플라스틱이 가열되고 늘리고 냉각된다. 이 시스템의 성능을 올리기 위해 강자성 입자들이 표면에 적용된다. 표면이 녹으면 자기장에 의해 표면이 늘어나 섬유실을 형성한다.
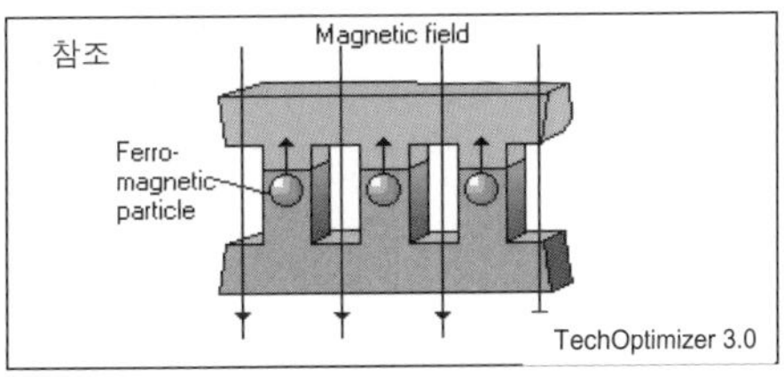
</td></tr>
</table>

Class 2: 물질-장의 진화

Group 2.4 : 강자성 물질-장 **(12)**

Class 2	표준 해결법 2.4.10	명칭	강자성 물질-장에서의 리듬조화
내용	만일 강자성 물질-장의 **효율을 향상**시키려면, 시스템 구성 요소간의 **리듬을 일치**시킴으로써 달성할 수 있다.		
참조	발명원리: **18. 기계적 진동, 19. 주기적 작용, 28. 기계적 원리의 변경**		
사례	**[예제]**: 자장내의 진동이 물체를 분리한다. **가루의 부착력**을 감소하기 위해 **자기장을 역동기화** 한다. 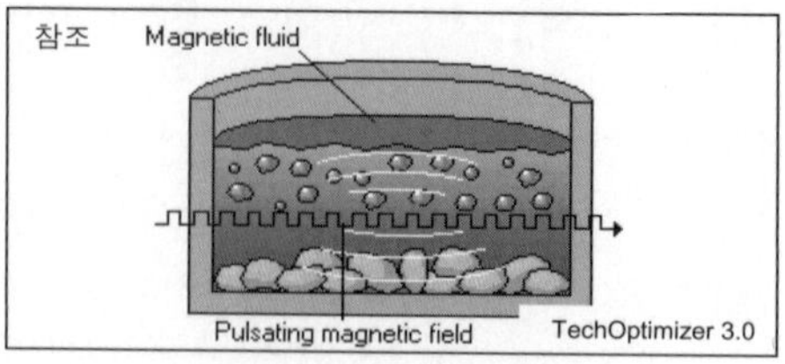		

Class 2: 물질-장의 진화

Group 2.4 : 강자성 물질-장 **(12)**

Class 2	표준 해결법 2.4.11	명칭	전기 물질-장으로 전이
내용	만일 강자성을 도입하는 것이 매우 어렵고 자화(magnetization)시키는 것도 어렵다면, a) 외부 **전자기장**과 전류간의 상호작용, b) 비접촉식으로 유도된, 접촉을 통해서 얻은 **전기장**, c) 전류들간의 상호작용을 이용하여 **전기 물질-장**을 합성해야 한다.		
참조	<u>주의:</u> 전기 물질-장은 전류가 작용하는 물질-장로 전기 물질-장의 발전은 강자성 복합 물질-장의 발전라인을 따른다. Evolution line :**단순 전기 물질-장→복합 전기 물질-장→외부 환경내의 전기 물질-장→전기 물질-장의 Dynamization→구조화→리듬의 일치** 발명원리: **28. 기계적 원리의 변경**		
사례	**[예제]**: 금속에서 **비자성 부위의 밀착력**을 증가시키려면 그 안에 **전기와 자기가** 통과하도록 하면 된다. **[예제]**: 바위를 깨기 위해 **두 개의 도체를 평행**하게 위치하게 바위에 고정하여 심어 놓고, 도체에 **펄스 전류**를 흘리면 바위가 깨진다.		

Class 2: 물질-장의 진화

Group 2.4 : 강자성 물질-장 **(12)**

Class 2	표준 해결법 2.4.12	명칭	전기 영동 액체
내용	만약 자성유체를 사용할 수 없다면, **전기영동 액체**를 사용할 수 있다.(예를 들어 **톨루엔**에 미세한 석영가루를 첨가하면 전기장을 이용해서 **점도**를 조정할 수 있다). **전기영동 액체**를 적용한 물질-장은 전기 물질-장의 특수 형태이다.		
참조	발명원리: **28. 기계적 원리의 변경 35. 물성치 변화**		
사례	**[예제]**: 조정되는 점도를 가지는 **전기영동 유체**(Electrorheologic Fluid)는 **충격 흡수**에 사용한다. 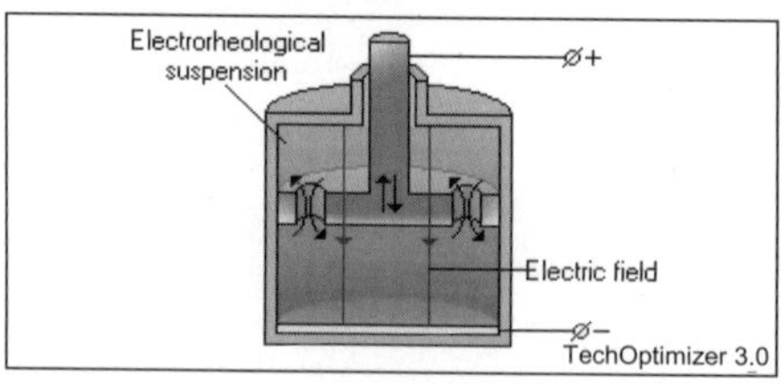		

Class 3 : 상위 시스템과 마이크로 레벨로 전이
Group 3.1 : 이중-시스템과 다중-시스템으로 전이 (5)

CLASS 3. Transition to supersystem and on the microlevel

Group 3.1. Transition to bi.system and to poly.systems

Alongside with **"intra.system"** perfection (the line of standards of a class 2) exists a line **"extra.system"** developments: At any stage of internal development the system can be incorporated with other systems in super.system with new qualities.

Standard 3.1.1. Transition to bi-system and to poly-system
Standard 3.1.2. Development of communications in bi-system and poly-system
Standard 3.1.3. Increase in distinction between elements bi-system and poly-system
Standard 3.1.4. Curtailing bi-system and poly-system
Standard 3.1.5. Incompatible properties of system and its parts

Class 3 : 상위 시스템과 마이크로 레벨로 전이
Group 3.1 : 이중-시스템과 다중-시스템으로 전이 (5)

Class 3	표준 해결법 3.1.1	명칭	시스템 전이 1a : 이중-과 다중- 시스템
내용	만일 시스템 진화과정의 어떠한 단계에서 시스템의 **효율을 향상**시키려면, 다른 시스템과 결합하여 **이중- 또는 다중- 시스템**을 만들어 달성할 수 있다.		
참조	주의: 이중-또는 다중-시스템은 간단히 2개 또는 그 이상의 요소를 결합하여 만들 수 있다. 결합되는 요소는 **물질, 물질-장 짝, 또는 전체 물질-장이** 될 수 있다. 분리원리: **3. 시스템 전이 1a: 동질/이질 시스템을 상위시스템으로 합친다.**		
사례	[예제]: **얇은 유리판의 측면을 연마 가공**할 때, 여러 개의 유리판을 포개어 동시에 가공함으로써 파손을 방지한다. 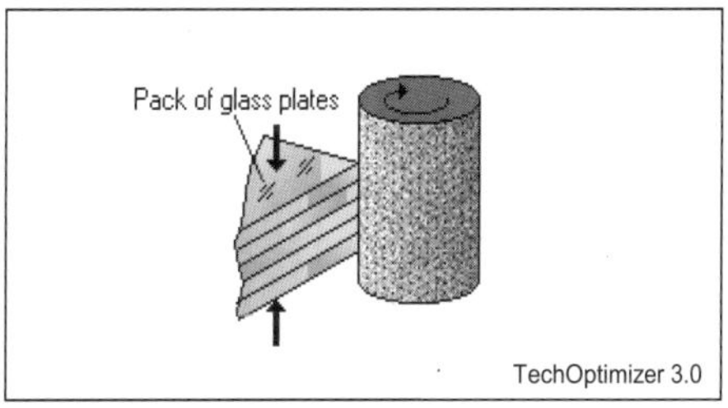 		

Class 3 : 상위 시스템과 마이크로 레벨로 전이
Group 3.1 : 이중-시스템과 다중-시스템으로 전이 **(5)**

Class 3	표준 해결법 3.1.2	명칭	이중-과 다중-시스템에서의 링크 발전
내용	이중- 또는 다중-시스템의 **효율을 향상**시키려면, 시스템 요소간에 **링크를 발전**시켜 달성할 수 있다.		
참조	<u>주의:</u> 이중- 또는 다중-시스템의 요소들간에 링크는 보다 강하게 하거나 보다 다이나믹 하게 할 수 있다.		
사례	[예제]: 3대의 기중기를 같이 동시에 이용하여 매우 무거운 물체를 들어 올리는 작용을 개선하기 위해, 3대 기중기의 **작용을 동기화 하는 삼각 형태의 강한 물체**를 사용한다.		

<table>
<tr><td>Class</td><td>표준 해결법 3.1.3</td><td>명칭</td><td>시스템 전이 1b : 요소들 사이의 차이 증폭</td></tr>
<tr><td>내용</td><td colspan="3">이중- 또는 다중-시스템의 효율을 향상시키려면, 이중- 또는 다중-시스템 요소간의 차이를 크게 하여 달성할 수 있다. 이러한 변형은 다음의 라인을 따른다.

Evolution line :유사한 요소(같은 색의 연필)→다른 성질의 요소(다른 색의 연필)→다른 요소(그림도구집합)→반대 기능 요소간의 결합(연필과 지우개)

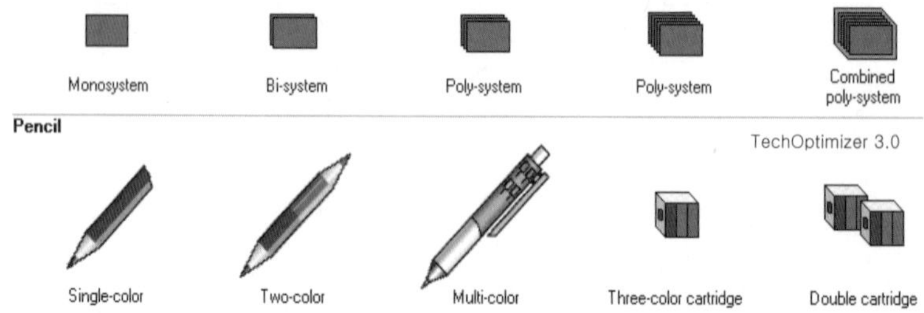
</td></tr>
</table>

Class 3 : 상위 시스템과 마이크로 레벨로 전이
Group 3.1 : 이중-시스템과 다중-시스템으로 전이 **(5)**

<table>
<tr><td>Class 3</td><td>표준 해결법 3.1.3</td><td>명칭</td><td>시스템 전이 1b : 요소들 사이의 차이 증폭</td></tr>
<tr><td>사례</td><td colspan="3">[예제]: 두꺼운 금속판을 용접하기 위하여 여러 개의 용접 전극이 사용된다. 용접 전극은 일렬로 위치하고 있으며 다음 단계에 있는 용접 전극은 그 전단계에 있는 것보다 더 큰 용접 전류와 용접 깊이를 갖는다.

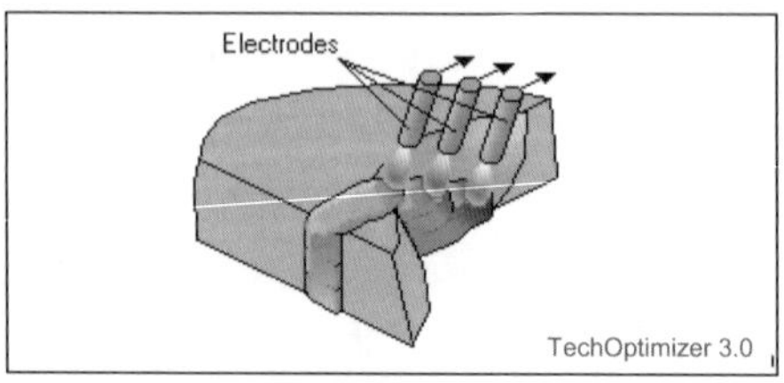
</td></tr>
</table>

Class 3 : 상위 시스템과 마이크로 레벨로 전이
Group 3.1 : 이중-시스템과 다중-시스템으로 전이 **(5)**

Class 3	표준 해결법 3.1.4	명칭	이중-과 다중-시스템의 단순화
내용	이중- 또는 다중-시스템의 **효율을 향상**시키려면, 여러 요소들을 하나의 요소에 통합하여 **부가적인 요소를 제거**하여 달성할 수 있다. **완벽히 통합된 이중-, 다중-시스템은 다시 단일(mono) 시스템**으로 바뀌고, **다른 수준의 시스템과의 통합이 반복된다.**		
참조	발명원리: **5. 합병**		
사례	**[예제]**: 이전 계기판에서 3가지의 서로 다른 표시판이 사용되었으나, 현재는 하나의 표시판에 색깔이 서로 다른 바늘 침을 사용한다.		

Class 3	표준 해결법 3.1.5	명칭	시스템 전이 1c: 부분과 전체의 반대 특성
내용	이중- 또는 다중-시스템의 효율을 향상시키려면, 양립할 수 없는 특성을 시스템과 시스템 부품 사이에 분배함으로써 달성할 수 있다. 이는 **전체 시스템이 A특성을 가지고 시스템 부품은 반대-A 특성**을 가지게 하는 두 단계 구조로 달성할 수 있다.		
참조	분리원리: **5. 시스템 전이 1c : 전체 시스템이 X란 특성을 갖고 시스템의 부분이 X의 반대(anti-X) 특성을 갖도록 한다.**		
사례	**[예제]**: 바이스(Vice)의 동작부를 세분화된 핀들로 서로 상대 운동을 할 수 있도록 고안함으로써 여러 가시 형상의 부품을 신속하게 고정시킬 수 있다. 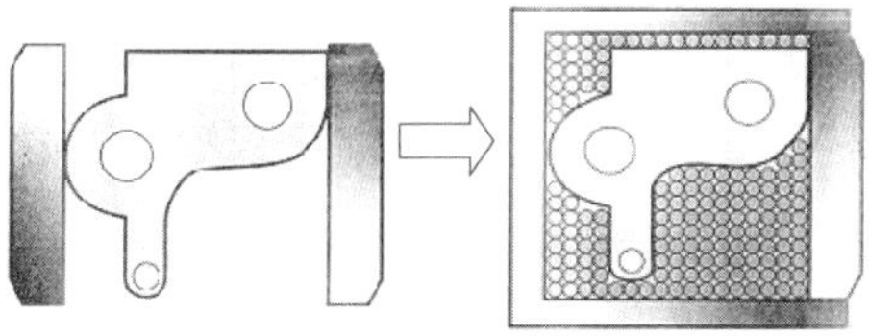		

Class 3 : 상위 시스템과 마이크로 레벨로 전이
Group 3.2 : 마이크로 레벨로 전이 (1)

Group 3.2 Transition to the microlevel

There are two ways of transition to essentially new systems: Transition to **supersystem** ("a way upwards" - standards of a group 3.1) and Transition to use of **"deep" sub-systems** ("a way downwards" - a group 3.2).

Standard 3.2.1. Transition to a microlevel

Class 3 : 상위 시스템과 마이크로 레벨로 전이
Group 3.2 : 마이크로 레벨로 전이 (1)

<table>
<tr><td>Class 3</td><td>표준 해결법 3.2.1</td><td>명칭</td><td>시스템 전이 2: 마이크로 레벨</td></tr>
<tr><td>내용</td><td colspan="3">만일 시스템 진화 과정의 어떠한 단계에서 시스템의 효율을 향상시키려면, 매크로 레벨로 부터 마이크로 레벨로 전이를 통하여 달성할 수 있다: 시스템이나 시스템의 부품은 장과 상호 작용하여 원하는 기능을 수행할 수 있는 물질로 대체 된다.</td></tr>
<tr><td>참조</td><td colspan="3"><u>주의:</u> 다양한 마이크로 레벨(결정 격자, 분자, 이온, Domains, 원자, Fundamental Particles, 장, 등)이 존재하므로 마이크로 레벨로 전이할 때에는 그 레벨을 다양하게 선택할 수 있으며, 하나의 마이크로 레벨에서 수준이 더 낮은 다른 마이크로 레벨로의 전이에도 다양하게 선택할 수 있으므로 문제를 해결하는 과정에서는 이를 반드시 고려해야 한다.
발명원리: 1. 분리,
분리원리: 6. 시스템 전이 2: 마이크로 레벨에서 작동되는 시스템으로 전이.</td></tr>
<tr><td>사례</td><td colspan="3">[예제]: 미세나사를 사용하여 기구적으로 제어하는 것보다 금속봉을 사용하여 열로써 제어함으로써 미세한 조정이 가능하다. 열팽창 효과에 의해 금속봉의 수축과 팽창을 미세하게 제어하는 것이 가능하다.
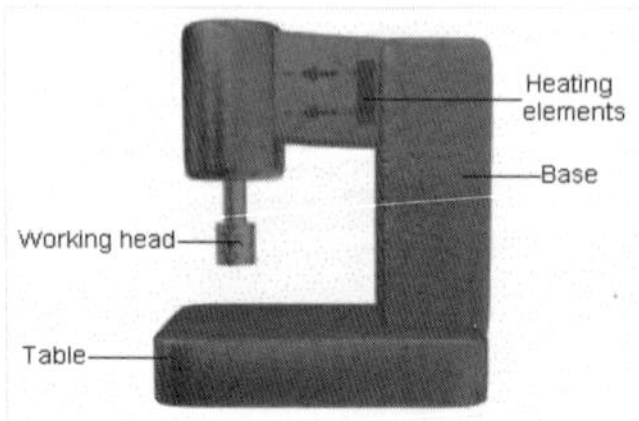

TechOptimizer 3.0
예) 베이스의 열적 변형이 테이블과 동작부의 끝 부분의 상대적 위치를 변경한다.
[예제]: 압전성 물질(Piezoelectric materials)을 이용한 미세한 조정
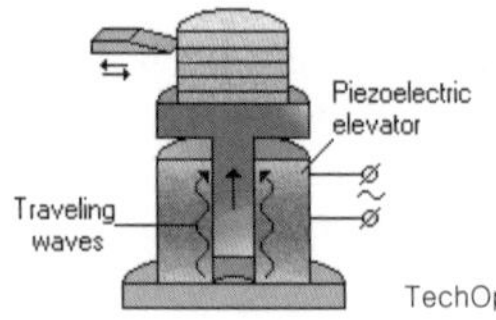

TechOptimizer 3.0</td></tr>
</table>

Class 4 : 측정 및 검출 관련 표준 해결법
Group 4.1 : 측정/검출 대신에 시스템 변경 (3)

CLASS 4. Standards on detection and measurement of systems

Group 4.1. Roundabout ways

Measurements and detection in systems serve the main thing - "measuring" action. Therefore it is desirable so to reconstruct the main action, that it excluded necessity (or reduced to a minimum) of "measuring" actions. Certainly, not to the detriment of accuracy.

Standard 4.1.1. Change of system instead of detection and measurement,
Standard 4.1.2. Use of copies
Standard 4.1.3. Consecutive detection of changes

Class 4 : 측정 및 검출 관련 표준 해결법
Group 4.1 : 측정/검출 대신에 시스템 변경 (3)

Class 4	표준 해결법 4.1.1	명칭	측정, 검출 대신에 시스템 변경
내용	만일 검출이나 측정을 해야 한다면, **측정이나 검출이 필요하지 않도록 시스템을 변화**시킨다.		
참조	발명원리 :**36. 상전이, 37. 열 팽창**		
사례	[예제]: **영구 전기 모터**의 **과열**을 막기위해 **온도센서**가 모터의 온도를 감지한다. 만약 **모터의 지주(poles)**를 **과열 임계온도**와 동일한 **큐리 포인트(Curie Point)**를 가지는 **합금**으로 제작한다면 모터의 동작이 스스로 멈출 것이다. ? 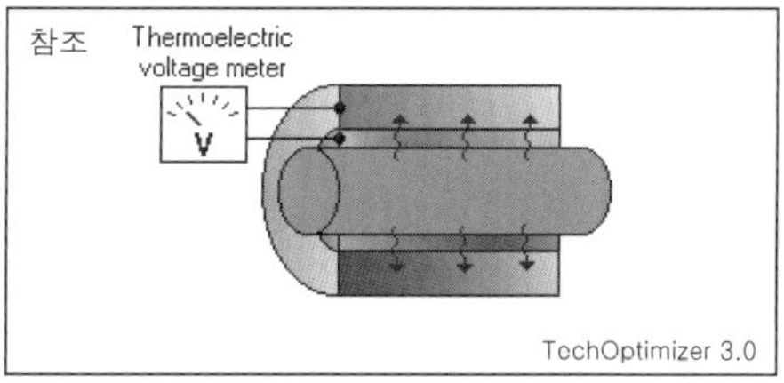 		

Class 4 : 측정 및 검출 관련 표준 해결법
Group 4.1 : 측정/검출 대신에 시스템 변경 (3)

Class 4	표준 해결법 4.1.2	명칭	복사 적용
내용	만일 검출이나 측정을 해야 하고 검출이나 측정이 필요 없도록 시스템을 변화시키는 것이 불가능하다면, **검출 대상의 복사물(예, 사진)의 성질을 검출/측정**하여 문제를 해결할 수 있다.		
참조	발명원리: 24. **매개물**, 26. **복사**		
사례	**[예제]**: **살아있는 맹독성 뱀의 길이**를 측정하는 것은 매우 위험한 일이다. 이 경우에는 **사진(자와 함께)**을 찍어 길이를 측정하는 것이 제안될 수 있다.		

Class 4	표준 해결법 4.1.3	명칭	변화의 연속적 검출
내용	만일 검출이나 측정을 해야 하고 측정이 필요 없도록 시스템을 변화시키는 것이 불가능하고 측정대상을 복사하는 것도 불가능하다면, **측정 문제를 연속적인 검출 문제로 바꾸어 문제를 해결**할 수 있다.		
참조	<u>주의:</u> 측정은 어떤 정확도를 갖고 수행된다. 그러므로 문제가 연속적으로 측정하는 것이라도 2개의 연속적인 검출을 포함하는 측정이라는 단순화된 형태의 문제로 변환할 수 있으며 이로써 문제는 상당히 단순해 진다. 발명원리: 32. **색 변화**		
사례	**[예제]**: 온도를 측정하는 방법으로 온도에 따라 **색깔이 변하는 물질을 사용**하는 것이 가능할 수 있다. 즉 여러 개의 이러한 물질을 사용하면 다른 여러 온도를 측정할 수 있다 (예, 수족관 온도 측정 테이프). **[예제]**: 색깔 변화를 이용하여 두께나 깊이 측정		

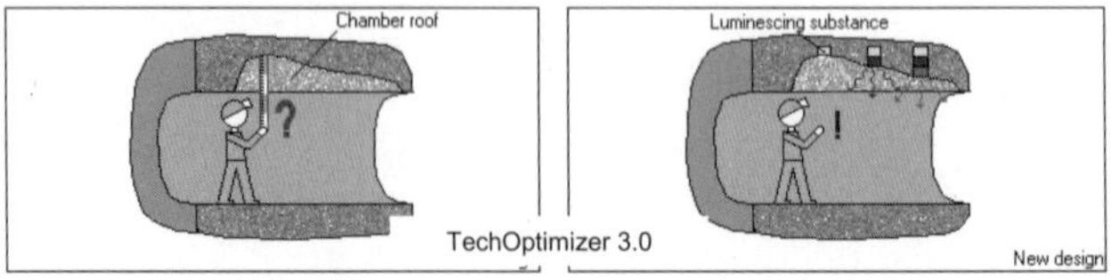

Class 4 : 측정 및 검출 관련 표준 해결법
Group 4.2 : 측정 시스템의 합성 (4)

4.2. Synthesis of measuring systems

The typical tactics for synthesis of measuring systems is shown: in any way to complete vepol, entering missing substances or fields. In the synthesis of measuring vepol, the structure of vepol should ensure **the different direction of a field on an output**.

Standard 4.2.1. Synthesis of measuring vepol
Standard 4.2.2. Transition to complex measuring vepol
Standard 4.2.3. Transition to measuring vepol on an environment
Standard 4.2.4. Reception of additives in an environment

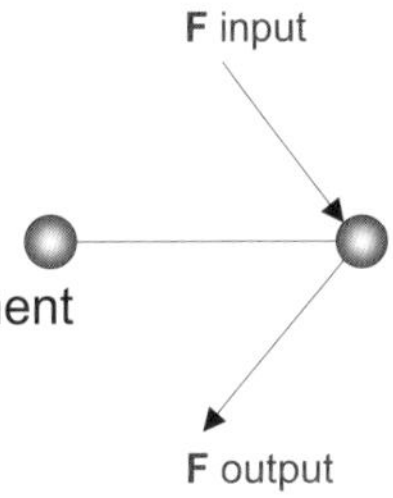

Class 4 : 측정 및 검출 관련 표준 해결법
Group 4.2 : 측정 시스템의 합성 (4)

Class 4	표준 해결법 4.2.1	명칭	측정 물질-장의 합성
내용	불완전한 물질-장의 검출이나 측정이 어렵다면, 이러한 문제는 **단순 또는 이중 물질-장**으로 합성함으로써 산출되는 장을 이용하여 해결될 수 있다. 즉 **측정 변수**를 직접 검출하거나 측정하는 방법 대신에 장에 의해서 발생될 수 있는 다른 변수를 검출하거나 측정한다. 이 경우 **장에서 발생하는 측정 변수는 측정 및 검출이 용이해야 하며 이 측정 변수가 궁극적으로 측정하고자 하는 변수를 잘 나타내야 한다.** 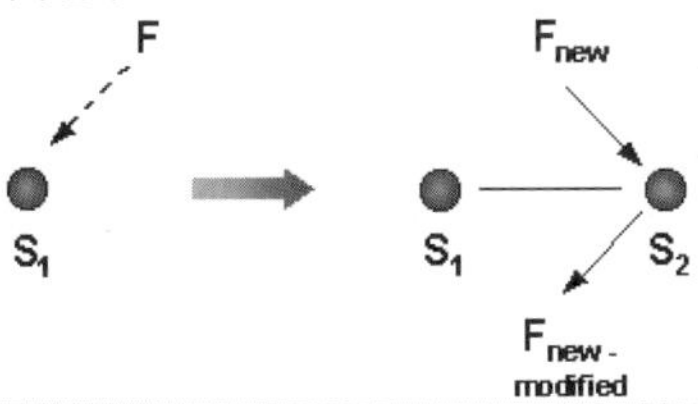		
참조	발명원리: 28. 기계적 원리의 변경		
사례	[예제]: **액체(S1)가 끓기 시작하는 순간**을 검출하기 위해서 **전류(F new)**를 액체에 통과시키는 방법이 제안될 수 있다. 액체가 끓는 동안에 **공기 기포(S2)**가 발생되어 **액체의 전기 저항** (F new.modified)이 급격하게 줄어든다. 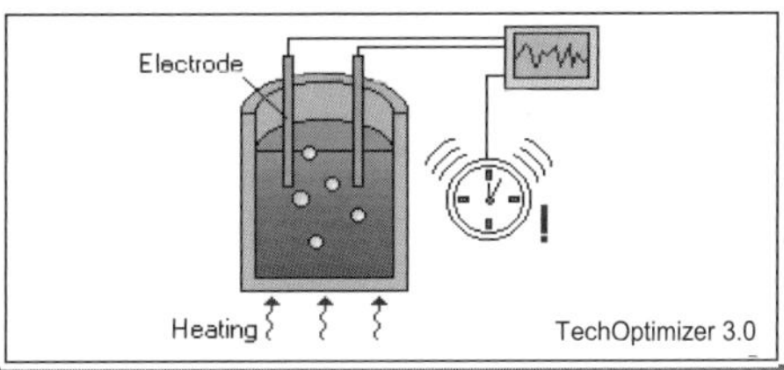		

Class 4 : 측정 및 검출 관련 표준 해결법
Group 4.2 : 측정 시스템의 합성 (4)

Class 4	표준 해결법 4.2.2	명칭	복합 측정 물질-장으로 전이
내용	만일 어떤 시스템이나 그 구성 요소의 검출이나 측정이 어렵다면, 쉽게 검출/측정될 수 있는 **첨가물**을 도입한 **내부 또는 외부의 복합 측정 물질-장으로 전이**하여야 한다. 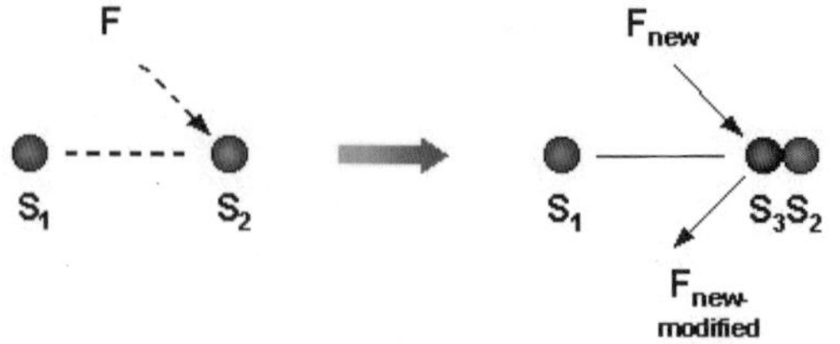		
참조	발명원리: **28. 기계적 원리의 변경**		
사례	**[예제]:** **육안으로**(S1) 냉장고의 냉매 누출(leakage)을 검출하기 위해서 **발광**(F new modified)하는 **파우더 물질**(S3)을 **냉매**(S2)에 혼합 시키고, **자외선 빛** (F new)을 쪼여 검출한다. 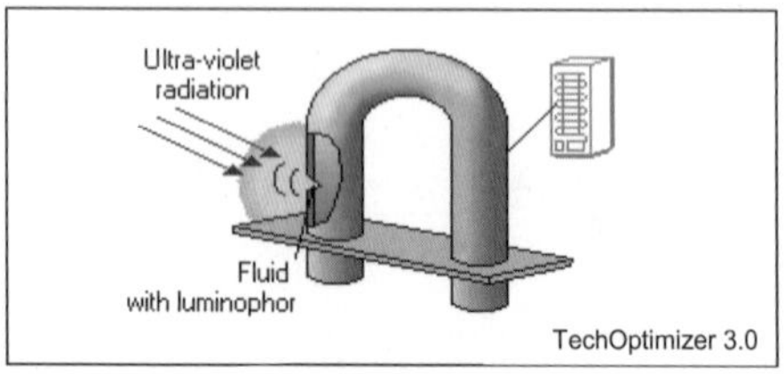		

Class 4 : 측정 및 검출 관련 표준 해결법
Group 4.2 : 측정 시스템의 합성 (4)

Class 4	표준 해결법 4.2.3	명칭	환경에서 측정 물질-장으로 전이
내용	만일 주어진 시간에 어떤 시스템을 검출하거나 측정하기 어렵고 동시에 **시스템 내부에 첨가물**을 도입하는 것이 불가능하다면, 쉽게 검출/측정 가능한 장을 발생시키는 **첨가물을 외부환경에 도입**하여야 한다. 이때 **외부 환경의 변화 상태로써 측정 대상의 상태**를 알 수 있게 된다. 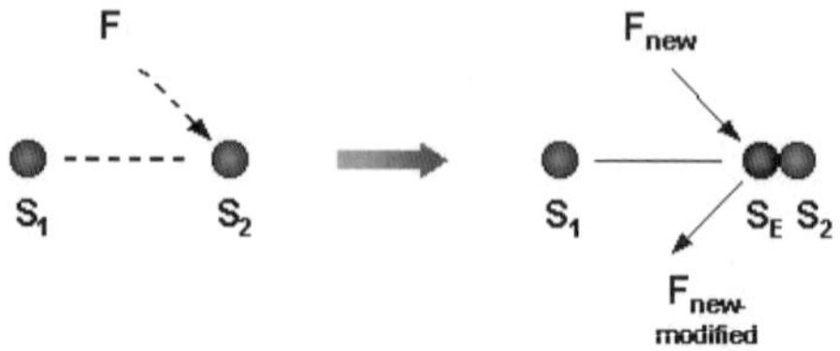		
참조	발명원리: **28. 기계적 원리의 변경**		
사례	**[예제]:** 다른 디스크와 접촉하여 회전하는 **금속 디스크의 마모를 검출**하기 위해서 **오일 윤활제**(S2)**에 발광 파우더**(Se)를 첨가하는 것이 제안되고 있다. 오일에 의해 마모된 금속 입자들이 쌓이게 되고 이로 인해 **오일의 발광도**(F new modified)가 떨어지게 된다.		

Class 4	표준 해결법 4.2.4	명칭	환경에서 첨가물 도입
내용	만일 쉽게 검출 가능한 첨가물을 외부환경에 도입하는 것이 불가능하다면, **외부 환경 자체**를 이용하여 검출하여야 한다. 예를 들어 외부 환경을 **분해**하거나 외부환경의 응집 상태를 변화시킴으로써 측정대상의 변화를 검출하여야 한다.		
참조	주의: **전기분해**나 **캐비테이션** 그리고 기타 방법등에 의해서 발생되는 **가스나 증기 기포** 등은 외부 환경을 **분해** 시킨 결과로써 발생되는 하나의 **첨가제**라 생각할 수 있다. 발명원리: **28. 기계적 원리의 변경**		
사례	**[예제]:** 파이프를 흐르는 물의 속도는 **캐비테이션의 결과로써 발생되는 공기 기포**의 양에 의해 측정이 가능하다.		

Class 4 : 측정 및 검출 관련 표준 해결법
Group 4.3 : 측정 시스템의 강화 (3)

4.3. Speed-up of measuring vepol

Measuring vepol can be forced by application of physical effects and due to the coordination of rhythmics.

Standard 4.3.1. Use of Physical Effects
Standard 4.3.2. Use of a resonance of controllable object
Standard 4.3.3. Use of a resonance of the attached object

Class 4 : 측정 및 검출 관련 표준 해결법
Group 4.3 : 측정 시스템의 강화 (3)

Class 4	표준 해결법 4.3.1	명칭	물리적 효과나 현상의 적용
내용	만일 측정 물질-장의 효율을 향상시키려면 **물리적 효과**를 적용한다.		
참조	발명원리: **32. 색 변화, 36. 상전이**		
사례	**[예제]**: 액체의 온도는 **온도에 따른 수축계수의 변화**를 측정함으로써 얻을 수 있다.		

Class 4	표준 해결법 4.3.2	명칭	시료의 공명 진동수의 적용
내용	만일 시스템의 변화를 직접적으로 측정하거나 검출하는 것이 불가능하고 어떠한 장도 시스템을 통과할 수 없는 경우, 이러한 문제는 **시스템 또는 구성 요소의 공진**(Resonance oscillations)을 이용하여 해결할 수 있다. **진동수의 변화**는 시스템에 변화가 발생하고 있다는 것을 의미한다.		
참조	발명원리: **18. 기계적 진동**		
사례	**[예제]**: 용기 안에 들어있는 **물질의 질량을 측정**하기 위해 기계적인 공진을 이용할 수 있다. 시스템의 **공진주파수**는 시스템의 질량과 밀접한 관계를 가진다. 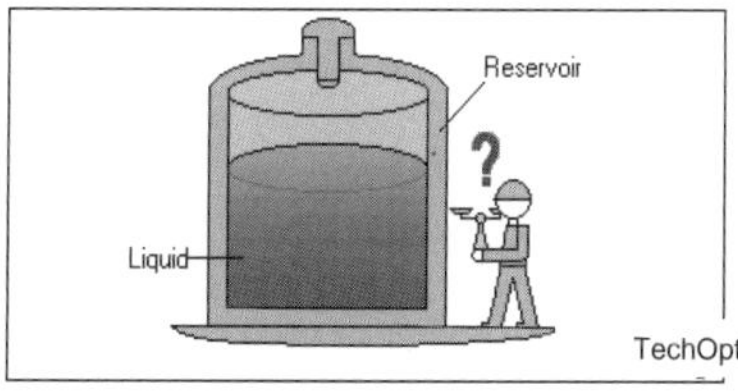 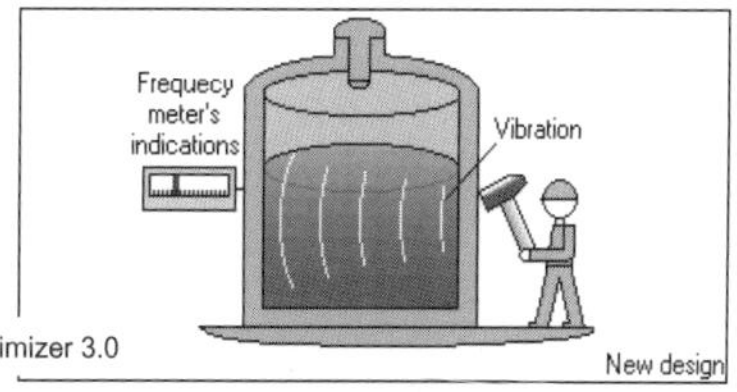 		

Class 4 : 측정 및 검출 관련 표준 해결법

Group 4.3 : 측정 시스템의 강화 (3)

Class 4	표준 해결법 4.3.3	명칭	결합 물체의 공명 진동수의 적용
내용	만일 시스템 내에서 **공진**을 발생시키기 어려우면, 시스템의 상태는 시스템과 관련된 외부 환경의 **고유 진동수**(Natural frequency)의 **변화**를 이용하여 측정할 수 있다.		
참조			
사례	[예제]: 끓는 액체로 부터 증발하는 **기체의 고유진동수를 측정함으로써 끓는 액체의 질량을 측정**할 수 있다. [예제]: 공진 주파수 측정을 이용한 **두께의 측정** 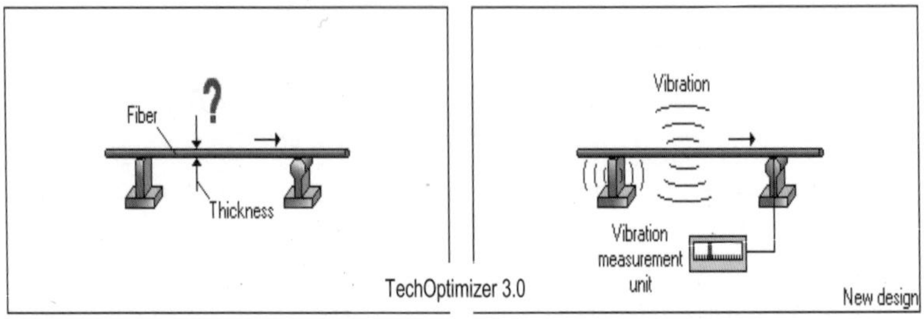 		

Class 4 : 측정 및 검출 관련 표준 해결법
Group 4.4 : 강자성 물질-장 측정 시스템으로 전이 (5)

Group 4.4. Transition to f-vepol measuring systems

Measuring vepol have especially expressed tendency of transition in fepol.

Standard 4.4.1. Transition to measuring “proto-fepol"
Standard 4.4.2. Transition to measuring fepol
Standard 4.4.3. Transition to complex measuring fepol
Standard 4.4.4. Transition to measuring fepol on an environment
Standard 4.4.5. Use of Physical Effects

Class 4 : 측정 및 검출 관련 표준 해결법
Group 4.4 : 강자성 물질-장 측정 시스템으로 전이 (5)

Class 4	표준 해결법 4.4.1	명칭	측정 예비 강자성-장
내용	만일 측정 물질-장의 **효율을 향상**시키려면, **강자성 물질**이나 **자기장**을 이용할 수 있다.		
참조	주의: 이 표준 해결법에서는 **세분화되지 않은 강자성 물체**(non-fragmented ferromagnetic object)을 의미한다.		
사례	[**예제**]: 선박 표면의 구멍을 찾기 위해 **자석**을 이용한다. 내부에 영구자석을 움직이면서 **마그네토 미터**로 자성을 측정하면 구멍을 쉽게 찾을 수 있다. 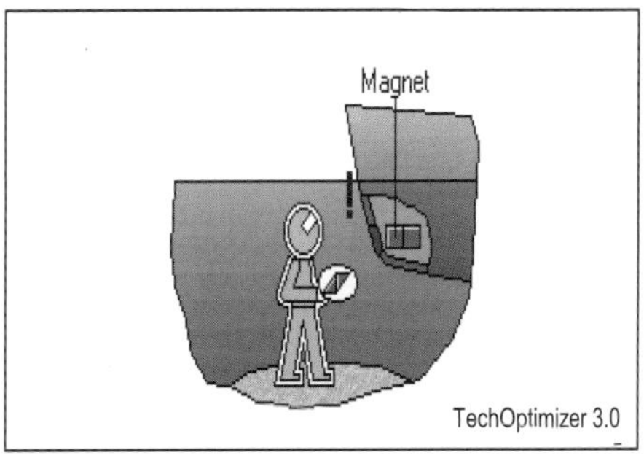 		

Class 4 : 측정 및 검출 관련 표준 해결법
Group 4.4 : 강자성 물질-장 측정 시스템으로 전이 (5)

Class 4	표준 해결법 4.4.2	명칭	측정 강자성 물질-장으로 전이
내용	만일 검출이나 측정의 **효율을 향상**시키려면, 물질 중 하나를 **강자성 입자**로 바꿔(또는 강자성 입자를 추가) **강자성 물질-장**으로 전이하여 자기장을 검출하거나 측정함으로써 달성될 수 있다. 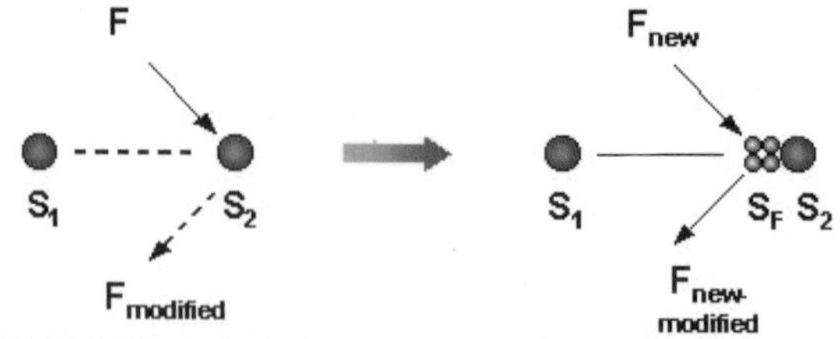 		
참조			
사례	[예제]: **플라스틱(S2)**의 **경화(F new) 정도**를 측정하기 위해 **강자성 파우더 물질(Sf)**을 첨가하는 것이 요구된다. **자성 투과도(F new-modified)**를 측정하면 된다. 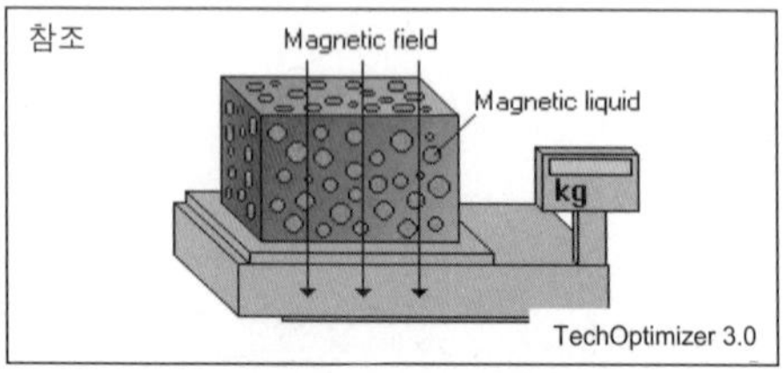 		

Class 4 : 측정 및 검출 관련 표준 해결법
Group 4.4 : 강자성 물질-장 측정 시스템으로 전이 (5)

Class 4	표준 해결법 4.4.3	명칭	복합 측정 강자성 물질-장으로 전이
내용	만일 검출이나 측정의 효율을 **강자성 물질-장으로 전이**를 이용하여 향상시키려는데 **강자성 입자**로 대체하는 것이 불가능하면, **강자성 첨가제**를 기존 물질에 도입(또는 첨가)하여 **복합 강자성 물질-장**을 만들 수 있다.		
참조			
사례	[예제]: **바위**를 파괴하기 위해서 **고압의 액체**를 바위에 도입한다. 이 액체의 상태를 검출하기 위해서 **강자성 입자 또는 파우더 물질**을 액체에 첨가하고 자기장으로 조사한다.		

Class 4	표준 해결법 4.4.4	명칭	환경에서 측정 강자성 물질-장으로 전이
내용	만일 검출이나 측정의 효율을 **강자성 물질-장으로 전이**를 이용하여 향상시키려는데 강자성 입자를 도입하는 것이 불가능하면, **외부 환경에 강자성 입자를 도입**할 수 있다.		
참조			
사례	[예제]: 배가 움직이면 **파도**가 생긴다. "파도가 어떻게 형성되는가" 등에 대한 연구를 하기위해 **강자성 입자를 물에 첨가**한다.		

Class 4	표준 해결법 4.4.5	명칭	물리적 효과나 현상의 사용
내용	만일 **강자성 측정 물질-장의 효율을 향상**시키려면, **물리적 효과**를 사용하면 된다. 예를 들어 Curie Point, Hopkins & Barkhausen효과 그리고 Magneto-elastic Effect, 등		
참조			
사례	[예제]: **온도를 측정**하기 위해 요구되는 온도의 **큐리점을 가진 자석물질**이 사용된다.		

Class 4 : 측정 및 검출 관련 표준 해결법
Group 4.5 : 측정 시스템의 진화 (2)

Group 4.5. The direction pf development of measuring systems

Development of measuring vepol is made by usual system transitions, but has also specific features.

Standard 4.5.1. Transition to measuring bi-system and to poly-systems
Standard 4.5.2. Transition to measurement of derivatives

Class 4 : 측정 및 검출 관련 표준 해결법
Group 4.5 : 측정 시스템의 진화 (2)

Class 4	표준 해결법 4.5.1	명칭	이중- 과 다중- 시스템 전이
내용	만일 **진화**의 어떤 단계에 있는 **측정 시스템의 효율**을 향상시키려면, **이중 또는 다중 시스템을 형성**함으로써 달성될 수 있다.		
참조	주의: 이중 또는 다중 시스템을 형성하기 위해서는 2개 또는 그 이상의 요소들이 결합된다. 결합되는 요소는 물질, 장, 물질과 장이 일체인 요소(예, 이온) 또는 물질-장이 될 수 있다.		
사례	[예제]: **작은 벌레의 체온을 정확히 측정**하기 위해 여러 마리의 벌레를 한 곳에 **모아 놓고 측정**하는 것이 제안 되었다. 		

Class 4 : 측정 및 검출 관련 표준 해결법
Group 4.5 : 측정 시스템의 진화 (2)

Class 4	표준 해결법 4.5.2	명칭	진화의 방향
내용	만일 측정 시스템을 진화 시키려면, 제어 가능한 기능의 **파생물을 측정**함으로써 달성될 수 있다. **전이 과정**은 다음과 같다. **기능의 측정→기능의 첫번째 미분 양 측정→기능의 두 번째 미분 양 측정**		
참조			
사례	[예제]: 암석에서의 **응력 변화**는 암석에서 **전기 저항 변화율**에 의해 측정된다. 참조 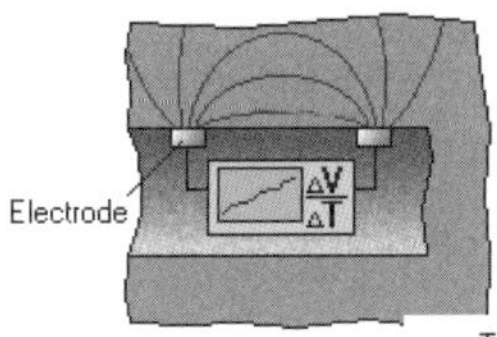 TechOptimizer 3.0		

Class 5 : 표준 해결법 응용을 위한 표준 해결법(IFR))
Group 5.1 : 물질 도입의 주안점 (4+8)

CLASS 5. Standards for application of standards

Group 5.1. Features of introduction of substances

Upon construction, reorganization, and destruction of vepol, frequently it is necessary to enter **new substances**. Their introduction is connected to the technical difficulties, or the reduction of **a degree of ideality of system**. Therefore, substances should **" be entered without entering "** and to use **various roundabout ways**.

Standard 5.1.1. Roundabout ways
Standard 5.1.2. Division of an object into cooperating parts
Standard 5.1.3. Self-elimination of the fulfilled substances
Standard 5.1.4. Use of inflatable designs and foams

Class 5 : 표준 해결법 응용을 위한 표준 해결법(IFR))
Group 5.1 : 물질 도입의 주안점 (4+8)

Class 5	표준 해결법 5.1.1	명칭	우회적 방법
내용	**표준 해결법** 5.1.1.1. 만일 시스템 내에 물질을 도입해야 하지만 불가능하면, 물질 대신에 **"빈공간(void)"을 도입**할 수 있다. 발명원리: **29. 공기 역학/수 역학, 40. 복합재료, 31.다공성 물질** 주의: **"빈공간(void)"**은 일반적으로 공기 또는 고체로 형성된 빈 공간과 같은 가스상태의 물질을 의미한다. 경우에 따라서 "빈공간(void)"은 액체(거품) 또는 물렁한 상태의 물질과 같은 다른 물질에 의해서도 생성이 가능하다. **표준 해결법** 5.1.1.2. 만일 시스템 내에 물질을 도입해야 하지만 불가능하면, 물질 대신에 **장을 도입**할 수 있다. 발명원리: **28. 기계적 원리의 변경** **표준 해결법** 5.1.1.3. 만일 시스템 내에 물질을 도입해야 하지만 불가능하면, 시스템의 내부에 도입하는 대신에 시스템 **외부에 첨가제(external additive)를 도입**할 수 있다. **표준 해결법** 5.1.1.4. 만일 시스템 내에 물질을 도입해야 하지만 불가능하면, 큰 효력이 있는 매우 소량의 **활성 첨가제(Active additive)를 도입**할 수 있다. 발명원리: **38. 강력한 산화** **표준 해결법** 5.1.1.5. 만일 시스템 내에 물질을 도입해야 하지만 불가능하면, 시스템 내부의 **특정 부위에 매우 소량의 첨가제를 집중적으로 도입**할 수 있다. 발명원리: **3. 국부적 품질** **표준 해결법** 5.1.1.6. 만일 시스템 내에 물질을 도입해야 하지만 불가능하면, 필요한 물질을 **일시적으로 도입하고 나서 이후에 제거**할 수 있다. 발명원리: **24. 매개물 이용** **표준 해결법** 5.1.1.7. 만일 시스템 내에 물질을 도입해야 하지만 불가능하면, 물질의 도입이 허용되는 곳에 물질 대신에 **물질의 복사물**을 도입할 수 있다. 발명원리: **26. 복사** **표준 해결법** 5.1.1.8. 만일 시스템 내에 물질을 도입해야 하지만 시스템의 작동조건에 의해 제한되면, 이후에 **분해 시킬 수 있는 화학적 화합물의 형태로 물질을 도입**할 수 있다. **표준 해결법5** .1.1.9. 만일 시스템 내에 물질을 도입해야 하지만 불가능하면, **전기분해 또는 외부환경이나 물체의 응집 상태를 변경하는 것과 같이 외부 환경이나 물체 자체를 분해하여 물질을 생성**할 수 있다.		

Class 5 : 표준 해결법 응용을 위한 표준 해결법(IFR))

Group 5.1 : 물질 도입의 주안점 (4+8)

Class 5	표준 해결법 5.1.2	명칭	상호 협력하는 부분으로 분리
내용	만일 시스템을 요구대로 변화시키는 것이 어렵고 도구를 다른 것으로 대치하는 것이나 첨가물을 도입하는 것이 불가능하다면, **도구(tool) 대신에 object 를 사용**할 수 있다. 서로 상호 작용하는 요소로 object를 나누어 사용한다.		
참조	발명원리: **1. 분리**		
사례	**[예제]**: 일반적으로 연료, 공기는 하나의 통로를 통해 엔진으로 들어간다. **연소 효율**을 증가시키기 위해 **두 개의 통로**로 연료, 공기 각각을 보내서 충돌시킨다.		

Class 5	표준 해결법 5.1.3	명칭	사용 후 물질 자체의 소멸
내용	시스템 내에 물질이 도입되어 기능을 수행한 이후에는 이 **물질은 사라지거나 시스템 내부 또는 외부 환경에 존재하는 물질과 구분될 수 없도록 되어야 한다.**		
참조	주의: 시스템 내부에 도입된 물질은 화학적 작용이나 상태 변화 등에 의해 제거되어야 한다. 발명원리: **34. 폐기 및 재생**		
사례	**[예제]**: 유도 가열 용해로에서 알루미나(절연체)를 녹이기 위해 알루미늄(도체)을 도입하여 가열을 시작한다.		

Class 5	표준 해결법 5.1.4	명칭	팽창하는 수단이나 거품의 사용
내용	만일 많은 양의 물질을 시스템 내에 도입해야 하지만 불가능하면, **팽창하는 수단으로 "빈공간(Void)**를 쓰거나 물질로써 **거품(foam) 등을 도입**해야 한다.		
참조	주의: 이러한 물질은 일반적으로 **"물질이 많아야 함과 동시에 적어야 하는" 물리모순**을 해결하는데 적용된다. 발명원리: **16. 부족 또는 과동작, 29. 공기 역학/수 역학**		
사례	**[예제]**: 사고 난 비행기를 견인하기 위해 **팽창하는 주머니(bag)**을 날개 밑에 설치한 후 차량으로 이동하면 간단하다.		

Class 5 : 표준 해결법 응용을 위한 표준 해결법(IFR))
Group 5.2 : 장의 도입 (3)

Group 5.2. Introduction of fields

At construction, reorganization and destruction vepol frequently it is necessary to enter **new fields**. To not complicate thus system, it is necessary to use standards of a group 5.2.

Standard 5.2.1. Use of a field in combination
Standard 5.2.2. Use of a field of an environment
Standard 5.2.3. Use of substances-sources of fields

Class 5 : 표준 해결법 응용을 위한 표준 해결법(IFR))
Group 5.2 : 장의 도입 (3)

Class 5	표준 해결법 5.2.1	명칭	이용 가능한 장의 다목적 사용
내용	만일 물질-장 내부에 장이 도입되어야 한다면, **시스템을 구성하는 물질을 매개로 하는 기존의 장**을 우선적으로 이용한다.		
참조	주의: 시스템 내부에 존재하고 있는 물질과 장을 이용함으로써 시스템의 **이상성**이 개선될 수 있다: 시스템 구성 요소의 수를 증가시키지 않고 시스템이 수행하는 기능의 수를 증가시킬 수 있다.		
사례	[예제]: **액체 산소** 안에 가스가 들어 있는 것을 분리하고자 할 경우 액체를 파이프에서 **회전 운동** 시키면 액체는 벽면으로 이동하고 가스가 중심으로 와 서로 분리된다.		

Class 5	표준 해결법 5.2.2	명칭	환경으로 부터의 장 도입
내용	만일 물질-장내부에 장이 도입되어야 하지만, 시스템 내부에 존재하는 기존 장을 사용할 수 없으면, 시스템의 **외부 환경에 존재하고 있는 장**을 이용한다.		
참조	주의: 외부 환경의 장(중력,열,압력 등)을 이용하는 것은 구성 요소 증가 없이 기능의 수를 증가시킬 수 있으므로 시스템의 **이상성**을 향상시킬 수 있다.		
사례	[예제]: 다리에서 **흡입력**을 이용한 **배수 시스템**이 설치되어 있다. 연속적인 흡입력을 만들기 위해 **바람의 흐름**을 이용할 수 있다. 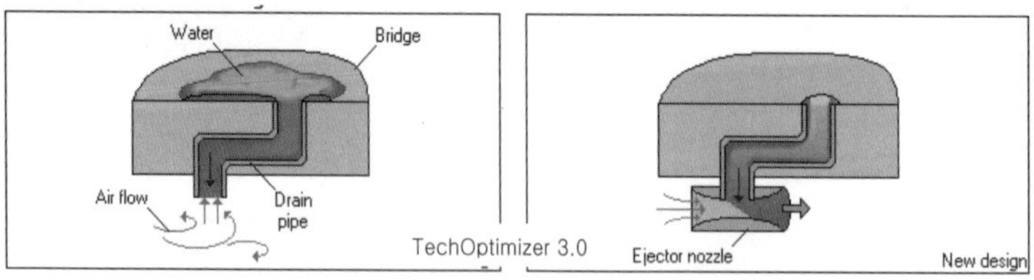		

CHAPTER

Class 5 : 표준 해결법 응용을 위한 표준 해결법(IFR))

Group 5.2 : 장의 도입 (3)

Class 5	표준 해결법 5.2.3	명칭	장 발생 물질의 이용
내용	만일 물질-장 내부에 장이 도입되어야 하지만 시스템 내부 또는 외부에 존재하는 기존 장을 사용할 수 없으면, **시스템의 내부 또는 외부에 존재하고 있는 물질이 매개가 되거나 원천이 될 수 있는 장**을 이용한다.		
참조	<u>주의:</u> 시스템 내부에 **강자성 물질**이 존재하고 이들이 기계적인 목적에 사용되고 있다면 이들의 **자기 특성**을 이용하여 구성요소간의 작용을 개선하거나 **시스템의 상태에 대한 정보**를 얻는 등 **추가적인 효과**를 생성할 수 있다.		
사례	[**예제**]: 공작물과 공구는 열전효과(thermocouple)에 의해 절단 시의 온도를 측정할 수 있다. 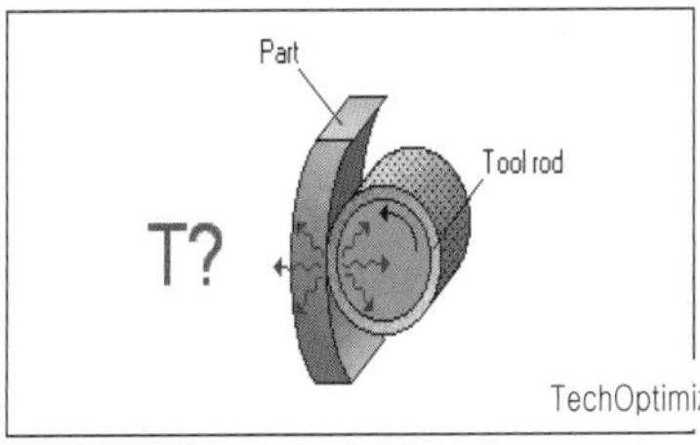 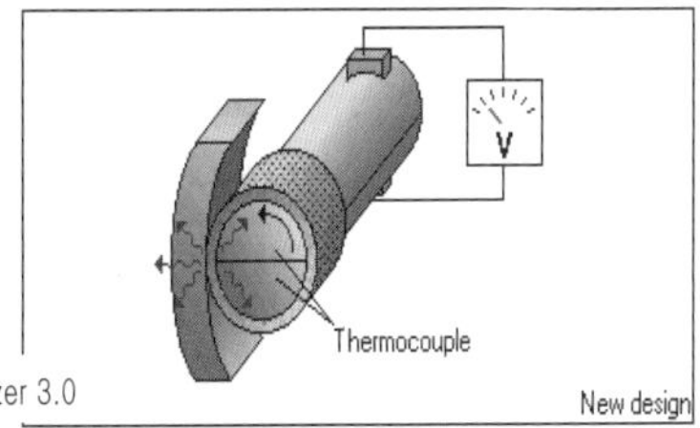		

Class 5 : 표준 해결법 응용을 위한 표준 해결법(IFR))
Group 5.3 : 상 전이의 활용 (5)

Group 5.3. Use of phase transitions

Inconsistent requirements to entered substances and fields can be satisfied with use of **phase transitions**.

Standard 5.3.1. Replacement of a phase condition of substance
Standard 5.3.2. The "Dual" phase condition of substance
Standard 5.3.3. Use of the phenomena accompanying phase transition
Standard 5.3.4. Transition to a bi.phase condition of substance
Standard 5.3.5. Use of interaction between parts (phases) of system

Class 5 : 표준 해결법 응용을 위한 표준 해결법(IFR))
Group 5.3 : 상 전이의 활용 (5)

Class 5	표준 해결법 5.3.1	명칭	상전이 1 : 변하는 상
내용	만일 다른 물질의 도입 없이 **물질 사용의 효율을 증가**시키려면, 그 물질의 **상을 변화**시켜 달성될 수 있다.		
참조	발명원리: 36. **상 전이**, 분리원리: 7. **상 전이** 1: 시스템 일부분이나 환경의 상(phase)의 상태를 바꾼다.		
사례	**[예제]**: 광산의 **공압 장치**의 경우 **압력기체** 대신 **액화기체**가 사용된다.		

Class 5	표준 해결법 5.3.2	명칭	상전이 2 : 역동적 상 상태
내용	만일 두 가지 특성이 필요하다면, 동작조건에 따라 **하나의 상에서 또 다른 상으로 변환될 수 있는 물질**을 이용함으로써 달성될 수 있다.		
참조	발명원리: 36. **상 전이**, 분리원리: 8. **상 전이** 2: 시스템 일부분이 두 개의 상(phase)의 상태를 갖는다. (작용 조건에 따라서 한 상으로부터 다른 상으로의 변화하는 물질 사용)		
사례	**[예제]**: 열 교환기가 **형상 기억 합금**으로 된 **탭**(tab)을 부착하고 있다. 온도가 낮을 때는 탭에 닫혀 있다가 온도가 올라가면 열려 **냉각 표면**을 증가시켜 준다. 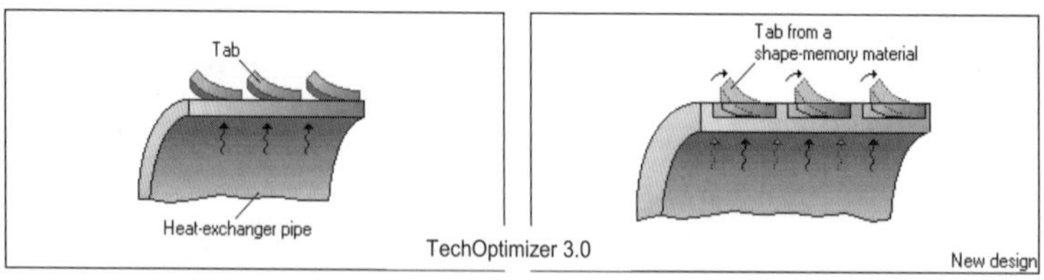		

Class 5 : 표준 해결법 응용을 위한 표준 해결법(IFR))

Group 5.3 : 상 전이의 활용 (5)

Class 5	표준 해결법 5.3.3	명칭	상 전이 3 : 상 전이 관련 현상의 이용
내용	만일 **시스템의 효율을 향상**시키려면, **상변화**에 수반되는 **물리적 현상**을 이용함으로써 달성될 수 있다.		
참조	주의: 상 전이에 의해 전체상태가 변함에 따라 물질의 구조, 밀도, 열전도 등이 달라진다. 또한 상 전이의 과정에서 에너지의 흡수 또는 방출이 일어난다. 분리원리: 9. **상 전이 3**: 상 전이와 관련된 현상을 사용		
사례	**[예제]**: 물건을 나르는 것을 얼음으로 만든다. 얼음이 마찰을 줄여줌. 바위 깰 때 물을 얼려서 팽창하는 힘 사용		

Class 5	표준 해결법 5.3.4	명칭	상 전이 4 : 이중 상 상태로의 전이
내용	만일 두 가지 특성이 필요하다면, **단일 상 물질을 두 개의 상 물질로 대체**함으로써 달성될 수 있다.		
참조	발명원리: 36. **상 전이**, 분리원리: 10. **상 전이 4**: 한 개의 상을 가지고 있는 물질을 두 개의 상을 가지고 있는 물질로 대체		
사례	**[예제]**: 단단한 면을 polishing하는 것은 .강자성 연마입자와 용융된 흑연으로 구성되어 있다.		

Class 5	표준 해결법 5.3.5	명칭	시스템의 부품들(상태들) 사이의 상호작용
내용	만일 단일 상 물질을 두개의 상 물질로 대체한 시스템의 효율을 향상시키려면,시스템의 요소(상태)간의 상호작용(물리 또는 화학적)을 도입하여 달성될 수 있다.		
참조	36. Use phase transition, 분리원리: 10. **상 전이 4**: 한 개의 상을 가지고 있는 물질을 두 개의 상을 가지고 있는 물질로 대체		
사례	**[예제]**: 에너지 기기(Energy devices)에서 화학적으로 반응하는 물질은 가열되면 분해되고, 열을 흡수하며, 분자량이 줄어들고, 냉각하면 다시 원 상태로 돌아오는 화학물질로 만들어 진다.		

Class 5 : 표준 해결법 응용을 위한 표준 해결법(IFR))
Group 5.4 : 물리 효과, 현상의 활용 (2)

Group 5.4. Features of application of physical effects

Many standards provide application of **physical effects** or can be used together with them. Thus it is necessary to take into account some receptions raising efficiency of application of physical effects.

Standard 5.4.1. Use of convertible physical transformations
Standard 5.4.2. Amplification of a field on an output

Class 5 : 표준 해결법 응용을 위한 표준 해결법(IFR))
Group 5.4 : 물리 효과, 현상의 활용 (2)

Class 5	표준 해결법 5.4.1	명칭	자체 조절 가능한 전이
내용	만일 물질이 다른 **물리적 상태**를 번갈아 유지해야 한다면, **물리적 가역 변화** (이온화.재결합, 분해.결합, 등)을 이용하여 객체 스스로 이러한 전이를 수행하도록 할 수 있다.		
참조	**주의:** 공정 자기 조절 또는 안정화(process self.adjustment or stabilization)를 위한 다이나믹 밸런스(dynamic balance)는 이중 상태(dual.phase state)에서 유지되어 진다. 발명원리 : 23. **피드백**, 25. **셀프서비스**		
사례	**[예제]:** 열에 민감한 밸브를 만들기 위해 **형상 기억 합금**(shape memory alloy)을 사용한다.		

Class 5	표준 해결법 5.4.2	명칭	출력장의 증폭
내용	만일 시스템에 **약한 입력으로 강한 효과를 산출**하고자 하면, **변환 물질을 임계 조건**에 근접하여 놓아야 한다. 이 경우 **에너지**는 이 물질에 저장되어 있고 입력신호는 단지 **방아쇠**(trigger) **기능**을 수행하도록 한다.		
참조			
사례	**[예제]:** **밀폐성**을 확인하기 위해 용기를 액체에 담근다. 밀폐가 제대로 되어 있지 않으면 액체가 내부로 들어가서 내부 압력이 높아진다. 따라서 **공기 방울**이 나오는데 이 **감도**를 높이기 위해 **액체 온도를 미리 높인다.** 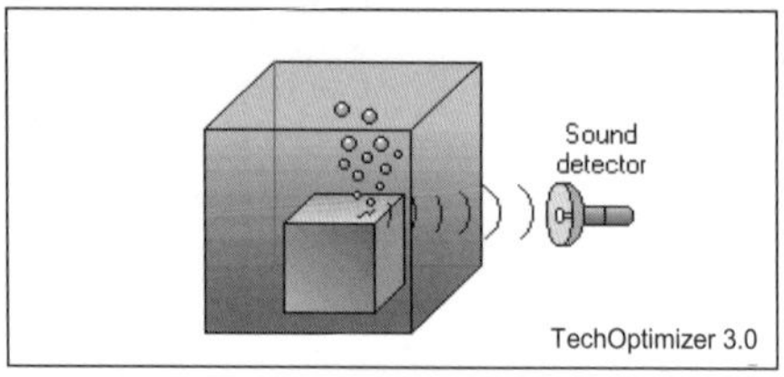		

Class 5 : 표준 해결법 응용을 위한 표준 해결법(IFR))
Group 5.5 : 실험적 표준 해결법 (물질 입자의 확보) (3)

Group 5.5. Experimental standards

Standard 5.5.1. Reception of particles of substance by decomposition
Standard 5.5.2. Reception of particles of substance by association
Standard 5.5.3. The elementary ways of reception of particles of substance

Class 5 : 표준 해결법 응용을 위한 표준 해결법(IFR))
Group 5.5 : 실험적 표준 해결법 (물질입자의 확보) (3)

Class 5	표준 해결법 5.5.1	명칭	분해에 의한 물질 입자 획득
내용	만일 어떤 물질 입자(예, 이온)가 문제를 해결하기 위해서 필요하지만 문제 조건에 의해 제한되면, 이 **물질 입자의 상위 구조 수준**에 존재하고 있는 **물질을 분해**함으로써 얻을 수 있다.		
참조	발명원리 : 38. **강력한 산화**, 분리원리 : **11. 물리적.화학적 전이:** 합성/분해, 이온화/재조합 등에 의한 출현/소멸하는 물질		
사례	**[예제]: 수소**를 고압으로 얻기 위해서 **밀폐용기**에서 물을 **전기분해 장치**를 추가하여 **고압의 수소**를 얻는다.		

Class 5	표준 해결법 5.5.2	명칭	합성에 의한 물질 입자 획득
내용	만일 어떤 물질입자(예, 분자)가 문제를 해결하기 위해서 필요하고 이 물질입자를 상위구조 수준의 물질을 분해해서 얻을 수 없다면, 이 물질 입자는 이온과 같이 **하부 구조 수준**에 존재하고 있는 **입자를 결합**시켜 얻는다.		
참조	발명원리 : 38. **강력한 산화**, 분리원리 : **11. 물리적.화학적 전이:** 합성/분해, 이온화/재조합 등에 의한 출현/소멸하는 물질		
사례	**[예제]: 배의 저항**을 줄이기 위해 **고분자 폴리머 화합물**을 사용할 수 있으나 많은 양의 폴리머를 필요로 한다. **전자기장 하에서 물 분자 복합체**를 형성하여 저항을 줄이는 것이 제안되었다.		

Class 5 : 표준 해결법 응용을 위한 표준 해결법(IFR))
Group 5.5 : 실험적 표준 해결법 (물질입자의 확보) (3)

Class 5	표준 해결법 5.5.3	명칭	5.5.1과 5.5.2의 적용
내용	만일 **상위 구조 수준**의 물질이 **분해**되어야 한다면, 가장 용이한 방법은 이 물질의 가장 근접한 상위 구조의 요소를 분해 하는 것이다. 만일 **하위 구조 수준**의 물질을 **결합** 하여야 한다면, 가장 용이한 방법은 이 물질의 가장 근접한 하위 구조의 요소를 결합하는 것이다.		
참조	발명원리 : 38. 강력한 산화,		
사례	**[예제]: 안테나**를 **번개**로 부터 보호하기 위해 내부를 **감압한 공기**를 사용한다. 벼락이 치면 이것이 **이온화** 하여 전기를 전달한다. 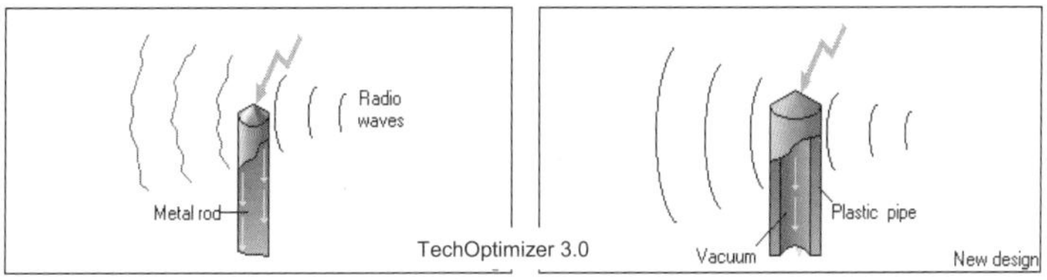 		

발명원리와 표준 해결법

*** 표준 해결책에서 제외된 40 발명원리(12 개) :**

(From Ellen Domb, John Terninko)

2. 추출,
6. 다용도,
7. 중첩,
8. 균형추,
9. 예비 반작용,
10. 예비 작용
12. 등전위,
14. 곡률증가,
17. 차원 변경,
21. 급히 통과하기,
27. 값싸고 짧은 수명,
33. 동질성.

참고

Creativity as an Exact Science by Genrich Altshuller, Gordon & Breach 1984
Engineering of Creativity by Semyon D. Savransky
TRIZ Application for IP Strategies Development by Sergei Ikovenko
Hands-On systematic Innovation by Darrell Mann, CREAX Press 2002
How to invent by Ed Sickafus, Ntelleck 1997
Design News, Time Utilization of R&D Resources

ARIZ
물안경의 렌즈는 Why 있는 것일까?

2012년 7월 25일 초판 인쇄

2012년 7월 30일 인쇄 발행

저 자 박선순 · 김정선

발 행 인 송기수

삽 화 김소라 · 김병길

발 행 처 도서출판 **GS인터비전**

편 집 처 도서출판 **GS인터비전**

인 쇄 토탈프로세스

등록번호 제 313-2011-120호

I S B N 978-89-97231-13-3 (92500)

주 소 서울 마포구 신수동 448-6

전 화 **02-976-7898, 02-3272-7898. 0707-720-7898**

팩 스 02-6468-7898

홈페이지 gsintervision@co.kr

E-Mail gsinter7@gmail.com